Kliniktaschenbücher

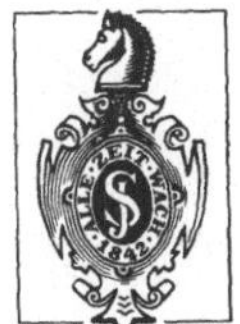

M. Dittmann (Hrsg.)

Respiratoren in der klinischen Praxis

In Zusammenarbeit mit
J. Eckart W. Heinrichs P. Hoffmann
P. M. Osswald F. Renkl R. Ritz J. Zeravik

Zweite, überarbeitete Auflage

Mit 108 Abbildungen

Springer-Verlag
Berlin Heidelberg New York London Paris
Tokyo Hong Kong Barcelona Budapest

Priv.-Doz. Dr. med. Martin Dittmann
Abteilung Anästhesie und Intensivmedizin,
Kreiskrankenhaus Bad Säckingen,
W-7880 Bad Säckingen, BRD

Zeichnungen: S. Körner, Bureau Bassler, Karlsruhe

ISBN-13:978-3-540-55929-0

ISBN-13:978-3-540-55929-0 e-ISBN-13:978-3-642-77780-6
DOI: 10.1007/978-3-642-77780-6

Die Deutsche Bibliothek - CIP-Einheitsaufnahme
Respiratoren in der klinischen Praxis / M. Dittmann (Hrsg.). In Zusammenarbeit mit J. Eckart ... (Zeichn.: S. Körner). - 2., überarb. Aufl. - Berlin; Heidelberg; New York; London; Paris; Tokyo; Hong Kong; Barcelona; Budapest: Springer, 1993
ISBN-13:978-3-540-55929-0
NE: Dittmann, Martin (Hrsg.); Eckart, Joachim

Gesamtherstellung: Appl, Wemding
19/3130-5 4 3 2 1 0 - Gedruckt auf säurefreiem Papier

Vorwort zur 2. Auflage

Bei der Arbeit zur 2. Auflage konnten zahlreiche Hinweise mitberücksichtigt werden. Wir danken allen Schwestern, Pflegern, Kolleginnen und Kollegen für die konstruktive Kritik.
Um den Inhalt nicht wesentlich aufzublähen, haben wir - in Teil B - einige Maschinen, die nicht mehr in der Produktion sind, zugunsten von Neuentwicklungen ersetzt. Belassen wurde der *Bird Mark 7,* da dieses Gerät nach wie vor in sehr vielen Kliniken anzutreffen ist, obwohl es unverkennbare Mängel hat. Erweitert wurde der Sektor der Transportmaschinen.
Die Bewertungstabellen im Anhang wurden aktualisiert. Ebenfalls mit in die Beurteilung eingeschlossen wurden die High-flow-CPAP-Geräte.
Allen Autoren sei für ihre Mitarbeit sehr herzlich gedankt.

Bad Säckingen, im Januar 1993 M. Dittmann

Vorwort zur 1. Auflage

Das Buch wendet sich an den in der Intensivmedizin noch wenig erfahrenen Arzt und an das Intensivpflegepersonal. Bei dem zunehmend unübersichtlichen Apparateangebot ging es uns darum, Respiratoren zu beschreiben, die nach unserer Erfahrung im deutschsprachigen Raum in Gebrauch sind; eine Ausnahme bildet der PEEP-Weaner, der als reines CPAP-Gerät in der Spontanatmung eingesetzt wird.
Nach einer Einführung in die Pathophysiologie und die technischen Grundlagen werden alle hier dargestellten Respiratoren im Kontext der eigenen klinischen Erfahrung bewertet. Die Bewertung der Geräte ist der gemeinsame Versuch aller Autoren, zu bekannten wie versteckten Mängeln aus unserer Sicht Stellung zu beziehen. Aus diesem Grund mag das Buch auch für den Krankenhausverwalter von Interesse sein.
Auf die Beschreibung von Maschinen zur „high frequency jet ventilation" wurde bewußt verzichtet, da sich nach unserer Meinung die hieraus resultierenden Beatmungsformen nach wie vor in einem Experimentierstadium befinden und sich im klinischen Alltag bislang nicht durchgesetzt haben.
Dem Springer-Verlag sei für seine Geduld und stetige Hilfe bei der Koordination des Textes ganz herzlich gedankt.

Bad Säckingen, im Sommer 1987 M. Dittmann

Inhaltsverzeichnis

Teil A: Theoretische Voraussetzungen

2. Technische Grundlagen der Beatmung

3. Anforderungen an Respiratoren

Teil B: Beschreibung der einzelnen Geräte

Mitarbeiterverzeichnis

Dittmann, M., Priv.-Doz., Dr. med.
Chefarzt der Abteilung Anästhesie und Intensivmedizin,
Kreiskrankenhaus Bad Säckingen,
W-7880 Bad Säckingen, BRD

Eckart, J., Prof. Dr. med.
Chefarzt der Abteilung für Anästhesiologie und operative
Intensivmedizin, Städtische Kliniken Augsburg,
W-8900 Augsburg, BRD

Heinrichs, W., Priv.-Doz. Dr. med.
Oberarzt der Klinik für Anästhesiologie,
Johannes-Gutenberg-Universität,
W-6500 Mainz 1, BRD

Hoffmann, P.
Gerätetechnik, Institut für Anästhesiologie und Reanimation
am Klinikum der Stadt Mannheim -
Fakultät für klinische Medizin der Universität Heidelberg,
Theodor-Kutzer-Ufer,
W-6800 Mannheim 1, BRD

Osswald, P.M., Prof. Dr. med.
Oberarzt am Institut für Anästhesiologie und operative
Intensivmedizin am Klinikum der Stadt Mannheim -
Fakultät für klinische Medizin der Universität Heidelberg,
Theodor-Kutzer-Ufer,
W-6800 Mannheim 1, BRD

Renkl, F., Dr. med.
Oberarzt der Abteilung Anästhesie und Intensivmedizin,
Kreiskrankenhaus Bad Säckingen,
W-7880 Bad Säckingen, BRD

Ritz, R., Prof. Dr. med.
Leiter der Abteilung für Intensivmedizin, Universitätskliniken,
Kantonsspital,
CH-4031 Basel

Zeravik, J., Dr. med.
Oberarzt der Abteilung für Anästhesiologie und operative
Intensivmedizin, Städtische Kliniken Augsburg,
W-8900 Augsburg, BRD

Abkürzungsverzeichnis

AF	Atemfrequenz/min
ARDS	„adult (acute) respiratory distress syndrome“, (akutes) Atemnotsyndrom (des Erwachsenen)
AMV	Atemminutenvolumen
APRV	„airway pressure reverse ventilation“
ASB	„assisted spontaneous breathing“, assistierte Spontanatmung bzw. Beatmung
AZV	Atemzugvolumen (vgl. V_T)
BIPAP	„biphasic airway pressure“
C.	Compliance
CAV	„computer-aided ventilation“, computergestützte Ventilation
CFV	„continuous flow ventilation“, Spontanatmung mit einem kontinuierlichen Fluß
CMV	„controlled mandatory ventilation“, kontrollierte Beatmung
CV	„closing volume“, Verschlußvolumen
CPAP	„continuous positive airway pressure“, kontinuierlich positiver Atemwegsdruck (gebräuchlich für die Bezeichnung während der Spontanatmung)
CPPB	„continuous positive pressure breathing“ (Synonym für CPAP)
CPPV	„continuous positive pressure ventilation, kontinuierliche Überdruckbeatmung (=IPPV+PEEP)
Demand flow	inspiratorischer Fluß, der erst nach Erzeugung eines Unterdrucks durch Überwindung eines Ventils freigegeben wird

e	Zeitkonstante
E	Exspiration
F_IO_2	O_2-Anteil (Fraktion) im inspiratorischen Gasgemisch
FRC, FRK	funktionelle Residualkapazität
HFPPV	„high frequency positive pressure ventilation", Hochfrequenzbeatmung
Hold	inspiratorische Pause (= Plateau)
HPSV	„high pressure servo valve", computergesteuertes Flußventil
I	Inspiration
IDV	„intermittent demand ventilation", intermittierende bedarfsangepaßte Beatmung (s. MMV)
IFA	„inspiratory flow assistance", inspiratorische Flußassistenz (vgl. CPAP, Spontanatmung)
IHS	„inspiratory help system", Inspirationshilfe
IMV	„intermittent mechanical (mandatory) ventilation", intermittierende mechanische Beatmung
IPPV	„intermittent positive pressure ventilation", intermittierende Überdruckbeatmung
KG	Körpergewicht
MMV	„mandatory (mecanical) minute ventilation", Kombination von Spontanatmung und maschineller Beatmung mit garantiertem Minutenvolumen
Operation modes	spezifische Einstellung von Beatmungsmustern
p	Druck
Δp	Druckdifferenz
p_A	Alveolardruck
p_aO_2, p_aCO_2	arterieller Sauerstoff- bzw. Kohlensäurepartialdruck
p_{AW}	Atemwegsdruck (vgl. p_{Trach})
p_{Mu}	Munddruck
$p_{Ös}$	Ösophagusdruck (entspricht dem intrathorakalen Druck)
p_{Trach}	Trachealdruck = Atemwegsdruck

p_U	Umgebungsdruck
PEEP	„positive endexpiratory pressure“, positiv endexspiratorischer Druck
PCV	„pressure controlled ventilation“
PS	„pressure support“, Druckunterstützung
$\dot{Q}_S/\dot{Q}_T$	intrapulmonaler Rechts-links-Shunt (als Anteil des Herzminutenvolumens)
R	„resistance“, Widerstand
Weaning	Beatmungsentwöhnung
SIMV	„snchronized intermittent mandatory ventilation“, Möglichkeit der Spontanatmung bei maschinell vorgegebener synchronisierter Atemfrequenz und Atemzugvolumen
t_{insp}	Inspirationszeit
ΔV	Volumendifferenz
VK	Vitalkapazität
$\dot{V}$	Flow, Fluß $\left(= \frac{\text{Volumen}}{\text{Zeit}}\right)$
V_T	„tidal volume“, Atemzugvolumen, totale Ventilation
ZEEP	„zero endexpiratory pressure“, endexspiratorischer Druck von Null

Beatmung:	CMV, CPPV, IPPV
Spontanatmung:	CPAP
Mischformen der Beatmung:	Druckunterstützte Spontanatmung: IHS = ASB = IFA = PS, IDV, IMV, SIMV, MMV, DMMV („Dräger mechanical minute ventilation“) EMMV („Engström mechanical minute ventilation“)

Teil A
Theoretische Voraussetzungen

Einleitung

P. M. Osswald

Ein hoher Prozentsatz der Patienten, die auf einer Intensivstation behandelt werden, leidet infolge unterschiedlichster Ursachen an respiratorischer Insuffizienz und bedarf der Beatmung.

Für die Mehrzahl der Patienten bedeutet dies die Anwendung von intermittierend positiven Beatmungsdrücken. Dabei bestehen während der Beatmung enge Beziehungen zwischen den physikalischen Charakteristika der Respiratoren und den physiologischen Auswirkungen, die sich durch ihren Einsatz am Patienten ergeben.

Die Kenntnis solcher physikalischer Prinzipien, der Konzeption der zur Verfügung stehenden Respiratoren und der daraus erwachsenden klinischen Problematik ist eine wesentliche Voraussetzung, Auswirkungen eines Respiratoreinsatzes am Patienten einschätzen und in seinen Folgen beurteilen zu können. Ein solches Verständnis versetzt den intensivmedizinisch tätigen Arzt in die Lage, das therapeutische Konzept optimal nach den individuellen Bedürfnissen des Patienten auszurichten.

Zum Verständnis solcher Wechselwirkungen müssen die heute auf dem Markt erhältlichen und gebräuchlichsten Respiratoren unter 2 Gesichtspunkten betrachtet und beurteilt werden:

1) Beschreibung und Beurteilung ihrer Funktion,
2) Betrachtung und Beurteilung ihrer Leistungen in bezug auf die an sie gestellten Anforderungen.

Der auf der Intensivstation tätige Arzt bzw. das dort tätige Pflegepersonal stehen in der Regel vor dem Problem, mit einer hochdifferenzierten apparativen Ausrüstung am Patienten arbeiten zu müssen, so auch mit hochentwickelten Respiratoren. Oft steht aber nur mangelhaftes Lehrmaterial zur Verfügung. Die in der Regel vorhandenen Manuale, Lehr- und Handbücher sind entweder zu wenig praxisgerecht, als daß sie bei der täglichen Arbeit eine Unterstützung darstellten, oder aber sie sind so detailliert, daß sie den Arzt und das Pflegepersonal nicht mehr ansprechen und den Bedürfnissen nicht gerecht werden können. Die Folge ist, daß Arzt und Pflegepersonal bei der täglichen Arbeit mit den Respiratoren unsicher sind. Es besteht somit keine Möglichkeit, optimale Bedingungen zu schaffen. Es kann z. B. geschehen, daß ein Patient mit einem hochdifferenzierten, teuren Respirator beatmet wird, ohne daß die einfachsten technischen und ergonomischen Aspekte und ihre Wechselwirkungen bei dessen Einsatz Berücksichtigung finden.

Da in der üblicherweise zur Verfügung stehenden Literatur die Respiratorfunktionen in der Regel ausführlich und exakt beschrieben sind, sollen hier die Anforderungen an die Respiratoren, die sich aus der täglichen Praxis der Beatmung auf der Intensivstation anhand der entsprechenden Literatur und anhand von eigenen Überlegungen ergeben, erarbeitet und dargestellt werden. Die Respiratoren werden unter Berücksichtigung dieser Anforderungen beurteilt.

Ziel des Buches ist es, zunächst eine kurze Beschreibung der pathophysiologischen Besonderheiten des ateminsuffizienten Patienten zu geben, aus denen sich Indikationen und Beeinflussungsmöglichkeiten durch differenzierte Beatmungstechniken einschließlich der Wechselwirkungen und Besonderheiten ableiten lassen.

In Kap. 2 werden die technischen Details besprochen, die den Erfordernissen der täglichen intensivmedizinischen Praxis entsprechen. In einer straffen, schematischen Gliederung und in tabellarischen Übersichten werden Abgrenzungen, Klassifikationen und Definitionen der Respiratoren erläutert. Die Beschreibung der wichtigsten Respiratorfunktionen, wie Steuermechanismen, Flußmuster, Operation modes und Antriebsarten, ermöglichen es dem Pflege- und dem ärztlichen Personal, die für sie in der täglichen Praxis am Krankenbett notwendigen Informationen zu erhalten.

Die Beschreibung der Anforderungen, die an Respiratoren zu stellen sind, orientiert sich an allgemeinen ergonomischen Gesichtspunkten, an der notwendigen Ausstattung, der Anordnung des erforderlichen Monitorings, an Schnittstellen, Sicherheitsvorkehrungen und an den unterschiedlichen Klinikstrukturen. Hinzu kommt die Erörterung ökonomischer Anforderungen wie Anschaf-

fungskosten, Kosten für Wartung, Reinigung und Betriebskosten. Die Notwendigkeit spezifisch technischer Voraussetzungen sowie die Problematik der Gerätewartung werden kritisch beleuchtet.
Die Beschreibung der einzelnen Respiratoren konzentriert sich auf ihre Funktionen und Leistungen im Hinblick auf die in der täglichen Praxis gestellten Anforderungen. Hier wird insbesondere auch den Bedürfnissen Rechnung getragen, die sich bei einer Neuanschaffung von Respiratoren ergeben, sowie auch den Bedürfnissen des auf der Beatmungsstation tätigen Arztes bzw. Pflegepersonals, die mit der Vielfalt der heute zur Verfügung stehenden Technologien arbeiten.
Eine Reihe von Faktoren muß berücksichtigt werden, wenn man sich mit dem Gedanken des Neukaufs eines Respirators befaßt. Hier stellt sich im besonderen auch die Frage, mit welcher Zielsetzung man einen Respirator einsetzen will, d.h. die Frage nach der Kenntnis des entsprechenden Krankenguts. Zur Zeit kann wohl kaum ein Respirator optimale Voraussetzungen für alle Patienten - vom Neugeborenen bis zum Erwachsenen - bieten.
Im allgemeinen wird es sich wohl empfehlen, einen einfacheren Respiratortyp als Grundtyp für die Beatmung auf der Intensivstation zur Verfügung zu halten und daneben einen zweiten Respiratortyp, der für differenziertere Beatmungstechniken zur Verfügung stehen sollte. Letztlich wird eine solche Entscheidung von der speziellen Krankenhausphilosophie bzw. der jeweiligen Krankenhausstruktur abhängig gemacht werden müssen.
Allerdings sollten auf einer Intensivstation von jedem Respiratortyp mindestens 2 Geräte zur Verfügung stehen, damit jederzeit ein Ersatzgerät vorhanden ist.
Aus diesem Grund ist es auch empfehlenswert, daß man einen Respirator vor dem endgültigen Kauf über eine gewisse Zeit auf der Intensivstation, auf der er später eingesetzt werden soll, testet, um so seine Leistungen und Fähigkeiten in bezug auf das entsprechende Patientengut kennenlernen und beurteilen zu können.

1. Pathophysiologie

M. Dittmann, F. Renkl

Pathophysiologie der Beatmung in bezug auf die Anforderung an die Geräte

Definition der Beatmungsmuster

- Spontanatmung ist aktive Ein- und passive Ausatmung durch den Patienten selbst.
- Beatmung ist die Übernahme der Atemarbeit mittels eines Geräts.

Die verschiedenen Atemmuster lassen sich am besten durch Beobachtung des intrapulmonalen Druckverlaufs während der In- und Exspiration veranschaulichen.
Während der Inspiration sinkt der intrapulmonale Druck unter Atmosphärendruck.
In der Exspiration entsteht ein Druckanstieg über Atmosphärendruck (Abb. 1.1).
Eine maschinelle Beatmung erfolgt mittels Applikation von Überdruck auf die Atemwege.

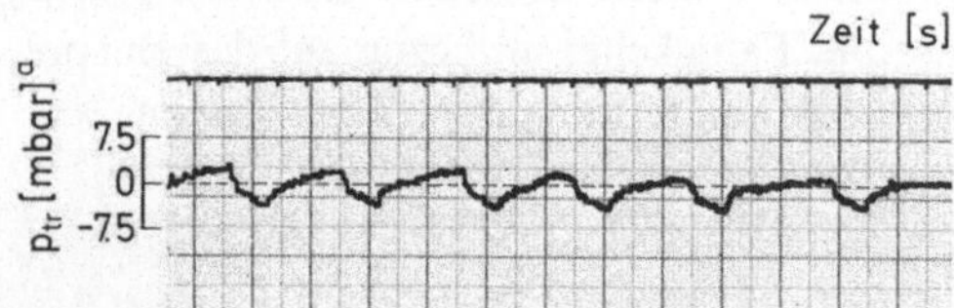

Abb. 1.1. Intratrachealer Druck bei reiner Spontanatmung (*O* Atmosphärendruck)

IPPV: „intermittent positive pressure ventilation", intermittierende Überdruckbeatmung;

CMV: „controlled mandatory ventilation", kontrollierte Beatmung (dieser Begriff wird synonym zu IPPV verwendet; Abb. 1.2).

Bei der assistierten Beatmung führt ein Inspirationsimpuls von vorwählbarer Intensität (Trigger) zur Auslösung eines Beatmungshubs (Abb. 1.3).

Seufzer: zusätzliche Addition von Inspirationsvolumen in vorwählbarer Atemfrequenz und Atemtiefe.

CPPV: „constant positive pressure ventilation" = IPPV + PEEP;

PEEP: positive endexpiratory pressure", positiver endexspiratorischer Druck (Abb. 1.4).

IMV: intermittent mechanical (mandatory) ventilation", intermittierende mechanische Beatmung (Abb. 1.5).

Hier handelt es sich um fest vorgegebene Beatmungszyklen; dazwischen kann der Patient spontan atmen.

Wird der Beatmungszyklus vom spontan atmenden Patienten getriggert (ausgelöst), nennt man das *SIMV* (synchronisierte intermittierende mechanische Beatmung).

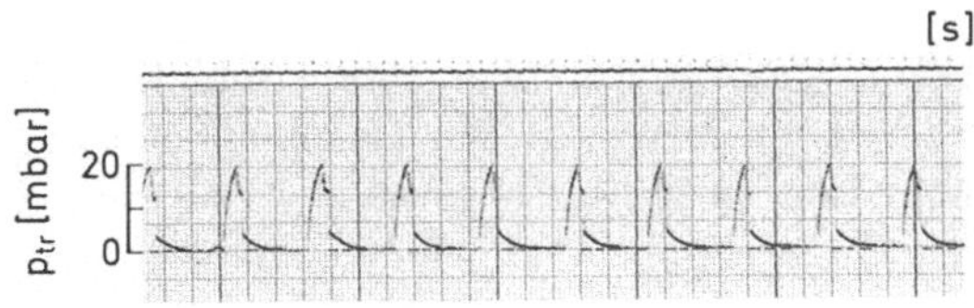

Abb. 1.2. Kontrollierte Beatmung

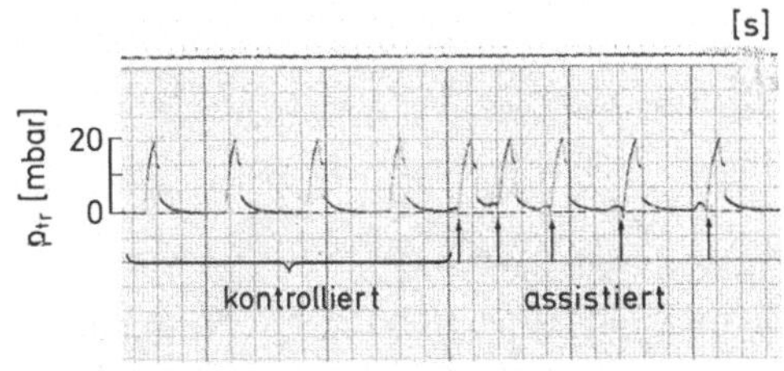

Abb. 1.3. Kontrollierte vs. assistierte Beatmung (↑Triggerimpuls)

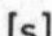

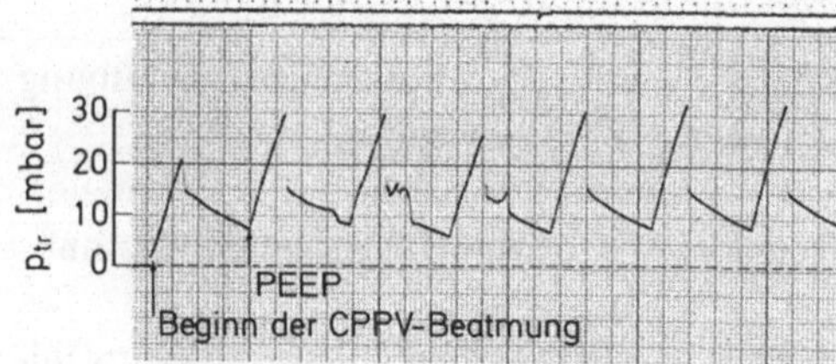

Abb. 1.4. CPPV

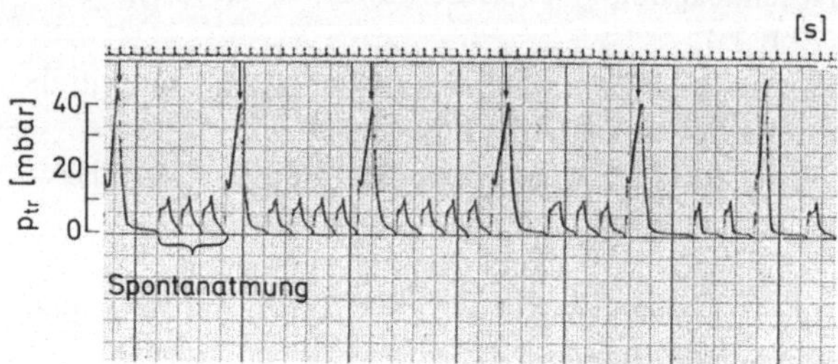

Abb. 1.5. IMV (↓maschinell vorgegebener Atemzyklus)

MMV: „mechanical (mandatory) minute ventilation", mechanisches Minutenvolumen. Der Patient atmet bei vorgewähltem Atemminutenvolumen (AMV) soviel er selbst kann, der Differenzbetrag zum vorgegebenen AMV wird von der Maschine zugegeben. Damit ist ein konstantes Minutenvolumen für den Patienten garantiert. Nachteil: Unzureichende Atemtiefe der Spontanatmung (Totraumventilation) wird von der Maschine nicht berücksichtigt. Hinter DMMV (Dräger „mechanical minute ventilation"), EMMV (Engström „mechanical minute ventilation") und IDV („intermittent demand ventilation") verbergen sich Synonyme ohne wesentliche klinisch relevante Unterschiede.

Inspiratorische Assistenz

Hierbei handelt es sich um die Form einer Beatmung. Bei erhaltener Atemsteuerung des Patienten kann diesem maschinell ein inspiratorischer Gasfluß unterschiedlicher Stärke angeboten werden

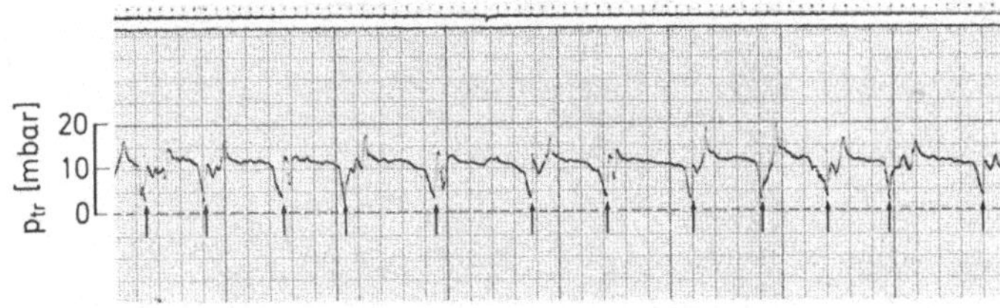

Abb. 1.6. Spontanatmung mit ASB bzw. IHS bzw. PS (↑maximale Inspirationstiefe)

(verschiedene Abkürzungen, je nach Hersteller, beinhalten dasselbe Prinzip).

IFA: „inspiratory flow assistance", inspiratorische Flußassistenz;

IHS: „inspiratory help system", Inspirationshilfe;

PS: „pressure support", Unterstützungsdruck;

ASB: „assisted spontaneous breathing", assistierte Spontanatmung.

Die inspiratorischen Assistenzverfahren stellen im Prinzip eine Rückerinnerung an die früheren druckbegrenzten Beatmungsformen dar. Der Anteil applizierter Atemarbeit kann zwischen nahezu vollständiger Spontanatmung und reiner Beatmung je nach Inspirationsfluß schwanken. Der Einsatz dieser gemischten Beatmungsformen wird erst durch kontinuierliches Monitoring anwendbar.

Bei der assistierten Spontanatmung hat der Patient noch eine spontane Eigenaktivität. Durch eine vorzugebende Druckgrenze schiebt die Maschine bis zum Grenzwert Atemvolumen nach. Es handelt sich demnach um eine Mischung aus druckbegrenzter Beatmung und Spontanatmung.

Das Verfahren kann zur Beatmung eingesetzt werden (Abb. 1.6).

CPAP: „continuous positive airway pressure", kontinuierlich positiver Atemwegsdruck.

Der Patient atmet spontan auf einer maschinell vorgegebenen erhöhten Atemmittellage. Maschinen, die nicht auch in der *Inspirationsphase* einen positiven Druck aufrechterhalten können, entsprechen damit *nicht* der Definition von CPAP (Abb. 1.7).

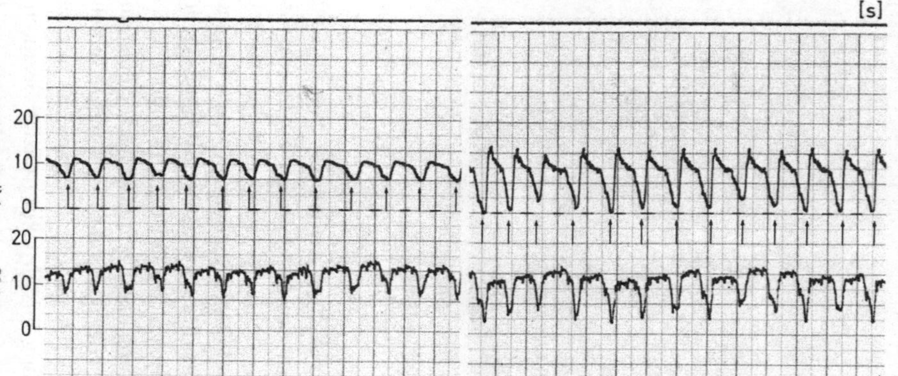

Abb. 1.7. Verschiedene CPAP-Systeme bei demselben Patienten (*links* CPAP, *rechts* kein CPAP; ↑Inspirationsmaximum)

Indikation zur Beatmung

Die Indikation zur Beatmung ist die akute respiratorische Insuffizienz, d.h., daß die Atemarbeit des Patienten seiner eigenen CO_2-Produktion nicht gerecht wird. Darunter versteht man eine akute alveoläre Hypoventilation, unabhängig von der Ursache, wobei die CO_2-Produktion des Körpers durch die Lunge nicht mehr abgeatmet werden kann, oder die Oxygenierung nicht ausreichend ist.

Meßgrößen bei Gasaustauschstörungen (zusätzlich zu den schwer faßbaren klinischen Zeichen wie Zyanose, Nasenflügeln, Eindruck der Thoraxexkursion, schwacher Hustenstoß usw.) sind:

p_aCO_2 > 50 mm Hg (6,6 kPa),
p_aO_2 < 40–60 mm Hg (5,3–8 kPa) (bei Zimmerluft),
(je nach Alter und Vorzustand der Lunge des Patienten);

pH < 7,3,
AF > 40/min,
VK < 15 ml/kg KG.

Ursachen der respiratorischen Insuffizienz, die zur Beatmung führen können:

1) pulmonale Erkrankungen:
- „acute respiratory distress syndrome" (ARDS),
- akute Pneumonien,
- akute dekompensierte chronische Lungenerkrankung,
- toxisches Lungenödem,
- massive Lungenembolie;

2) extrapulmonale Erkrankungen:
- peripher-nervöse Erkrankungen (z. B. Poliomyelitis),
- zentral-nervöse Erkrankungen (z. B. Meningitis),
- neuromuskuläre Erkrankungen (z. B. Tetanus),
- Schädigung des Atemzentrums (z. B. Vergiftung, Koma);

3) Thoraxskeletterkrankungen;
4) Polytrauma;
5) kardiovaskuläre Erkrankungen:
- ausgedehnter Myokardinfarkt,
- akute Linksherzinsuffizienz;

6) Sepsis.

Je nach Patientenzustand ergeben sich Indikationen verschiedener Beatmungsarten (Operation modes):

	assistiert oder ASB	kontrolliert	IMV	CPAP
chronische Atemwegserkrankung	X			X
Weaning	X		X	X
ARDS (Erwachsene und Kinder)		X	(X)	
Apnoe (ZNS-Dysfunktion, neuromuskuläre Paralyse, Medikamentenüberdosierung)		X		
instabiler Thorax		X	X	X
fortgeschrittene Stadien des ARDS (Einsatz von „high PEEP", verlängerter Inspirationszeit)		X		

Beeinflussung des Patienten durch die Beatmungsmuster

Im Gegensatz zur Spontanatmung wird bei Beatmung zu Beginn der Inspiration nicht der Alveolardruck auf subatmosphärische Werte erniedrigt, sondern der Mund- bzw. Trachealdruck erhöht. Damit steigt in der Inspiration der Alveolardruck auf überatmosphärische Werte an. Während der Exspiration fällt der Druck im Atmungssystem und damit auch der Alveolardruck wieder auf atmosphärische Werte bzw. auf dem im Gerät eingestellten PEEP-Wert ab (Abb. 1.8).

Somit kann die Aufgabe eines Beatmungsgeräts in keinem Fall darin bestehen, das physiologische Atemmuster des Menschen

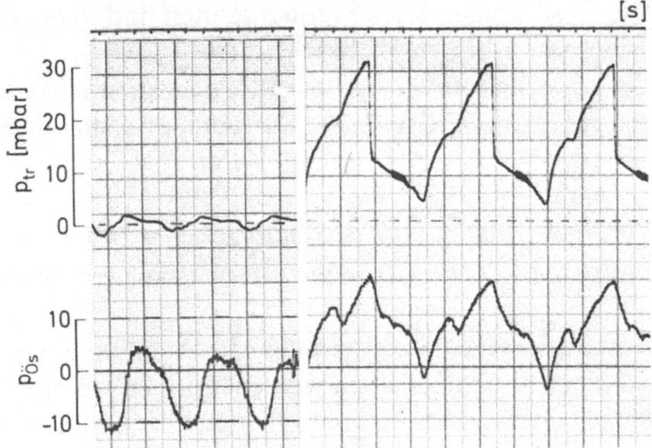

Abb. 1.8. Spontanatmung *(links)* vs. Beatmung *(rechts)* mit PEEP

nachzuahmen. Die inspiratorische Verteilung der Ventilation und die Auswirkung auf andere Organsysteme sind grundverschieden von der Spontanatmung. Die maschinelle Beatmung kann somit nur mit den ihr eigenen Variablen durchgeführt werden, um einen optimalen Gasaustausch zu ermöglichen.

Voraussetzungen und Möglichkeiten eines Respirators (Einstellgrößen)

Die grundsätzlichen Möglichkeiten eines Respirators liegen in den frei wählbaren Kenngrößen der Beatmung in bezug auf den Atemzyklus.

Dabei lassen sich die Einstellgrößen der Respiratoren vom Prinzip her nach 3 Typen kategorisieren:

Typ 1	AZV	$\dot{V}$	I:E	f
Typ 2	AZV/AMV	% Inspiration	% Pause	f
Typ 3	t/zyklisch $\dot{V}$	t/Inspiration	t Pause	(t exsp.)

Mit dieser Einteilung sind zwar noch immer nicht alle Respiratoren präzise beschrieben, aber vom Prinzip erfaßt.

Weitere Kombinationen zwischen Spontanatmung und Beatmung sind denkbar, so daß in Zukunft mit der Erweiterung der Nomenklatur zu rechnen ist.

Die Ausführung dieser Beatmungsarten und deren technische Realisierung wird in Kap. 2 beschrieben.
Grundsätzlich lassen sich die Möglichkeiten eines Respirators mit den regelbaren Phasen einer Luftpumpe verständlich machen.

Voraussetzungen und Bedingungen des zu beatmenden Patienten - Veränderungen am beatmeten Patienten

Dem Patienten sollte größtmögliche Autonomie bei der Atmungsselbststeuerung überlassen werden. Dies erfordert jedoch die Möglichkeit der assistiert/kontrollierten Beatmung von seiten des Respirators. Damit lassen sich eine Relaxierung und massive Analgetikagabe in vielen Fällen vermeiden. Zur Gewährleistung der assistierten Beatmung wird ein Trigger als Schaltelement benötigt, um das spontane Inspirationsbestreben des Patienten durch einen am Beatmungsgerät zeitgerecht ausgelösten Atemhub von gewählter Tiefe unterstützen zu können. Ein Ankämpfen des Patienten gegen die Maschine ist so in erster Linie durch eine Adaptation des Beatmungsmusters und der Triggerschwelle zu behandeln und erst in zweiter Linie durch Medikamente.
Eine weitere Möglichkeit, das eigene Atemzentrum so wenig wie möglich zu beeinträchtigen, liegt in der Anwendung intermittierender maschineller Hübe (IMV) bei teilweise spontaner Atemtätigkeit.
Die Anforderungen an ein Beatmungsgerät werden differenzierter, wenn eine Störung der Lungenfunktion vorliegt.
Aufgabe eines Beatmungsgeräts im engeren Sinne ist die Sicherstellung und damit eine möglichst gleichmäßige Konvektion der Atemgase in der Lunge, um so überall gleiche Vorbedingungen für die Diffusion zu erreichen.
Die Füllung eines funktionellen Kompartiments der Lunge ist abhängig von seiner Compliance (C.) und seiner Resistance (R).
Steife Alveolen (niedrige Compliance) müssen mit erhöhtem Druck gefüllt werden. Kompartimente mit hoher Resistance haben einen erhöhten Zeitbedarf für ihre Füllung.
Die Geschwindigkeit der Füllung (und Entleerung) wird durch die Zeitkonstante e bestimmt. Die Zeitkonstante e ist das Produkt aus

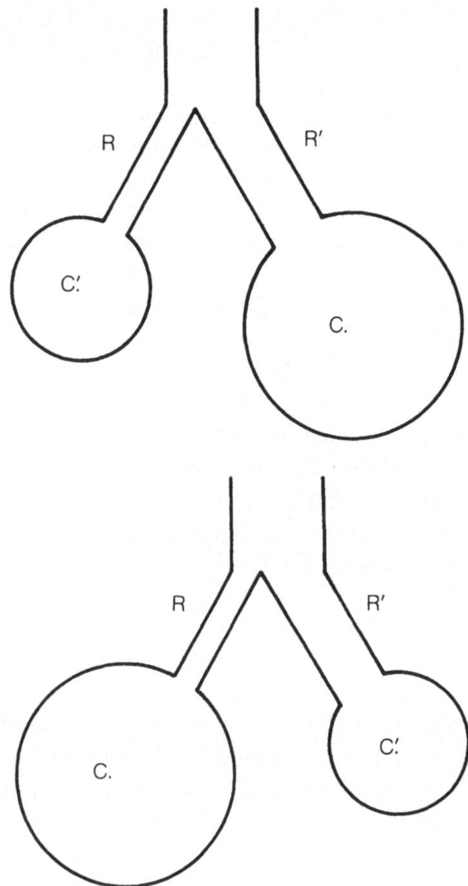

Abb. 1.9. C. und R in den Alveolen (Zeitkonstante e = R′ · C. = R · C.′; *R′* niedrige Resistance, *R* hohe Resistance, *C.* hohe Compliance, *C.′* niedrige Compliance)

C. und R (Nunn 1977). Eine ungleichmäßige Verteilung des Atemgases in der Lunge kommt durch regionale Veränderungen von C. und R zustande.

Die Verteilung des Atemgases kann im Idealfall trotzdem gleichmäßig sein, wenn eine Alveole mit niedriger Compliance eine erhöhte Resistance oder eine Alveole mit hoher Compliance eine niedrige

Resistance aufweist. Durch angepaßte Verteilung des Gasflusses sind hierbei die statische und die dynamische Compliance gleich (Abb. 1.9).

Die Verteilung des Inspirationsgases wird besonders ungleichmäßig, wenn steife Alveolen eine niedrige Resistance und Einheiten mit hoher Compliance eine hohe Resistance zeigen.

Die Füllgeschwindigkeit der erstgenannten Alveole ist kurz, („fast alveolus") jedoch beim 2. Kompartiment deutlich verlängert, („slow alveolus") so daß die Füllung bei Begrenzung der Inspirationszeit nicht erbracht werden kann. Daraus folgt eine regionale Hypoventilation.

Bei kleiner Zeitkonstante, die praktisch vorwiegend durch eine kleine Compliance gekennzeichnet ist, wird der Druck, der zur Füllung der steifen Alveole nötig ist, zum limitierenden Faktor.

Bei globaler Resistanceerhöhung der Lunge (obstruktive Atemwegserkrankungen) muß genügend Zeit für Füllung und Entleerung der Lunge zur Verfügung stehen.

Der erforderliche Druck zur Überwindung einer reduzierten Compliance bewirkt in Kompartimenten mit erhöhter Compliance eine Flußerhöhung mit der Gefahr, daß dort der laminare Gasfluß in eine turbulente Strömung übergeht und so der Widerstand weiter wächst. Damit stehen Forderungen zur Beatmung z.T. einander entgegen, welche sich bei global verminderter Compliance (erhöhter Druck zur Überwindung der kleinen Compliance) durch flußbedingte Resistanceerhöhung in Arealen mit erhöhter oder normaler Compliance (und dadurch erhöhter Zeitkonstante e) ergeben.

Zur Überwindung regional erhöhter Widerstände ist das Vorhandensein eines inspiratorischen Druckplateaus wichtig. Damit können Unterschiede in der dynamischen und statischen Compliance verschiedener Lungenkompartimente ausgeglichen werden (Abb. 1.10). Dagegen ist einer globalen Widerstandserhöhung zur Vermeidung hoher Drücke auf Alveolen mit normaler oder verminderter Resistance (Gefahr des Barotraumas) mit einem langsamen inspiratorischen Fluß entgegenzuwirken.

Der wichtigste Beitrag zur Überwindung sowohl einer verminderten Compliance als auch einer erhöhten Resistance liegt in der Erhöhung des endexspiratorischen Drucks (PEEP). Dies verhindert oder verzögert einen Alveolenkollaps und bewirkt durch eine Wei-

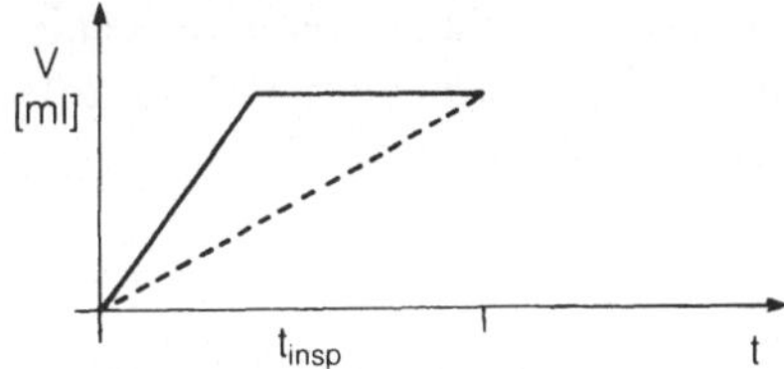

Abb. 1.10. Inspiratorisches Druckplateau

terstellung des Bronchialbaums der Lunge eine Senkung des Atemwegswiderstands (Ashbaugh et al. 1969, Powers 1973).
Dies gilt nicht nur für die verschiedenen Formen der Beatmung, sondern ebenso für die Spontanatmung mit kontinuierlich erhöhtem Atemwegsdruck (CPAP).
Eine wesentliche Forderung an den Hersteller ist es, niedrige in- und exspiratorische Widerstände am Atemgerät zu gewährleisten, um die Atemarbeit des Patienten möglichst gering zu halten.

Vorschläge für die differenzierte Beatmung

Atemzugvolumen
Seit den Untersuchungen von Bendixen (1963) ist bekannt, daß etwa das 2fache des sog. normalen Atemzugvolumens erforderlich ist [ca. (7) – 10 – 12 – (15) cm^3/kg KG], um die Atelektasenbildung zu verhindern bzw. zu vermindern und die arterielle Oxygenation normal aufrechtzuerhalten oder sie im Falle einer bestehenden Störung zu normalisieren.

Inspirationsdruck
Höhe und Verlauf des Atemwegsdrucks in der Inspirationsphase ergeben sich bei gegebenem Fluß aus den atemmechanischen Eigenschaften von Lunge und Thorax (Compliance und Resistance) sowie aus der gewählten „Luftbrücke" (Tubusquerschnitt, Länge, Material). So ergibt sich ein flacher Druckanstieg bei niedrigem Fluß oder hoher Compliance. Übersteigt der vom Beatmungsgerät gelieferte Fluß kurzfristig den in die Lunge abströmenden, so kommt es zur Ausbildung einer Druckspitze. Unter vorgegebenen

Beatmungsbedingungen repräsentiert der Spitzendruck den inspiratorischen Widerstand (Resistance), der Plateaudruck die Compliance von Lunge und Thorax.

> Hoher inspiratorischer Fluß: Spitzendruck = Resistance;
> Compliance = Plateaudruck

Inspiratorischer Fluß

Niedrige inspiratorische Gasströmungen in der Größenordnung von 5–30 l/min, fördern die günstige Verteilung des Atemzugvolumens innerhalb der Lunge und bewirken eine verbesserte Entfaltung von erkrankten Gasräumen mit abnorm hohen Strömungs- und z.T. auch elastischen Widerständen (Gasräume mit langen Zeitkonstanten).

Endinspiratorisches Druckplateau

Dieses begünstigt nach abgeschlossener Insufflation den intrapulmonalen Druck- und Volumenausgleich. Ist die inspiratorische Strömung hoch, z.B. größer als 60 l/min und fehlt ein endinspiratorisches Plateau, so reicht die Dauer der Inspiration u.U. für die Entfaltung und Füllung von Gasräumen mit langer Zeitkonstante nicht aus. Es kommt dann in den betroffenen Bezirken zur Abnahme des Belüftungs-Durchblutungs-Verhältnisses und damit zu einem Rechts-links-Shunt mit Abfall des arteriellen pO_2.

Frequenz

Niedrige Beatmungsfrequenzen (von 5–10 Atemzügen/min) sind erforderlich, um eine Normokapnie bei großen Atemzugvolumina erzielen zu können.

Atemzeitverhältnis (I : E)

Bei einem Verhältnis $I:E \geq 1$ tritt während der lang dauernden maschinellen Inspiration eine Behinderung des venösen Rückflusses auf, welcher während der kurzen Exspirationszeit u.U. nicht mehr kompensiert werden kann. Die Angabe des Atemzeitverhält-

nisses darf nur in Relation zu den Echtzeiten von In- und Exspiration betrachtet werden. Bei schwerem akuten Lungenversagen ist es deshalb oft nötig, das Verhältnis I:E>1 einzustellen („inversed ratio ventilation“, IRV). So kann noch eine Verbesserung des pulmonalen Gasaustauschs und damit eine bessere Oxygenation erzielt werden. Bei der Anwendung der IRV kann es zum Auftreten eines Intrinsic-PEEP kommen. Ab einem Atemzeitverhältnis von 2:1 kann die Pausenphase 0 sein.
Bei obstruktiven Ventilationsstörungen ist die Exspirationszeit entsprechend der Klinik des Patienten zu verlängern, so daß wenigstens das inspiratorische Volumen ausgeatmet werden kann.

Positiv endexspiratorischer Druck (PEEP)
Zu den größten therapeutischen Fortschritten in der Respiratortherapie gehört die Anwendung des PEEP (Ashbough et al. 1969). Je kleiner die Lungencompliance und je geringer die funktionelle Residualkapazität (FRC) ist, um so markanter ist die Verbesserung des Gasaustauschs mit PEEP. Zur Korrektur der Auswirkungen von PEEP auf den Kreislauf ist eine sorgfältige differenzierte Kreislaufdiagnostik erforderlich.

Kontinuierlich positiver Atemwegsdruck (CPAP)
Mit der FRC-Erhöhung durch CPAP kommt es zu einer Verbesserung der Compliance. Die Folge davon ist ein p_aO_2-Anstieg bei gleicher F_IO_2. Je nach Schwere der Gasaustauschstörung kann man auf maschinelle Beatmung verzichten und die Behandlung auf die Unterstützung der Spontanatmung durch einen kontinuierlich positiven Atemwegsdruck (CPAP) beschränken.
Nach unserer Erfahrung hat sich die Spontanatmung mit CPAP als sog. intermittierender Masken-CPAP zur Behandlung von Gasaustauschstörungen verschiedenster Genese bewährt (postoperative Lungenfunktionsstörungen, Pneumonie, obstruktive Lungenerkrankungen).

Auswirkungen und Wechselwirkungen der Beatmung auf Organfunktionen

Auswirkung von volumen- und druckbegrenzter Beatmung auf den Gasaustausch

Ein langjähriger Streit Ende der 60er Jahre, ob die druckbegrenzte oder die volumenbegrenzte Langzeitbeatmung für den Patienten besser sei, läßt sich zurückführen auf eine Unterbewertung des Begriffs der Compliance ($C. = \frac{\Delta V}{\Delta p}$).

Setzt man sich zum Ziel, das inspiratorische Lungenvolumen ($FRC + V_T$) möglichst konstant zu halten, so ist das bei absinkender Compliance nur durch eine volumenkonstante Beatmung möglich. Wird der Druck konstant gehalten, so muß bei Verschlechterung der Compliance das Beatmungsvolumen abnehmen.

Da z.B. bei einer postoperativen respiratorischen Insuffizienz immer ein Abfall der FRC vorliegt, wird man mit druckbegrenzter Beatmung Hypoventilationen provozieren, die im Circulus vitiosus, d.h. bei Atelektasen und Pneumonien, enden.

Auswirkung der Beatmung auf die Lunge

Die endotracheale Intubation bewirkt einen Abfall der FRC. Ein kleines Atemzugsvolumen (V_T) begünstigt beim Beatmeten Atelektasenbildung (Bendixen et al. 1963).

Bei Patienten mit großem Verschlußvolumen („closing volume"), bei welchen das inspiratorische Lungenvolumen ($FRC + V_T$) überstiegen wird, kommt es bei IPPV-Beatmung zu einem Rechts-links-Shunt ($\dot{Q}_S/\dot{Q}_T$). Als Verschlußvolumen bezeichnet man dasjenige Volumen, bei dem die kaudalwärts gerichteten Lungenanteile als Folge von Verschlüssen der kleinen Luftwege nicht mehr belüftet werden. Eine Reduktion von $\dot{Q}_S/\dot{Q}_T$ ist möglich durch die differenzierte Beatmung mit großen Atemzugvolumina, z.B. V_T größer als das individuelle „closing volume" (CV). (Hedenstierna et al. 1984).

Extreme Überblähung der Lunge ($V_T > 50$ ml/kg KG) führt zur Abnahme der „surfactant produktion“ (Woo et al. 1970).
In Seitenlage erhält die obenliegende Lungenseite unter Überdruckbeatmung mehr Volumen als die herabhängende. Letztere wird dagegen besser perfundiert. Die Anwendung von hohen PEEP-Einstellungen kann zur regionalen Überblähung gerade der Lungenabschnitte führen, die noch wenig geschädigt sind.
CPPV (= IPPV + PEEP) führt zur Erhöhung der FRC. Die FRC-Erhöhung ist gleichbedeutend mit Erhöhung der Atemmittellage! Etwa 5 cm PEEP entsprechen ca. 400-500 ml FRC-Zunahme. FRC-Zunahme führt zur besseren Belüftung der am Gasaustausch teilnehmenden Alveolen.
Der Totraumquotient V_D/V_T wird kleiner bei PEEP-Erhöhung.

Auswirkung der Beatmung auf den Kreislauf

Die Beatmung führt beim Gesunden zu einer gewissen Abnahme des Herzzeitvolumens. Bei Zunahme des Atemmitteldrucks und des inspiratorischen Spitzendrucks kommt es zur Abnahme des Herzzeitvolumens durch Behinderung des venösen Rückstroms. Diese Abnahme des Herzzeitvolumens unter der Beatmung wird beim herzgesunden Patienten durch die Zunahme des peripheren Gefäßwiderstandes kompensiert.
Bei Überdruckbeatmung mit PEEP (CPPV) wird der venöse Rückstrom stärker behindert, was zu einer deutlichen Abnahme des Herzzeitvolumens führen kann. Das läßt sich ausgleichen durch Auffüllung des Gefäßsystems, ggf. durch den gleichzeitigen Einsatz von vasoaktiven Substanzen (z. B. Adrenalin). Der O_2-Transport (O_2-Gehalt · Herzzeitvolumen) kann ansteigen, solange unter PEEP-Beatmung der p_aO_2 erhöht wird. Der O_2-Transport nimmt ab, wenn bei sehr hohen PEEP-Werten ein stark erniedrigtes Herzzeitvolumen resultiert. Ziel von CPPV ist ein optimaler O_2-Transport.
Bei vorgeschädigten Patienten mit pulmonal arteriellen Lungenerkrankungen und Herzinsuffizienz sind die hämodynamischen Reaktionen auf CPPV wegen des nicht vorhersehbaren myokardialen Zustands des Patienten nicht voraussehbar. Es kommt bei diesen Patienten zu einer Verstärkung der Na- und H_2O-Retention, welche mit Diuretika bedarfsgerecht gesteuert werden muß.

Patienten mit vorbestehender Herzinsuffizienz neigen unter der Beatmung zu Hypotensionen. Verminderung des arteriellen Perfusionsdrucks führt im Gefolge zur Minderperfusion der Organe Niere, Hirn, Leber, Splanchnikusgebiet).

Akute Komplikationen der Beatmung

Barotrauma

Der Pneumothorax ist abhängig von der Lungencompliance, dem Atemmitteldruck und dem Inspirationsspitzendruck bei der Beatmung. Die Inzidenz eines Pneumothorax steigt mit der Zunahme von PEEP.

Subkutanes Hautemphysem

Dieses ist meist Zeichen für einen Pneumothorax, kann aber manchmal röntgenologisch nicht sichtbar sein. *Therapie:* Bülau-Drainage.

Mediastinales Emphysem

Mediastinale Emphyseme sind gelegentlich Folgen von Tracheotomien; es kommt zur Luftunterwanderung über den mediastinalen Fettkörper. Häufig ist das mediastinale Emphysem mit einem Pneumothorax verbunden.

Ein mediastinales Emphysem kann auch ohne Tracheotomie auftreten. In diesem Fall ist die Durchführung einer Mediastinotomie zu diskutieren.

Therapie: Entfernung der Hautnähe der Tracheoteomiewunde und ggf. Bülau-Drainage bei Pneumothorax.

Pneumoperikard

Dies ist ein seltenes Ereignis; es kann zur Herztamponade führen.

Therapie: Bei hämodynamischer Beeinträchtigung sofortige Drainage durch Punktion des Perikards.

Langzeitkomplikationen der Beatmung

Komplikationen der Beatmung in bezug auf die anatomischen Strukturen des Luftwegs

Bei Langzeitbeatmung treten häufig Nebenwirkungen durch den Tubus, wie Reizung der Stimmbänder mit Heiserkeit und gelegentlich eine Stimmbandverletzung auf. Langzeitintubation von mehreren Tagen führt nicht selten durch Druckalteration des Cuffs auf die Stimmbänder und das Trachealepithel zu Mukosaulzerationen und Nekrosen. Gummimaterial verschärft diese Tatsache, deshalb sind Gummituben für Langzeitbeamtete obsolet.
Schock sowie Minderperfusion der kapillären Strombahn „fördern" den Trachealschaden. Die Folgen sind Ödeme und Infekte der Luftwege im alterierten Bereich.
Verschieden starke Knorpelschäden der Trachea können zu Trachealstenose, Malazie sowie Perforation und Fistelbildung (tracheoösophageale Fistel) führen. Letztere endet nicht selten tödlich. Eine Verhütung dieser Schäden ist heute weitgehend durch Plastiktuben mit Niederdruckmanschetten möglich, wobei der Cuff großvolumig konfiguriert sein muß. Der Cuff wird vorzugsweise mit Cuffdruckmessern gemessen. Das Gleiche kann man aber auch mit wäßrigen Lösungen und einem Steigrohrmanometer erreichen.

Nosokomiale pulmonale Infektionen unter Beatmung

Durch die künstliche Luftbrücke (Tubus, Schläuche, Konnektoren) sowie Absaugvorgänge, Instillation von Medikamenten etc. werden pulmonale Infektionen erworben und unterhalten (Daschner et al. 1981).
Erworbene Infekte sind vornehmlich gramnegative Keime (Pseudomonas, Klebsiellen, Kolibakterien, Serratia). Die Letalität beträgt 30–70%.
Durch Unterbrechung der Ziliartätigkeit im Cuffbereich ist der beatmete Patient vollkommen auf akkurates Absaugen und differenzierte Physiotherapie angewiesen. Die Folge einer schlechten

Physiotherapie sind pulmonale Infekte. Gefährdet werden die Patienten durch unsauberes Arbeiten beim Absaugen, durch Kontamination des Tubus, der Beatmungsschläuche, der Verneblerköpfe, der Konnektoren und des Atembalgs der Beatmungsmaschine, die alle mit dem Patienten in direkter Verbindung stehen. Verhinderung dieser Kontamination ist durch möglichst diszipliniertes Arbeiten sowie durch Sterilisation des Luftbrückenmaterials möglich (Benützung von Einmalgeräten, Schläuchen, künstlichen Nasen, Absaugkathetern).

Richtige Antibiotikawahl bei gesicherten pulmonalen Infekten ist nur bei entsprechendem klinischen Zustandsbild indiziert. Eine Antibiotikatherapie durchzuführen, wenn keine klinischen Zeichen eines schweren Infekts vorliegen, ist fragwürdig.

Literatur

Ashbaugh DG, Petty TL, Bigelow DB, Harris TM (1969) Continuous positive pressure breathing (CPPB) in adult respiratory distress syndrome. J Thorac Cardiovasc Surg 57: 31-41

Bendixen HH, Hedley-Whyte J, Laver MB (1963) Impaired oxygenation in surgical patients during general anaesthesia with controlled ventilation: a concept of atelectasis. New England J Med 269: 991

Daschner F, Langmaak H, Scherer-Klein E, Weber L (1981) Hygiene auf Intensivstationen. Springer, Berlin Heidelberg New York

Hedenstierna G, Santesson J, Baehrendtz S (1984) Variations of regional lung function in acute respiratory failure and during anaesthesia. Intensive Care Med 10: 169-177

Nunn JF (1977) Applied respiratory physiology. Butterworth, London

Powers SR, Mannal R, Neclerio M et al. (1973) Physiologic consequences of positive endexpiratory pressure (PEEP) ventilation. Ann Surg 178: 265

Suter PM, Fairley HB, Isenberg MD (1978) Effect of tidal volume and positive endexpiratory pressure on compliance during mechanical ventilation. Chest 73: 158

Woo SW, Berlin D, Büch U, Hedley-Whyte J (1970) Altered perfusion, ventilation, anesthesia and lung surface forces in dogs. Anesthesiology 33: 411-418

2. Technische Grundlagen der Beatmung

J. Zeravik, J. Eckart, W. Heinrichs

Daß in einem modernen Beatmungsgerät ein Mikroprozessor, irgendeine Art computerisierter Intelligenz steckt, scheint heute ganz selbstverständlich. Dennoch ist es nützlich, sich daran zu erinnern, daß ein solcher Mikroprozessor, der einen Respirator steuert, nur die Informationen über Strömungs-, Druck- oder Zeitverhältnisse enthält, die ihm einprogrammiert wurden. Unsere Kenntnis dieser Variablen stammt aus dem Studium der sehr viel einfacheren, älteren Respiratoren. Diese stellten in der Regel die technische Verknüpfung jeweils einzelner Lösungen des Beatmungsproblems dar (z. B. Antrieb über eine Kolbenpumpe oder Balgprinzip). Die Kenntnis der Technik älterer Beatmungsgeräte ist somit die Voraussetzung, um zu verstehen, welche technischen Informationen der Mikroprozessor enthält.
Das mikroprozessorgesteuerte Beatmungsgerät vereint verschiedene Steuerungsmöglichkeiten (Strömungs-, Druck-, Zeitverhältnisse); damit ist - in gewissem Maße - die Kombination unterschiedlicher Techniken gegeben und ein Wechsel der Geräte weitgehend überflüssig geworden.
Darüber hinaus ermöglicht der Mikroprozessor die Aufnahme und Umsetzung von Fortschritten in der Beatmungstechnik durch einfache Umprogrammierung und Fortschreibung der Software, ohne Veränderungen im Antriebsteil des Beatmungsgerätes vornehmen zu müssen. So gibt der moderne Respirator dem Therapeuten vielfältige Möglichkeiten in die Hand, an beinahe jedem beliebigen Punkt des Atemzyklus einzugreifen.
In der Darstellung dieses weiten Feldes, dessen Möglichkeiten sicher auch noch nicht erschöpft sind, lassen sich Überschneidungen und Wiederholungen nicht ganz vermeiden.

Klassifizierung von Respiratoren

Allen Geräten gemeinsam sind spezifisch gelöste Einrichtungen für Antrieb, Steuerung und Volumendosierung des Atemgases. Ergänzend dazu sind die Atemgaskonditionierung (z.B. Mischung, Befeuchtung, Erwärmung), PEEP-Einstellung, Trigger und Monitoring der Beatmung zu betrachten.

Die Klassifizierung der Beatmungsgeräte erfolgt entsprechend der physikalischen Funktionscharakteristik nach

- Art der Steuerung,
- Art des Antriebssystems.

Für die Durchführung eines Atemzyklus durch den Respirator sind 4 Arbeitsgänge erforderlich:

a) aktive Phase der Inspiration, ein maschineller Hub;
b) Umschalten von In- auf Exspiration;
c) passive Phase der Exspiration, wobei der Druck auf Atmosphärendruck oder eingestelltes PEEP-Niveau abfällt;
d) Umschalten von Exspiration auf Inspiration.

Art der Steuerung

Für die Klassifizierung der Respiratoren nach dem Steuerungsprinzip ist die Umsteuerung von Inspiration auf Exspiration die primäre Kenngröße. Die Steuerung kann durch Zeit, Druck, Volumen oder Fluß erfolgen; man spricht daher von zeit-, druck-, volumen- und flußgesteuerten Geräten. Das Umschalten von Exspiration auf Inspiration kann durch dieselben Größen (Zeit, Druck Volumen oder Fluß), durch eine Parallelsteuerung oder durch Patientensteuerung erfolgen. Zum Beispiel wäre bei einem volumen- und zeitgesteuerten Gerät die primäre Steuergröße *(1. Priorität)* für die Umschaltung der Exspiration auf Inspiration eine vorgegebene Zeit.

Zeitsteuerung

Eine vorgegebene Zeit bestimmt das Ende der Inspiration und schaltet das Gerät auf Exspiration um. Der Mechanismus der Umschaltung kann elektronisch, elektromechanisch oder pneumatisch erfolgen. Das Wesentliche dieser Art von Steuerung ist jedoch seine Unbeeinflußbarkeit durch die Patientenlunge; die Dauer der Inspirationsphase wird ausschließlich vom Respirator bestimmt. Somit sind das gelieferte Volumen, der sich in der Lunge entwikkelnde Druck und der Fluß am Ende der Inspiration frei variable Größen (Resultanten).

Volumensteuerung

Wenn ein vorgegebenes Volumen erreicht ist, schaltet das Gerät auf Exspiration um. Die Realisierung von volumengesteuerten Geräten beruht auf dem Pumpen- oder Balgprinzip mit mechanischer, elektrischer oder pneumatischer Auslösung.

Drucksteuerung

Wenn der aktive Druck im Patientenkreis oder im Respirator einen vorgegebenen (eingestellten) Wert erreicht hat, schaltet das Gerät auf Exspiration um. Hier ist die Umschaltung völlig unabhängig von der Zeitdauer oder von der Menge des gelieferten Volumens. Die Beatmung ist somit nicht volumenkonstant. Die Umschaltung kann mechanisch, magnetisch, pneumatisch oder über einen Drucksensor erfolgen.

Flußsteuerung

Wenn der Fluß einen vorgegebenen Minimalwert unterschreitet, schaltet das Gerät auf Exspiration um. Die Umschaltung erfolgt unabhängig von der Zeit und vom gelieferten Gasvolumen. Realisiert wird dieses Flußverhalten über einen Druckausgleich zwischen Respirator und Patient in der Inspirationsphase. Der Druckgradient verkleinert sich, und damit nimmt der Fluß in der Inspirationsphase kontinuierlich ab.

Parallelsteuerung

Bei einem Respirator können auch 2 oder 3 der bisher aufgezählten Kriterien für die Umschaltung von Inspiration auf Exspiration maßgeblich sein, z.B. Zeit-/Volumensteuerung. Entscheidend für die Umschaltung auf Exspiration ist der Steuerungsmechanismus, der zuerst wirksam wird *(1. Priorität)*.

Es gibt mehrere Lösungen für die Parallelsteuerung; 2 Beispiele seien hier genannt:

a) Ein Respirator kann über 3 getrennte Steuerungsmechanismen (z. B. Zeit, Druck und Volumen) verfügen. Jedes der 3 Kriterien kann zu einem beliebigen Zeitpunkt angewählt werden, und der Respirator wird ausschließlich danach gesteuert.
b) Eine andere mögliche Lösung wäre, daß z. B. Druck- und Zeitsteuerung parallel wirksam sind. Wird in der vorgegebenen Inspirationszeit der eingestellte Druckwert erreicht, schaltet das Gerät druckgesteuert auf Exspiration um. Wird der eingestellte Druckwert nicht erreicht, schaltet das Gerät nach Ablauf der Inspirationszeit zeitgesteuert auf Exspiration um. Bei diesem Konzept der wechselweisen Steuerung durch Druck oder Zeit wird in einigen Geräten die Drucksteuerung auch als Alarmmechanismus verwendet (Stenosealarm).

Art des Antriebssystems

Beim Antrieb von Respiratoren wird, auf die Inspiration bezogen, zwischen Strömungs- und Druckgeneratoren unterschieden. Das Antriebssystem bestimmt die Form von Fluß und Druck.

Strömungsgeneratoren
Der Strömungs- und Volumenverlauf in der Inspiration wird vom Respirator bestimmt, unabhängig von den individuellen Compliance- und Widerstandsverhältnissen des Patienten. Andererseits werden Drücke, die in den Alveolen resultieren, durch die Lungen- und Thoraxwiderstände bestimmt (Abb. 2.1; s. Kap. 1, S. 15).
Während der Inspiration ist der Fluß konstant. Das Volumen, der alveoläre Druck (p_A) und der Munddruck (p_{Mu}) steigen linear an, wobei der Munddruck um den dynamischen Druck $p_{Mu} - p_A$ konstant erhöht ist. Bei Halbierung der Compliance (½ C.) erhöht sich die Steigung der Druckkurve p_A und p_{Mu}; alle anderen Kurven bleiben unverändert. Bei Verdopplung des Widerstandes (2 R) erhöht sich der dynamische Widerstand $p_{Mu} - p_A$ und damit der konstante Anteil des Munddruckes p_{Mu}. Die Steigung der Kurven bleibt unverändert.
Ein Verhalten als Strömungsgenerator wird erreicht, wenn ein zur Verfügung stehendes Gasreservoir mit erheblich höherem Druck als

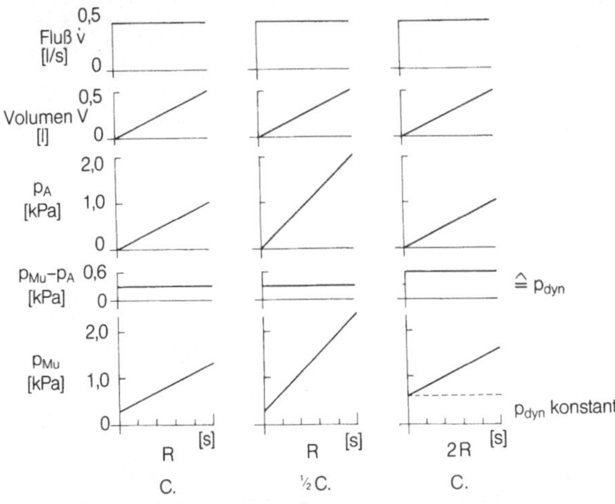

Abb. 2.1. Theoretischer Kurvenverlauf beim Strömungsgenerator. (Nach: Mushin et al. 1980)

der maximale Beatmungsdruck über einen Antriebsmechanismus zu einem konstanten Gasstrom umgewandelt wird. Hierbei ändert sich der Druckgradient zwischen Antriebs- und Beatmungsdruck nur unwesentlich, und damit bleibt der Fluß konstant.

Druckgeneratoren

Der Druckverlauf in der Inspiration wird vom Respirator bestimmt, während sich die Strömungs- und Volumenverläufe aus der Einwirkung dieses Druckverlaufs auf die Lungen ergeben. Der Munddruck ist dabei die Summe aus Alveolardruck und Druckdifferenz über dem Luftwegswiderstand des Patienten (Abb. 2.2).

Wie aus Abb. 2.2 ersichtlich, sinkt der Fluß von einem maximalen Wert zu Beginn der Inspiration auf 0 über eine nichtlineare Kurvenform ab. Der Maximalwert ist abhängig vom Gesamtwiderstand. Bei Erhöhung auf 2 R erniedrigt sich der Maximalfluß entsprechend, die Flußkurve fällt aber nicht so steil auf 0 ab. Bei Änderung auf ½ C. bleibt der Flußmaximalwert unverändert, aber die Flußkurve fällt erheblich steiler auf 0 ab.

Aus der sich ergebenden Flußkurve resultieren die Kurven Volumen, Alveolardruck p_A und Munddruck p_{Mu}.

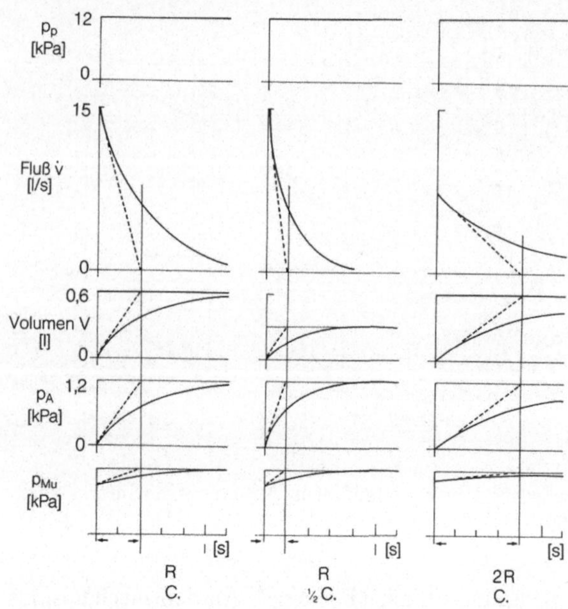

Abb. 2.2. Theoretischer Kurvenverlauf beim Druckgenerator. (Nach: Mushin et al. 1980)

Ein Verhalten als Druckgenerator wird erreicht, wenn der Arbeitsdruck des Respirators nur geringfügig über dem inspiratorischen Spitzendruck liegt. Der zu Beginn der Inspiration bestehende hohe Druckgradient zwischen Arbeitsdruck und Patientenkreisdruck wird durch den Druckaufbau im Patientensystem verkleinert; dementsprechend vermindert sich der Fluß während der Inspiration (dezelerierender Fluß).

Gerätekreis

Weiter wird zwischen Einzelkreis- und Doppelkreissystemen unterschieden.

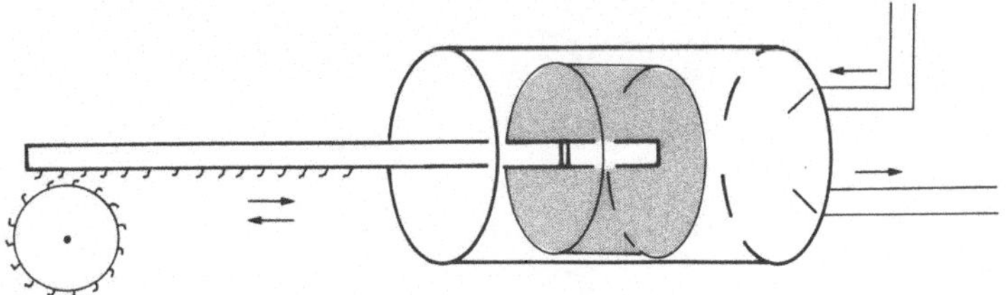

Abb. 2.3. Einzelkreissystem mit linearem Antrieb

Einzelkreissystem
Das vom Antrieb bereitgestellte Atemgas wird dem Patienten direkt zugeführt (Abb. 2.3).

Doppelkreissystem
Das vom Antrieb bereitgestellte Gas wird dem Patienten nicht direkt zugeführt, sondern komprimiert, z. B. in einen Atembeutel oder Balg („Bag-in-bottle"-Prinzip). Das in dem Balg enthaltende Atemgas wird durch Kompression dem Patienten zugeführt (Abb. 2.4).

Verschiedene Antriebssysteme

Elektromechanisch

Ein Elektromotor betreibt entweder eine Kolbenpumpe (linear oder exzentrisch angetrieben) oder einen Kompressor (Abb. 2.5).

Kolbenpumpen (linearer Antrieb)
Bei dieser Antriebsart wird ein hoher Arbeitsdruck benutzt, und das Atemgas wird in Form eines konstanten Flusses mit einer rechteckigen Flußkurve zur Verfügung gestellt (Abb. 2.6). Derart angetriebene Respiratoren werden auch „Constant-flow"Respiratoren genannt (nicht zu verwechseln mit einem konstanten Fluß des Atemhubes, der von einem Respirator während der In- und Exspirationsphase erzeugt wird). Da der Arbeitsdruck deutlich höher ist

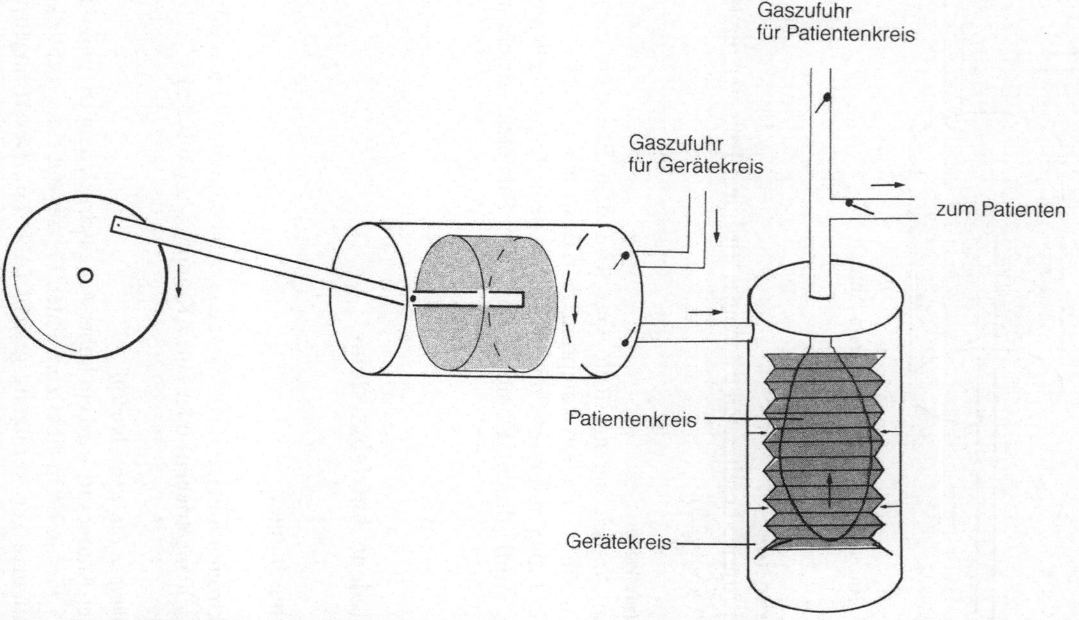

Abb. 2.4. Doppelkreissystem mit exzentrischem Antrieb („Bag-in-bottle-System")

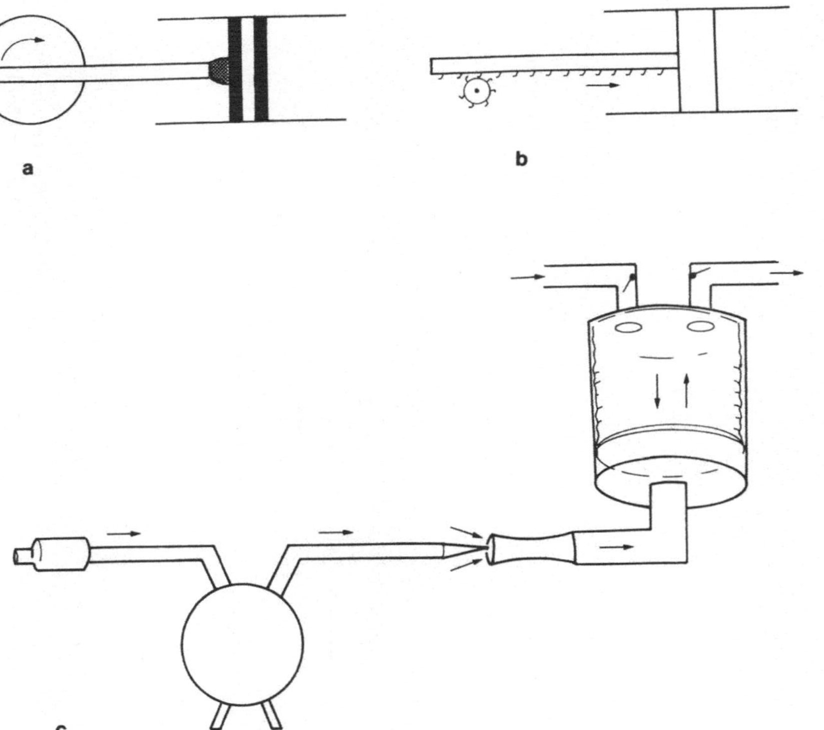

Abb. 2.5 a–c. Kolbenpumpen
a mit exzentrischem Antrieb,
b mit linearem Antrieb,
c mit Kompressor

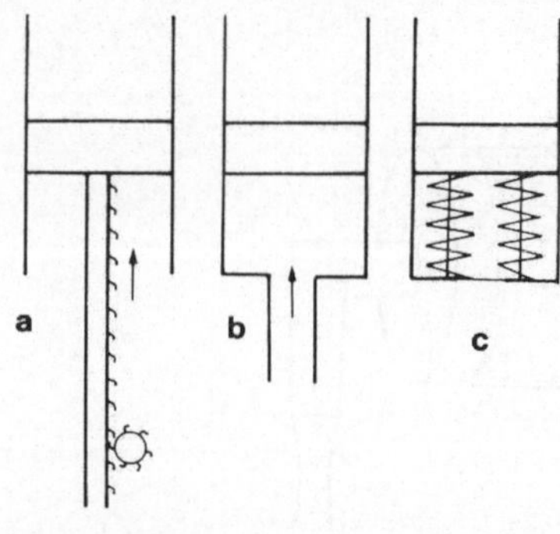

Abb. 2.6 a–c. Verschiedene Antriebsarten für Geräte mit Kolbenpumpen zur Erzeugung eines konstanten Flusses. **a** Zahnrad, **b** pneumatisch, **c** Feder

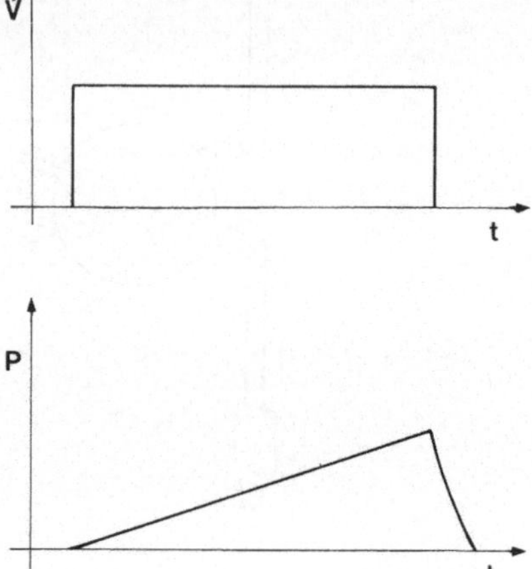

Abb. 2.7. Kurven von Fluß ($\dot{V}$) und Druck (p) bei Kolbenpumpen mit linearem Antrieb

als der inspiratorische Spitzendruck im Patientenkreis, ändern sich Druckgradient und Fluß nur unwesentlich (Strömungsgenerator). Es entsteht die für einen Strömungsgenerator typische rechteckige Flußkurve mit nahezu linear ansteigender Druckkurve (Abb. 2.7).

Kolbenpumpen (exzentrischer Antrieb)

Kolbenpumpen mit einer exzentrisch angebrachten Schubstange erzeugen einen akzelerierenden und dezelerierenden Fluß (Abb. 2.8).

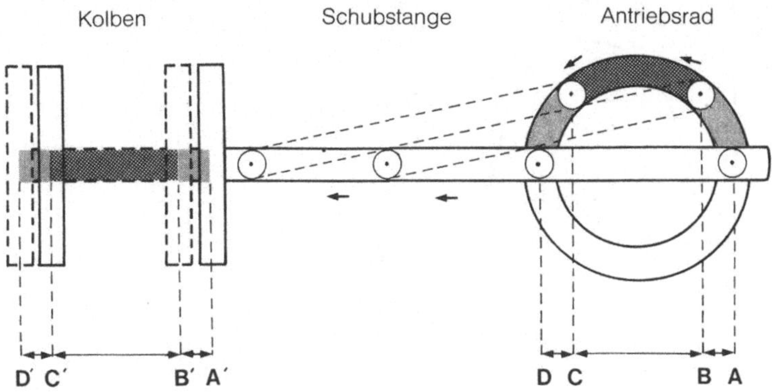

Abb. 2.8. Kolbenpumpe mit exzentrischem Antrieb

Das Antriebsrad dreht sich mit gleichbleibender Geschwindigkeit. Die Schubstange ist am äußeren Rand des Rades fixiert und legt dadurch ungleiche Entfernungen in der gleichen Zeit zurück. Der Kolben bewegt sich mit einer zu- und abnehmenden Geschwindigkeit und erzeugt einen zu- und abnehmenden Fluß in Form einer Sinuskurve (Abb. 2.9). Der Fluß ist während der Inspirationsphase nicht konstant, aber das Flußmuster bleibt für jeden Atemzug unverändert: Geräte mit diesem Antriebsprinzip werden daher als „Non-constant-flow"-Respiratoren bezeichnet.

Balgsystem (Doppelkreissystem)

Der Fluß des Antriebsgases übt einen zunehmenden Druck auf den Beutel oder den Balg aus, welcher das Atemgas enthält (s. Abb. 2.4). Dadurch wird der Balg zunehmend komprimiert und sein Innendruck steigt an. Der zunehmende Druckgradient zwischen Beutel und Patientenkreis bedingt eine Strömung des Atemgases zum Patienten. Je mehr Antriebsgasvolumen in die Kammer einfließt, desto größer wird der auf den Balg einwirkende Druck mit einem daraus resultierenden Anstieg des Druckgradienten und des Flusses. Daraus ergibt sich ein ständig zunehmender Fluß. Druck- und Flußkurve ähneln sich bei dieser akzelerierenden Flußform. Ist das Balgsystem entleert, wird sein Volumen kurzfristig im Patientenkreis gehalten und es kommt zu einem Druckausgleich zwischen

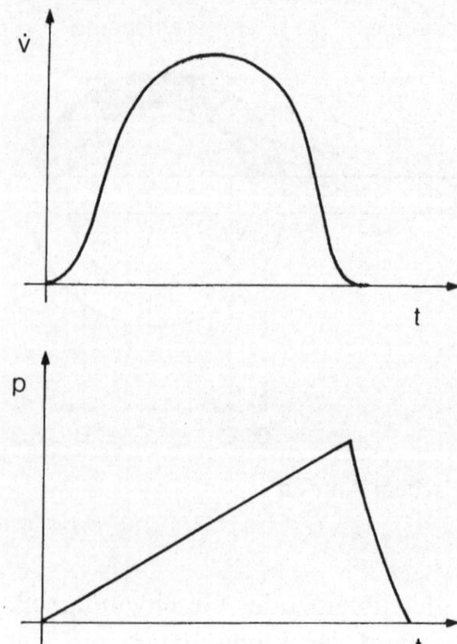

Abb. 2.9. Kurven für Fluß ($\dot{V}$) und Druck (p) für exzentrisch angetriebene Pumpen in Non-constant-flow-Generatoren

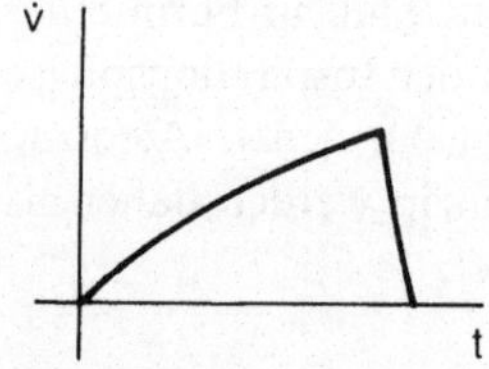

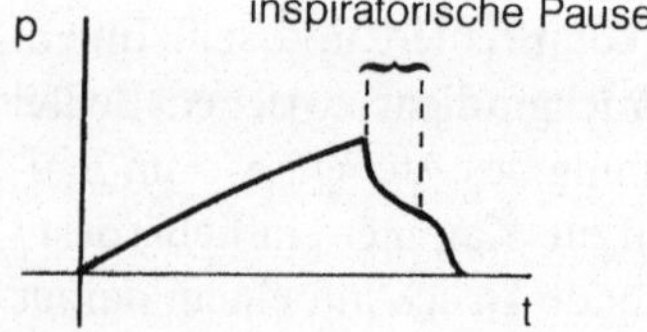

Abb. 2.10. Kurven von Fluß ($\dot{V}$) und Druck (p) bei einem „Bag-in-bottle-System"

dem Sekundärsystem des Respirators und dem Patientenkreis (Atemwege und Lunge des Patienten); es entsteht die inspiratorische Pause (Abb. 2.10).

Balgsysteme mit Niederdruckantrieb
Ist der Arbeitsdruck nicht viel höher als der inspiratorische Spitzendruck im Patientenkreis, verringern sich Druckgradient und Fluß in der Inspiration (Druckgenerator).
Beträgt z. B. der Arbeitsdruck 80 mbar (8 kPa) und der Spitzendruck im Patientensystem 40 mbar (4 kPa), so fällt der für den Gasfluß bestimmende Druckgradient von 80 mbar (8 kPa) am Beginn der Inspiration auf 40 mbar (4 kPa) am Ende der Inspiration. Dieser Abfall des Druckgradienten um 50% bewirkt eine proportionale Abnahme des Flusses um ebenfalls 50% (Abb. 2.11 a–c)

Balgsysteme mit hohem Druckantrieb
Bei diesen Systemen wird eine konstante Flußform (Strömungsgenerator) mit einer linear ansteigenden Druckkurve erreicht (Abb. 2.12), ähnlich wie bei Einzelkreissystemen mit linearem und hohem Druckantrieb.

Pneumatisch

Drossel- und Blendenventile
Über Drossel- und Blendenventile wird Gas mit erheblichen höherem Druck als dem maximalen Beatmungsdruck auf das Beatmungsdruckniveau reduziert. Der Druckgradient bleibt in der Inspiration nahezu konstant (Strömungsgenerator).

Injektor nach dem Venturi-Prinzip
Über eine Antriebsdüse wird ein Gasstrahl mit hoher Strömungsgeschwindigkeit erzeugt. Dadurch entsteht ein Unterdruck ($p_u > p_2$) über den die Umgebungsluft angesaugt wird. (Entrainment, Abb. 2.13). Je nach Ausbildung der Mischdüse kann der Injektor als Strömungs- oder Druckgenerator arbeiten.

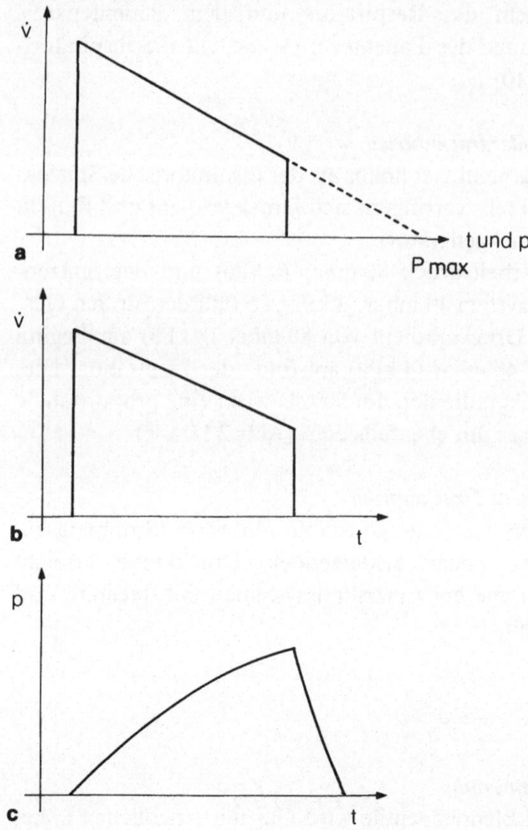

Abb. 2.11. **a** Kurven von Fluß *(V̇)* und Druck *(P)* bei Balgsystemen mit Niederdruckantrieb über Zeit und Druck aufgetragen. **b, c** Kurven von Fluß *(V̇)* und Druck *(P)* bei Balgsystemen mit Niederdruckantrieb über der Zeit aufgetragen

Druckregelventile

Über Druckregelventile wird das Antriebsgas von einem hohen Druck auf einen regelbaren Sekundärdruck reduziert. Der Fluß ist proportional zu diesem Sekundärdruck.

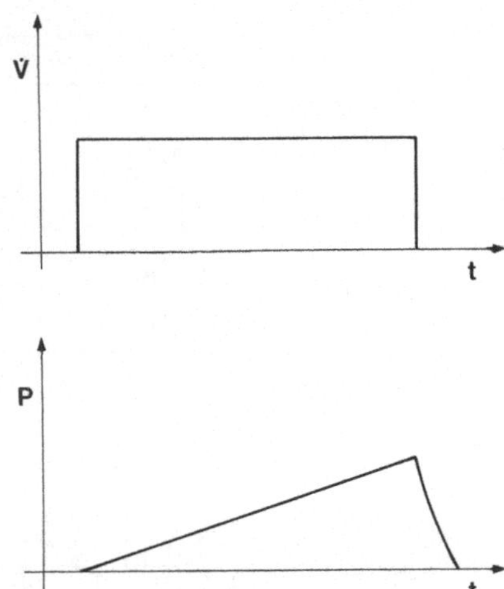

Abb. 2.12. Kurven von Fluß *($\dot{V}$)* und Druck *(P)* bei Balgsystemen mit hohem Druckantrieb

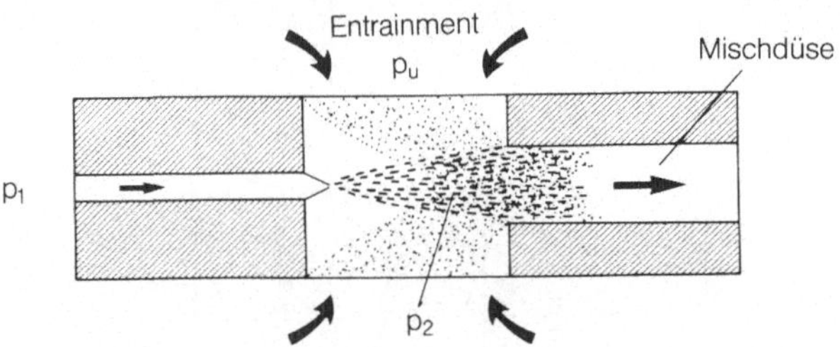

Abb. 2.13. Venturi-Prinzip: $p_U > p_2 > p_1$ **p_U** Umgebungsdruck, **p_1** Arbeitsdruck, **p_2** aus p_U und p_1 resultierender Druck in der Mischdüse

HPS-Ventil

Das Flußventil („high pressure servo valve") ist eine neuartige Lösung für elektromechanisch angetriebene Geräte. Als steuerbares Glied wird ein Blendenring verwendet, in dem eine Kugel beweglich gelagert ist und vom Vordruck gegen den Ventilsitz gedrückt wird. Durch einen elektrodynamischen Regler kann die Kugel gegen den Vordruck vom Kugelsitz abheben. Der Abstand der Kugel vom Kugelsitz bestimmt den Fluß (Abb. 2.14).

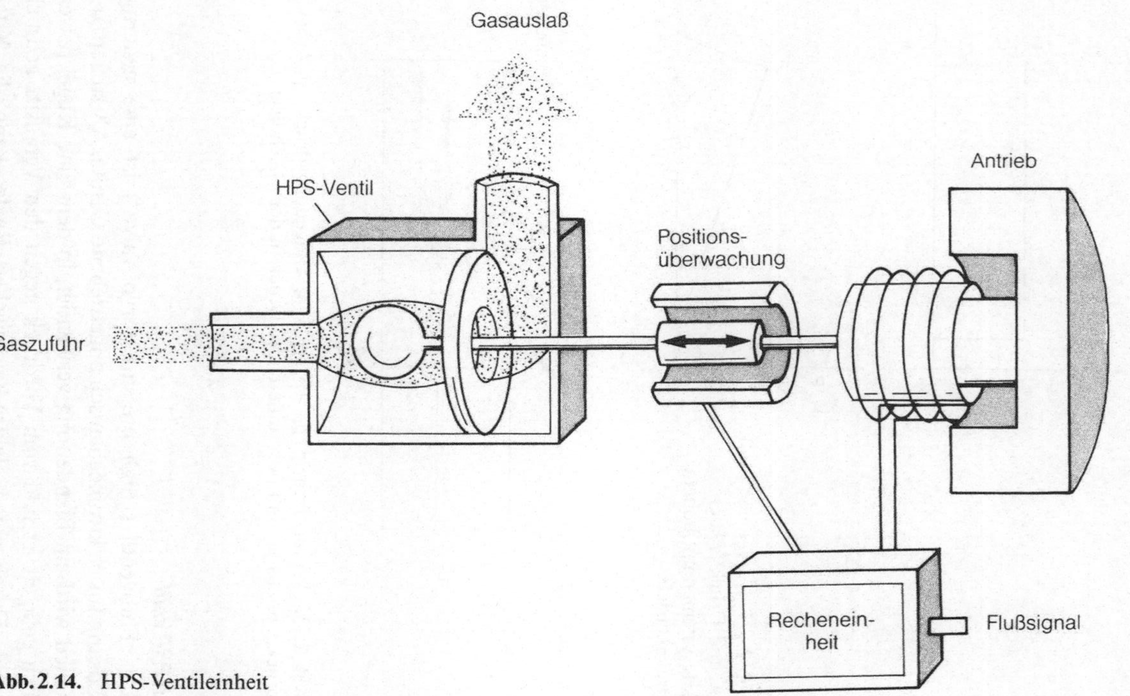

Abb. 2.14. HPS-Ventileinheit

Steuerung von Inspiration und Exspiration

Steuerung der Inspiration

Da bei den allermeisten Beatmungskonzepten normalerweise der Schwerpunkt auf der Inspiration liegt (1. Priorität), ist es von Bedeutung, wie die Inspiration vom Respirator begonnen und beendet und wie die Inspirationsphase gestaltet wird.

Beginn der Inspiration
Wenn die Inspiration im Rahmen von fest geregelten, einstellbaren Zeiten durch den Respirator begonnen wird, nennt man es *kontrollierte Beatmung.*
Wenn der Patient die Inspiration durch eine Einatembemühung auslöst (triggert) und die Maschine anschließend die Inspiration übernimmt, nennt man es *assistierte Beatmung* (s. S. 7 und Kap. 1).
Wenn die Inspiration sowohl durch den Respirator als auch vom Patienten ausgelöst werden kann, nennt man es *kontrolliert/assistierte Beatmung.*

Ende der Inspiration
Es ist eine der allgemein üblichen Methoden, die Beatmungsgeräte nach der Art der Steuerung des Umschaltpunkts von In- auf Exspiration zu klassifizieren. Daher wurden die Umschaltkriterien (z. B. Volumen, Fluß oder Druck) für die Inspiration auf die Exspiration bereits im Abschnitt Klassifizierung nach dem Steuerungsprinzip erläutert.

Gestaltung der Inspiration

Die *Einstellung der Atemfrequenz und des Verhältnisses I: E* kann erfolgen durch:

- Verschiedene Übersetzungen und Veränderung der Laufgeschwindigkeit der Antriebsmechanik einer Kolbenpumpe. In diesem Fall wird die Atemfrequenz direkt beeinflußt, und das Verhältnis I: E ist an fest vorgegebene Werte, wie z. B. 2:1 oder 1:1, gekoppelt (Beispiele s. Abb. 2.15):

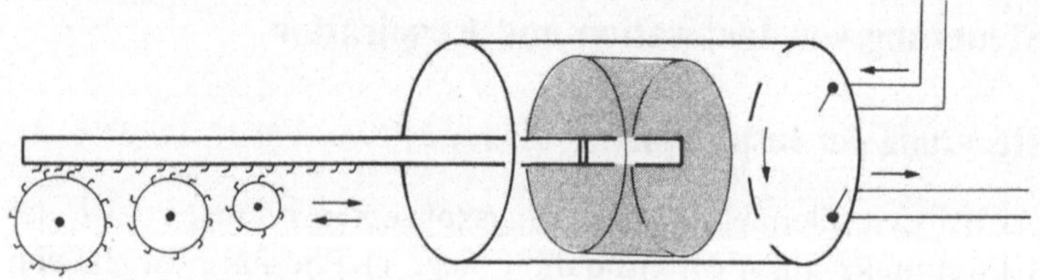

Abb. 2.15. Kolbenpumpe mit linearem Antrieb und verschiedenen Übersetzungen als einfaches Beispiel für die Gestaltung von Atemfrequenz und Verhältnis I:E

- Veränderung der Taktfrequenz von elektronischen und pneumatischen Taktgebern. Hierbei ist das Verhältnis I:E durch Umschaltung bei gleicher Frequenz veränderbar.

Fluß, Volumen und Druck sind die bestimmenden Größen für die Dauer der Inspiration. Der Fluß, definiert als Volumen/Zeiteinheit, bestimmt die Zeit, die benötigt wird, um ein gewünschtes Volumen zu liefern. So wird bei vorgegebener Atemfrequenz die Inspirationsdauer um so kleiner, je höher der Fluß für ein bestimmtes Volumen oder je niedriger das Atemzugsvolumen bei konstantem Fluß ist. Umgekehrt kommt es bei einer Erhöhung des Atemzugvolumens oder Verminderung des Gasflusses zu einem Anstieg der Inspirationsdauer (Abb. 2.16).

Die Einstellung von Flußwerten kann, wie in Abschn. „Drossel- u. Blendenventile" besprochen, vorgenommen werden. Die Ansteuerung ist manuell, pneumatisch oder elektromechanisch möglich. Über geeignete Meßmethoden ist eine Rückkopplung der Meßwerte auf das Regelventil möglich (s. hierzu „Meßmethoden zur Erfassung und Steuerung von Fluß und Volumen", S. 49).

Inspirations- und Exspirationszeit werden getrennt eingestellt und ergeben die Frequenz und das Verhältnis I:E. Soll die Atemfrequenz gleich bleiben, so erfordert die Änderung der Inspirationszeit eine proportionale Veränderung der Exspirationszeit und umgekehrt.

Atemzugvolumen und Fluß können zur Steuerung der Inspirationszeit verwendet werden, während eine Zeitschaltung (Timer) die Exspirationszeit kontrolliert.

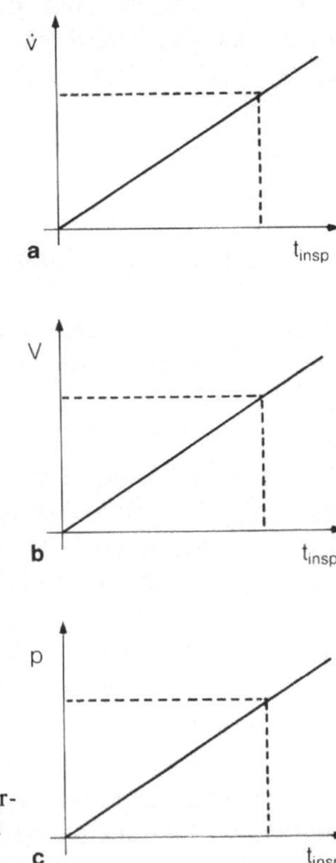

Abb. 2.16 a–c. Inspirationsdauer (I) bei vorgegebener Atemfrequenz aus Variation von **a** Fluß ($\dot{V}$), **b** Volumen (V), **c** Druck (p)

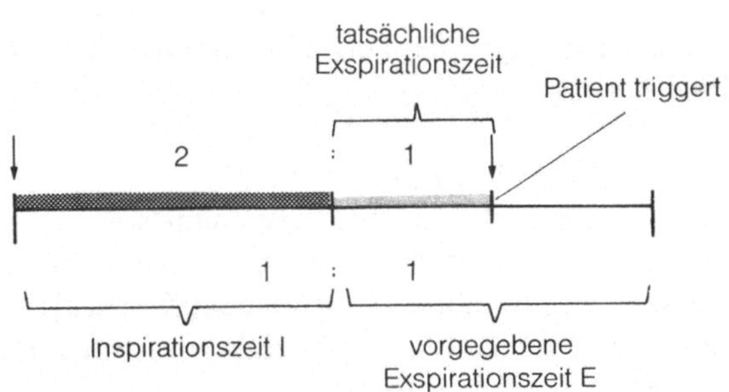

Abb. 2.17. Veränderung des Verhältnisses I : E bei assistierter Beatmung

Durch den **Trigger** kann der Patient den Impuls für den maschinellen Atemhub auslösen. Dabei erhöht sich immer das I:E-Verhältnis im Vergleich zum vorgegebenen Atemzeitverhältnis. Diese Zunahme von I:E resultiert aus der Verkürzung der Exspirationszeit (Abb. 2.17).

Steuerung und Gestaltung der Exspiration

Positiv endexspiratorischer Druck (PEEP)
Der Druck in der Exspirationsphase sinkt nicht unter ein über dem atmosphärischen Druck eingestelltes Druckniveau ab. Je nach Gerät ist ein Wert von 0–50 mbar (0–5 kPa) einstellbar.
Die simpelste Lösung zum Aufbau eines PEEP ist das Einleiten der Ausatemluft in ein Wasserschloß (Abb. 2.18), das wegen seiner exakten Einstellungsmöglichkeit besonders bei Kindern angewendet wird (zu beachten ist die Verdunstung!).

Venturi-PEEP-System
Im Exspirationsschenkel mit eingebautem Rückschlagventil wird dem Ausatemluftstrom ein von einem Venturi-System erzeugter Druck entgegengebracht, der mittels einer Regulierschraube variabel einstellbar ist (Abb. 2.19). Ist die Regulierschraube geöffnet, wirkt der volle Druck des Venturi-Systems auf das Rückschlagventil im Exspirationsschenkel, wodurch sich ein höherer endexspiratorischer Druck im Patientenkreis aufbaut. Steigt der Druck im Patientensystem weiter an und überschreitet den von der Venturi-Einheit erzeugten Druck, so entströmt die Ausatemluft durch das Rückschlagventil (wegen des hohen Gasverbrauchs ist dies die kostspieligste Lösung).

Federventil-PEEP-System
Wie auf Abb. 2.20 ersichtlich, wird mittels einer Feder die Einstellung der Ventilmembran reguliert. Je nach Vorspannung der Feder setzt die Ventilmembran der Ausatemluft verschieden starke Widerstände entgegen, wodurch die Höhe des PEEP im Patientenkreis reguliert wird.

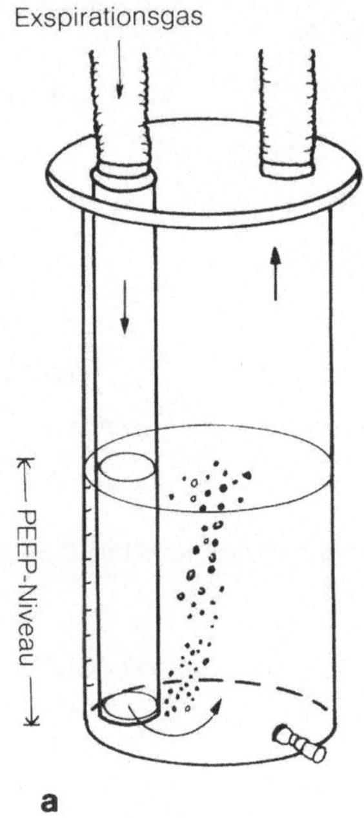

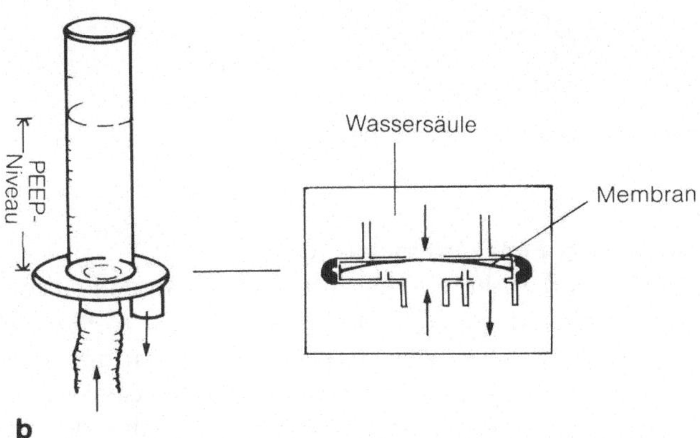

Abb. 2.18 a, b. Wasserschloß PEEP **a** direkt: Exspirationsgas wird unter Wassersäule eingeleitet **b** indirekt: eine von der Wassersäule belastete Membran reguliert den Druck gegen das Exspirationsgas

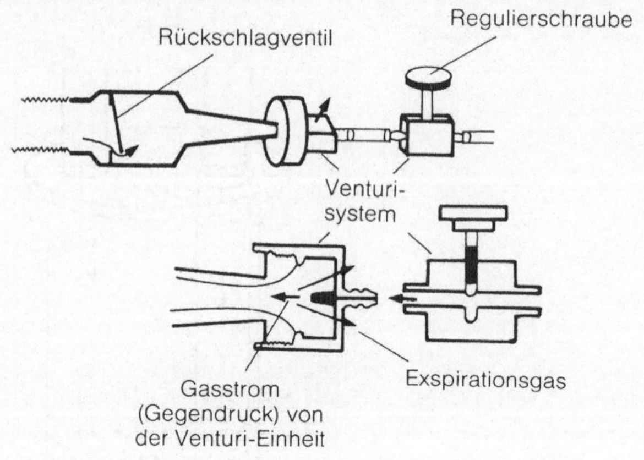

Abb. 2.19. Venturi-PEEP-System

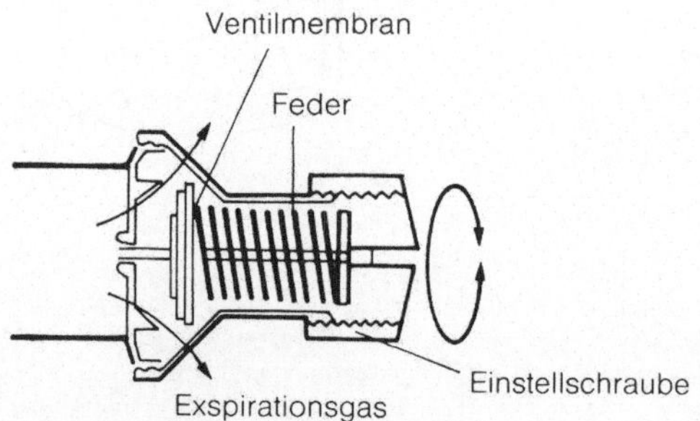

Abb. 2.20. Federventil-PEEP-System

Magnetventil-PEEP-System

Das System besteht aus einer Metallmembran und einem Magneten, der die Membran in einer bestimmten Position hält. Der Magnet kann mittels einer Regulierschraube in unterschiedlicher Distanz zur Membran gehalten werden; dementsprechend ist seine Anziehungskraft stärker oder schwächer. Je näher der Magnet an das Ventil herangebracht wird, desto größer ist die Anziehungskraft auf die Membran und somit der Druck im Patientensystem (Abb. 2.21).

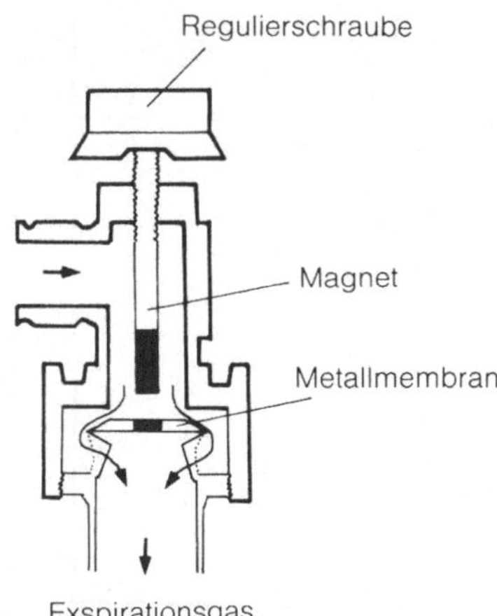

Abb. 2.21. Magnetventil-PEEP-System

Elektrisch geregeltes PEEP-Ventil

Eine Verbesserung der Eigenschaften eines PEEP-Ventils läßt sich durch eine aktive Regelschaltung erreichen. Hierbei wird mit Hilfe eines Drucktransducers der Atemwegsdruck unmittelbar an der Membran des PEEP-Ventils gemessen. Das Signal wird verstärkt und einem PID-Regler zugeführt, der seinerseits den Linearmotor des PEEP-Ventils so ansteuert, daß ein vorgewählter Druck (Sollwert) möglichst genau und schnell eingestellt wird. Auf diese Weise ist das PEEP-Ventil in der Lage, den vorgewählten Druck unabhängig vom Gasfluß in einem weiten Bereich konstant zu halten (bei einem konventionellen PEEP-Ventil ändert sich der Druck, wenn sich der Gasfluß ändert). Hierdurch nimmt die exspiratorische Atemarbeit des spontan atmenden Patienten deutlich gegenüber konventionellen PEEP-Ventilen ab (Abb. 2.22).

Trigger

Erzeugt der Patient durch seine spontanen Inspirationsbemühungen einen negativen Druck, der der vorgegebenen Triggerschwelle entspricht, wird der maschinelle Atemhub ausgelöst. Der Trigger kann elektronisch oder pneumatisch realisiert werden.

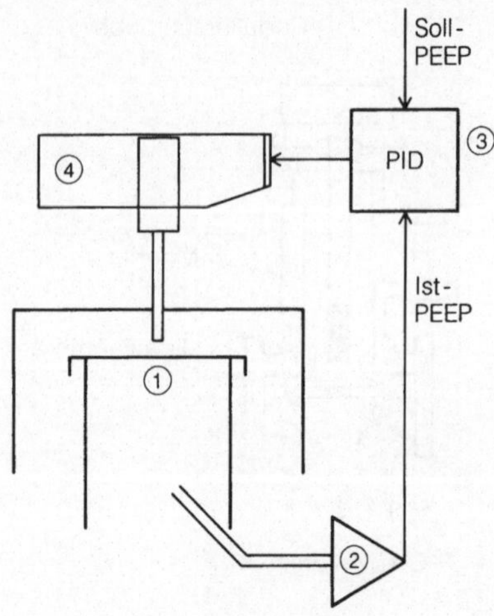

Abb. 2.22. Elektrisch geregeltes PEEP-Ventil. ① Membran; ② Druckwandler und Druckverstärker; ③ PID-Regler; ④ Linearmotor

Elektronisch

Der vom Patienten erzeugte Unterdruck wird elektronisch über einen Drucksensor in Spannung umgewandelt. Mit Hilfe eines Komperators wird dieser Spannungswert mit einem eingestellten Spannungswert, der der Triggerschwelle entspricht, verglichen und bei Unterschreiten als Triggersignal weiterverarbeitet. Werden von diesem Signal alle Bedingungen für einen Triggerimpuls erfüllt, wird ein Inspirationshub ausgelöst (Abb. 2.23).

Pneumatisch

Durch den vom Patienten erzeugten Unterdruck wird eine Membran ausgelenkt. Dadurch wird der über die Dosierung (z. B. 0,5 l/min) und dem Düsenprallplattensystem erzeugte Steuerdruck von z. B. 15–35 mbar (1,5–3,5 kPa) auf Null abgebaut und von einem

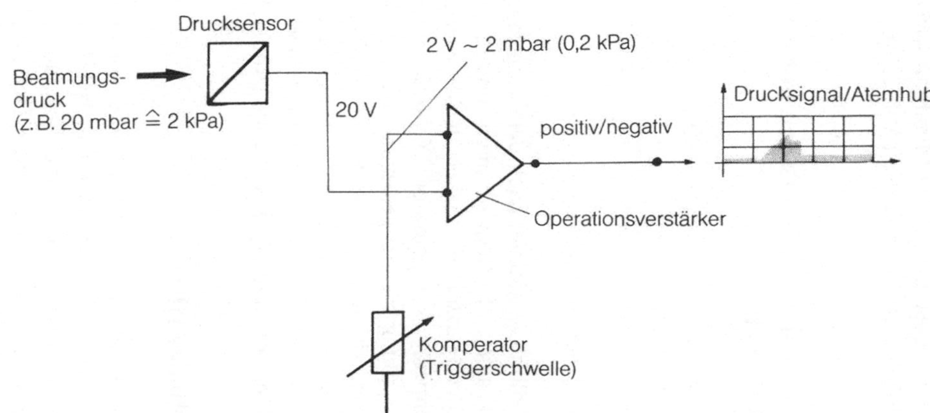

Abb. 2.23. Elektronischer Trigger: Spannung proportional Druck

pneumatischen Verstärker in einen Inspirationsimpuls umgesetzt. Über eine Feder, die auf die Membran wirkt, kann die Triggerempfindlichkeit eingestellt werden (Abb. 2.24).

Meßmethoden zur Erfassung und Steuerung von Fluß und Volumen

Diese sind u. a. nach dem Anemometer- oder Durchflußwandlerprinzip realisierbar.

Hitzdrahtanemometer

Die Meßbrücke arbeitet nach dem Konstanttemperaturprinzip. Sie besteht aus 2 Platinhitzdrähten und 2 Fußpunktwiderständen. Einer der Hitzdrähte arbeitet als Meßwertaufnehmer, der andere als Temperaturkompensator. Die Brückenspannung wird über ein Rückkopplungssystem gesteuert. Kühlen die Drähte durch den Luftstrom ab, wird der Strom durch das Rückkopplungssystem nachgeregelt, bis die Temperatur wieder erreicht ist. Die Signalspannung wird an einem Fußpunktwiderstand ausgekoppelt und kann dann weiterverarbeitet werden (Abb. 2.25).

Durchflußwandler

Er besteht aus einem großen und einem kleinen Kanal. Durch einen Filter, der aus einem feinmaschigen Nezt besteht und quer zur Strömung im großen Kanal liegt, erreicht man einen Druckabfall, der direkt proportional zum Durchfluß ist. Im kleinen Kanal ist an einem Draht eine Scheibe montiert, die auf eine Platte drückt, welche auf jeder Seite einen Widerstand enthält. Durch den Gasstrom im Kanal wird die Scheibe ausgelenkt und drückt auf die Platte mit den Widerständen; hieraus ergibt sich, daß der eine Widerstand steigt und der andere abfällt. Die beiden Widerstände im Durchflußwandler bilden mit Teilen eines Verstärkers eine Brükkenschaltung. Dieses Signal wird mit einem Operationsverstärker verstärkt (Abb. 2.26).

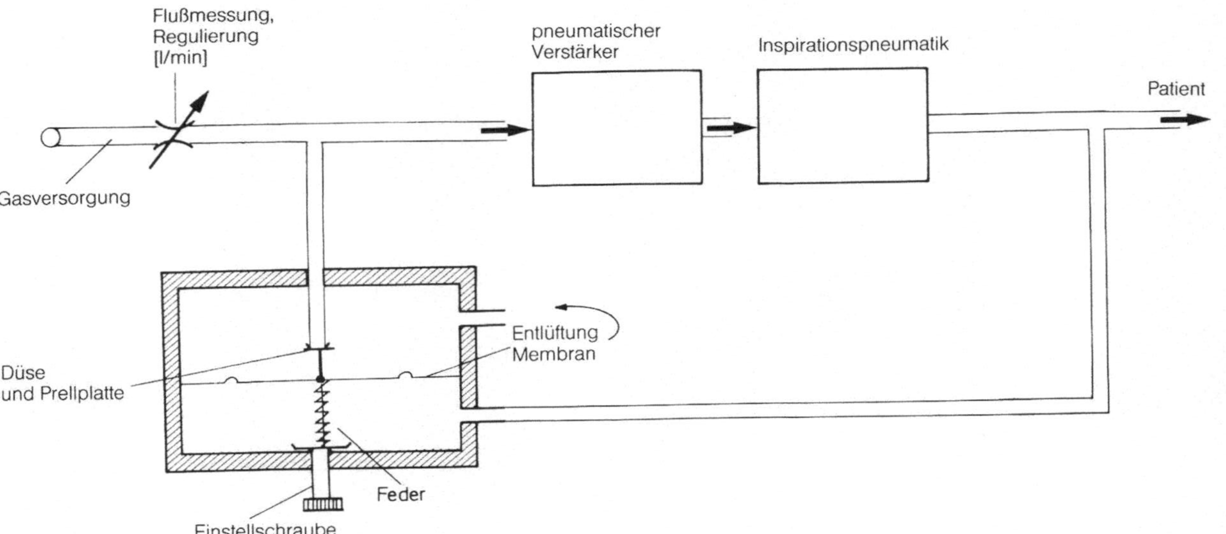

Abb. 2.24. Pneumatische Triggersteuerung

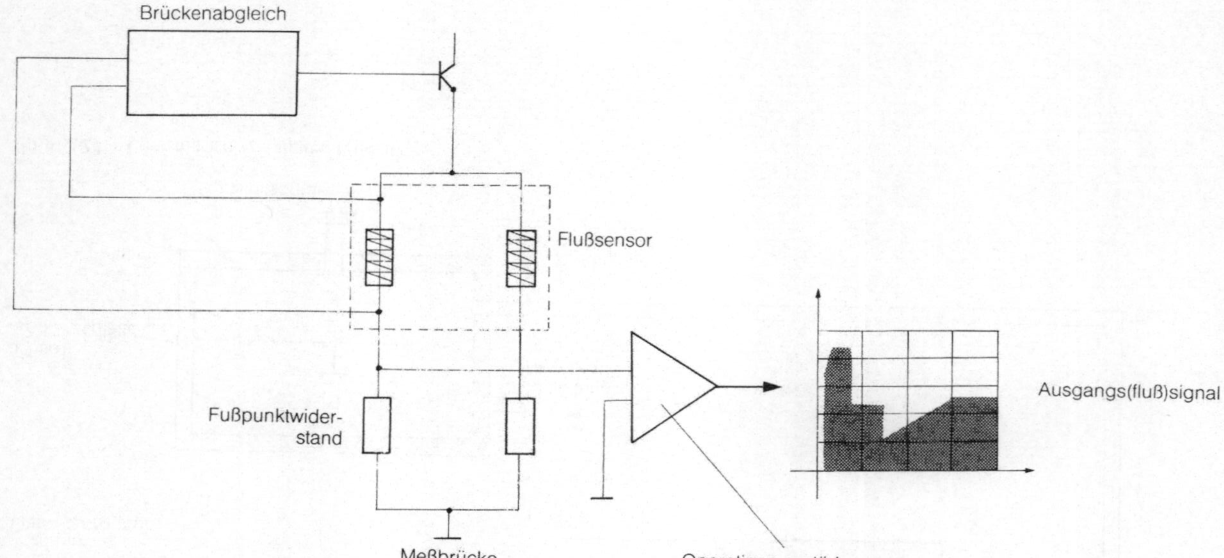

Abb. 2.25. Flußmessung nach dem Hitzdrahtanemometerprinzip (Brückenschaltung)

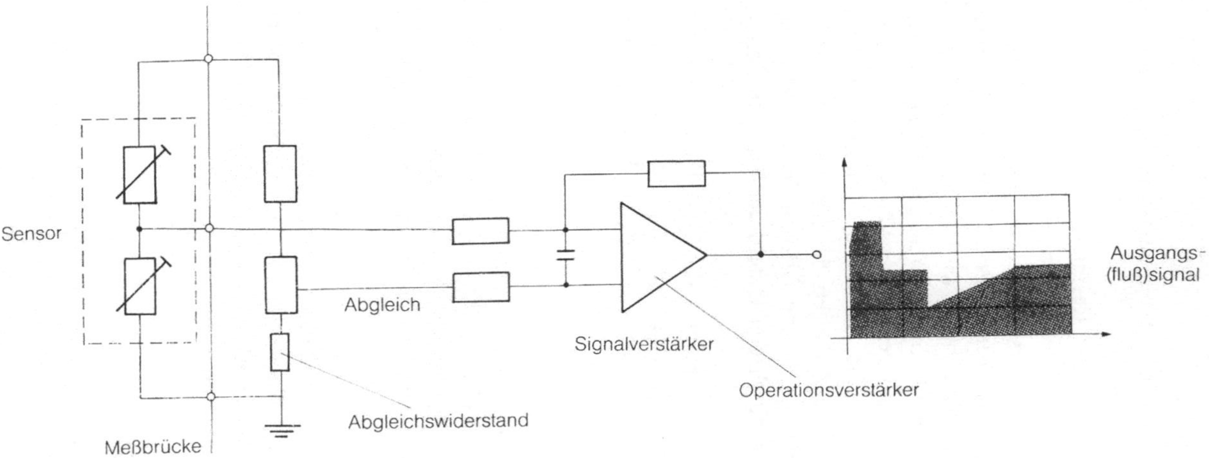

Abb. 2.26. Flußmessung nach dem Durchflußwandlerprinzip (Brückenschaltung)

Fluidicsteuerung

Letztlich basieren die Methoden der Fluidicsteuerung auf dem Meßprinzip des Pneumotachographen.
Als Beispiel eines druckgesteuerten Respirators wird eine Fluidicsteuerung mit Wandstrahlelementen beschrieben.
Wenn ein Gasstrom mit hoher Geschwindigkeit aus einer Öffnung austritt, kommt es nach dem Venturi-Prinzip zu einem lokalen Unterdruck und Luft der Umgebung wird mitgerissen (Entrainment). Wird nun der austretende Gasstrom an einer Wand entlanggeleitet, so bildet sich aufgrund des Druckgefälles zur freien Seite eine resultierende Druckkraft, die den Gasstrahl nach dieser Seite ablenkt *(Coanda-Effekt).* Das Anhaften des Strahls kann wieder aufgehoben werden, wenn durch eine Öffnung in der Wand ein Luftstrom eintritt und die durch den Unterdruck erzeugte Druckkraft aufhebt (Abb. 2.27).
Ein bistabiles „Flip-Flop" Element (Abb. 2.28) läßt sich durch 2 Begrenzungswände und Steuereingänge (x, y) aufbauen, wie es zur Steuerung in einigen Respiratoren (z. B. Oxylog) verwendet wird. Bei Anlegen der Versorgung wählt der Gasstrom willkürlich den Ausgang A oder B. Durch Erzeugung eines Steuerimpulses (Druckänderung) an x springt der Gasstrom von Ausgang B auf A, durch einen Steuerimpuls (Druckänderung) an y springt der Gasstrom von Ausgang A auf B. Auch nach Wegnahme des Steuerimpulses x oder y bleibt der bestehende Ausgangszustand erhalten. Erst ein neuer Steuerimpuls der entsprechenden Seite kann den Ausgangszustand ändern.
Steuerungen in dieser Form sind aufgrund der fehlenden mechanischen Teile unempfindlich gegen äußere Einflüsse wie Temperatur, Vibration und Feuchtigkeit. Nachteilig ist aber ein relativ hoher kontinuierlicher Gasverbrauch und die Empfindlichkeit der Wandstrahlelemente gegenüber Verunreinigungen im Antriebsgas.

Mikroprozessorsteuerung

Alle bisher erwähnten Steuerungsmechanismen können durch einen Mikroprozessor wahlweise in *einem* Gerät angewandt werden (zentrale Aufarbeitung der Steuerungsaufgaben).

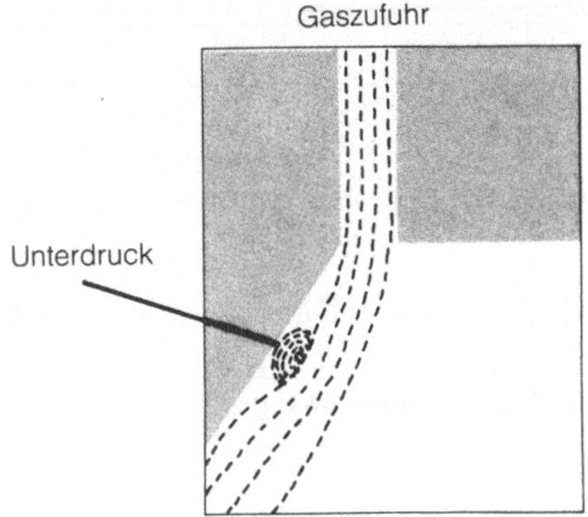

Abb. 2.27. Coanda-Effekt: Eine Zone lokalen Unterdrucks erzeugt eine Druckkraft, die den Strahl nach dieser Seite ablenkt

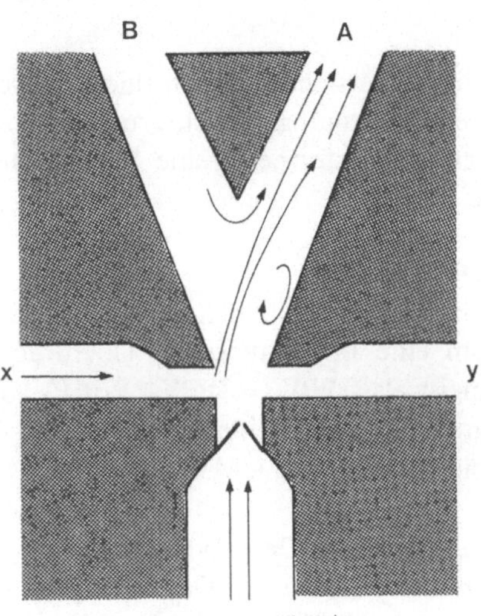

Abb. 2.28. Bistabiles „Flip-Flop“ Element

Da der Mikroprozessor durch ein Bussystem mit allen elektronischen und pneumatischen Funktionseinheiten verbunden ist, können Meßwerte sofort verarbeitet und zur Berechnung von Parametern verwendet werden. Diese können dann auf vielfältige Weise zur Anzeige gebracht und bis hin zu Einstellhinweisen in Klartexten ausgegeben werden. Der Mikroprozessor prüft auch alle inter-

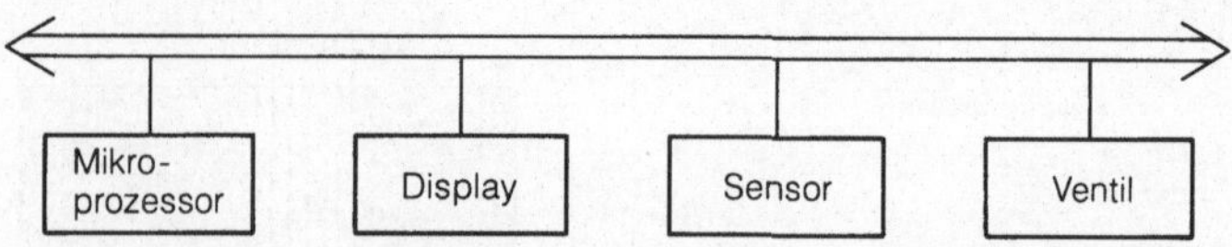

Abb. 2.29. Einfaches Schema einer Mikroprozessorsteuerung

nen Funktionsabläufe und gibt entsprechende Meldungen aus. Der größte Vorteil aber liegt in der Anpassungsmöglichkeit an verschiedene Beatmungsmuster durch Änderung der Software (Abb. 2.29).

Modifikationen der Beatmung

Eine Übersicht über verschiedene Beatmungsformen (rein maschinelle Beatmung, Mischformen zwischen maschinellen und Spontanatmungsformen, reine Spontanatmung) zeigt Abb. 2.30 (s. auch Kap. 1).

IPPV/CMV
Grundsätzlich handelt es sich bei der rein maschinellen Beatmung um eine intermittierende Überdruckbeatmung (IPPV), die heute meist als CPPV (= IPPV + PEEP) durchgeführt wird. Als Überbegriff für diese beiden maschinellen Beatmungsformen wird auch die Bezeichnung CMV verwendet.

Inspiratorische Druckkurven
Das inspiratorische Plateau eignet sich gut zum Monitoring der Atemmechanik, welches im Respirator errechnet und angezeigt werden kann. Der Spitzendruck ist jener Druck, der aufgebracht werden muß, um die dem Gasstrom entgegengesetzten Widerstände und die Compliance zu überwinden, während das Plateau den zum Halten des gelieferten Atemzugsvolumens erforderlichen Druck anzeigt. Die Differenz aus Spitzen- und Plateaudruck ergibt somit den Druck, der erforderlich ist, um die Resistance zu überwinden (Abb. 2.31).

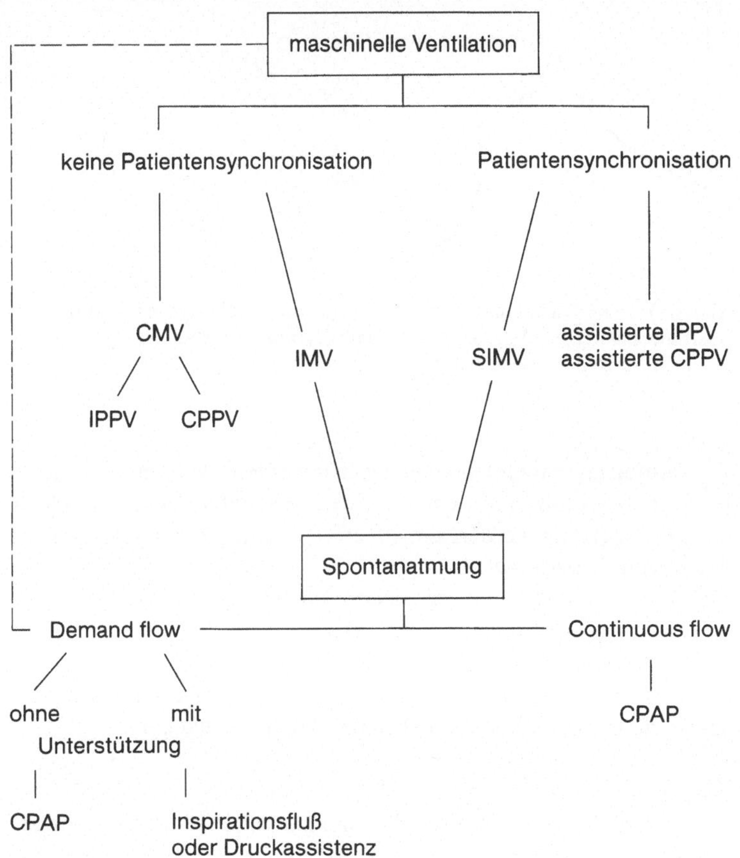

Abb. 2.30. Modifikationen der Beatmung (Abkürzungen s. Verzeichnis, S. XIII ff.)

Flow-by - Basis-Flow

Diese Option wurde konzipiert, um den Verzögerungszeitraum zwischen der patientenseitigen Auslösung einer Inspiration und der Lieferung des Gases an das Patienten-y-Stück zu verkürzen.

Flow-by wird am Bennett 7200 über die + + -Taste und Eingabe der Zahl 50 aufgerufen.

Der Basis-Flow kann zwischen 5–20 LpM gewählt werden. Die Flowempfindlichkeit kann zwischen 1 und 10 LpM zur optimalen

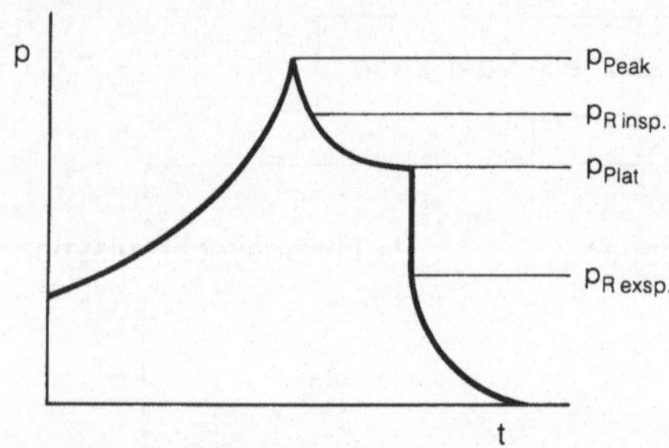

Abb. 2.31. Die Differenz von p_{Peak} zu $p_{R\,insp.}$ entspricht der inspiratorischen Resistance unter der Voraussetzung, daß der Fluß konstant ist ($p_{Peak} - p_{R\,insp.}$ = inspiratorischer Widerstand)

Anpassung an den Patienten eingestellt werden. Während des Flow-by-Betriebes muß eine dem Patienten angepaßte Triggerempfindlichkeit eingestellt werden, um ein erfolgreiches Triggern des Patienten zu gewährleisten.

Um eine optimale Leitung sicherzustellen, ist Flow-by nur für 7200 Mikroprozessorventilatoren erhältlich, die mit einem internen Exspirationsventil ausgestattet sind. Während des Einsatzes von Flow-by ist das verwendete Schlauchsystem mit Wasserfallen zu versehen, da sonst die Beatmung beeinträchtigt werden kann.

Trigger

Aus Sicherheitsgründen sorgt ein voreingestellter (werksseitig eingestellter) Trigger von 3 mbar (300 Pa) für eine Absicherung des Flowtriggers.

Flow-by ist nur in den Betriebsarten SIMV und CPAP verfügbar. Die Optionen Flow-by und ASB schließen sich gegenseitig aus (sind nicht gleichzeitig anwendbar). Alle Alarme, außer dem für „Exspirationsventil undicht" sind aktiv.

IMV

Siehe Kap. 1. Abbildung 2.32 zeigt ein System, in dem ein Rückschlagventil den Respiratorkreis von einem ihm beigefügten Continuous-flow-System trennt. Während des maschinellen Atemhubs ist das Rückschlagventil geschlossen. Zwischen den maschinellen

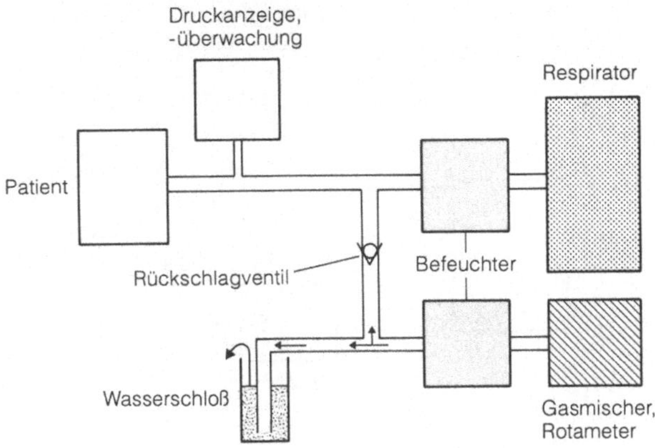

Abb. 2.32. Parallelfluß (Continuous-flow)-IMV-System

Atemhüben kann der Patient spontan über das Continuous-flow-System bei offenem Rückschlagventil atmen.

Eine andere Lösung für die Durchführung von IMV ist in Abb. 2.33 dargestellt. Der kontinuierlich über einen Mischer ausgelieferte Gasfluß füllt einen Atembeutel, der als Reservoir für die Spontanatmung dient. Dieses System ist wiederum durch ein Rückschlagventil vom Respirator getrennt, der die maschinellen Atemhübe liefert. Während des IPPV-Hubes des Respirators schließt sich das Rückschlagventil, und das vom Continuousflow-System durchströmte Reservoir füllt sich. Bei Erreichen des am Überdruckventil eingestellten Druckes entweicht das Überschußgas zur Atmosphäre. Ist der maschinelle Atemhub beendet, fällt der Druck im Respiratorkreis, das Rückschlagventil öffnet sich, und das Gas aus dem Continuous-flow-System kann über den gefüllten Atembeutel in das Respiratorkreissystem einströmen. Der Patient erhält nun das Gasgemisch für seine eigene Spontanatmung aus dem Continuousflow oder, bei hohem Gasbedarf, aus dem Reservoir.

SIMV

Siehe Kap. 1. Die Synchronisation (Triggerung) des IMV-Hubes kann durch ein sog. Erwartungszeitfenster erreicht werden

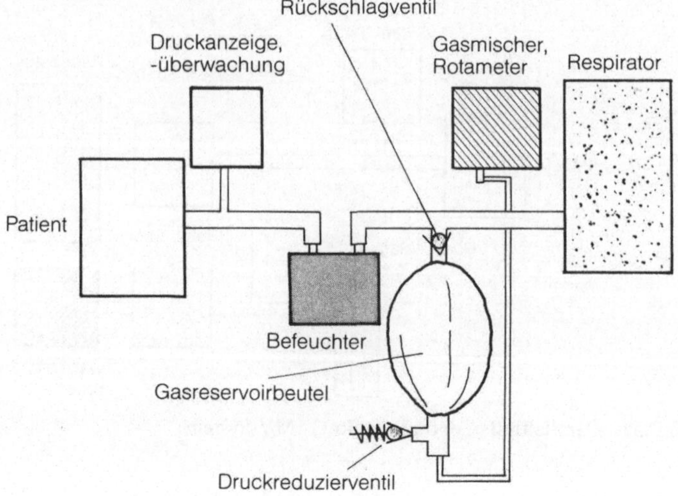

Abb. 2.33. IMV mit Continuous-flow-System und Gasreservoir

(Abb. 2.34). Darunter versteht man jede definierte Zeiteinheit am Ende der Spontanatemphase, in der dem Patienten die Möglichkeit gegeben ist, den maschinellen Atemhub synchron auszulösen, d.h. die Triggerfunktion in Tätigkeit zu setzen.

MMV

Siehe Kap. 1. Es wird wie bei IMV eine Mindestventilation sichergestellt. Hierbei ist die Wiederholfrequenz der mandatorischen Hübe im Gegensatz zu IMV nicht zeitlich fest vorgegeben, sondern diese werden nur bei Unterschreiten des eingestellten Minutenvolumens ausgelöst. Die Spontanatmung kann bei MMV sowohl nach dem Continuous-flow-Prinzip als auch nach dem Demand-flow-Prinzip erfolgen.

CFV

CFV wurde ebenfalls als Weaningverfahren entwickelt und dient der Unterstützung der Spontanatmung. Die Gasversorgung erfolgt über einen Gasmischer und Flußsteller. Über einen Anfeuchter gelangt das Atemgas zum Patienten. Mit dem zwischengeschalteten

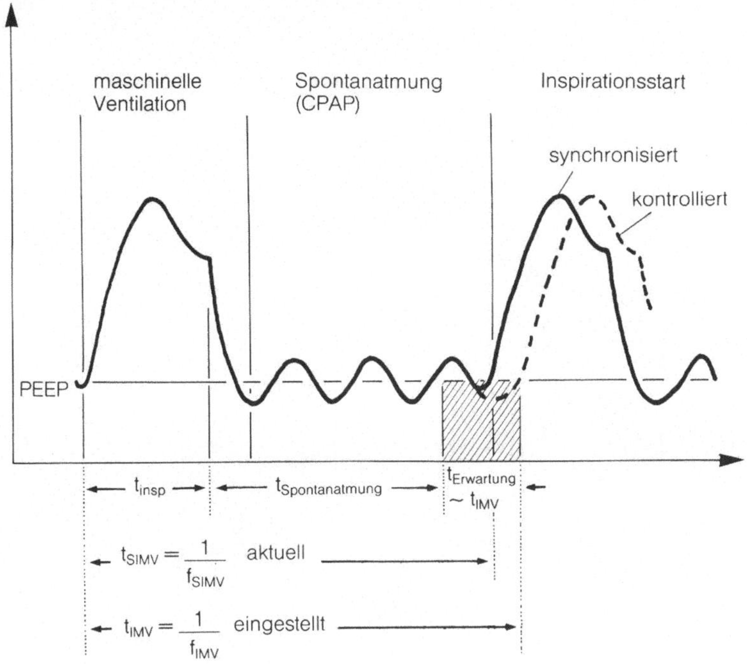

Abb. 2.34. SIMV: Synchronisation mit „Erwartungszeitfenster"

Reservoirbeutel werden Flußspitzen abgedeckt. Eine Rückatmung in den Reservoirbeutel wird über ein Rückschlagventil verhindert (Abb. 2.35). In Erweiterung der Spontanatmung können über ein im Takt geschaltetes Sperrventil im Exspirationszweig auch IMV und IPPV realisiert werden.

CPAP

Siehe Kap. 1. Das System ist ähnlich wie das CFV-System aufgebaut. Im Exspirationszweig wird zusätzlich ein PEEP-Ventil zur Erzeugung von Drücken von 0–30 mbar (0–3 kPa) eingesetzt. Eine Messung des Atemminutenvolumens ist bei CPAP-Systemen mit Continuous flow möglich, aber aufwendig (Abb. 2.36).

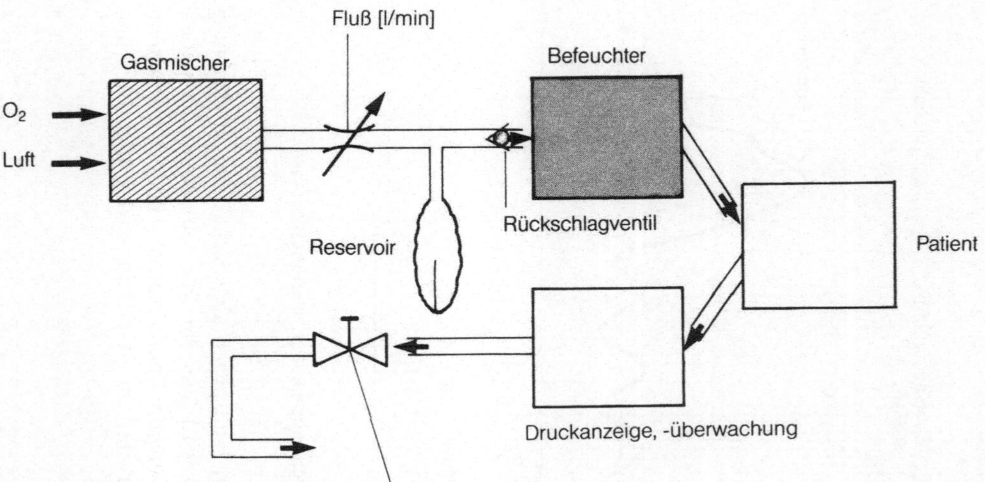

Abb. 2.35. Einfaches Continuous-flow-System

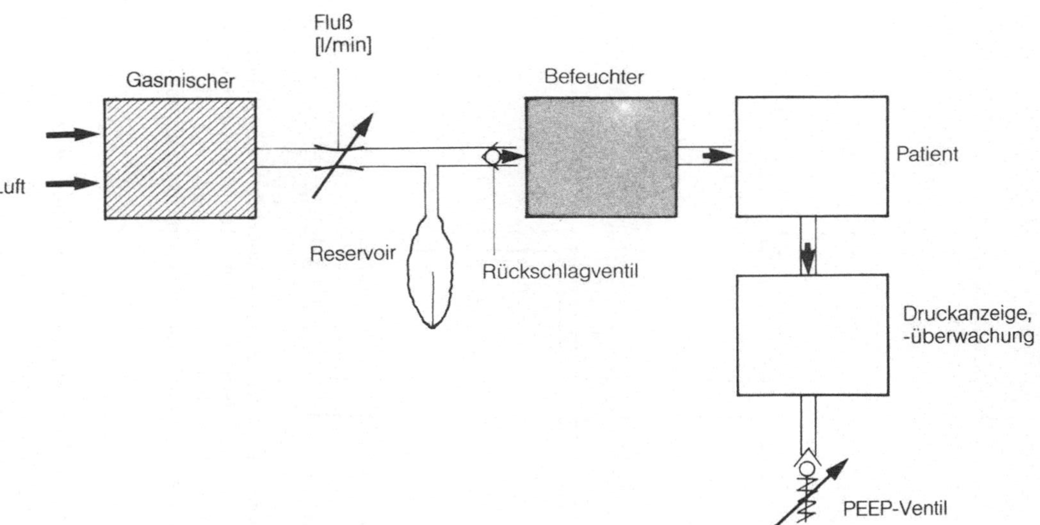

Abb. 2.36. Einfaches Continuous-flow-CPAP-System

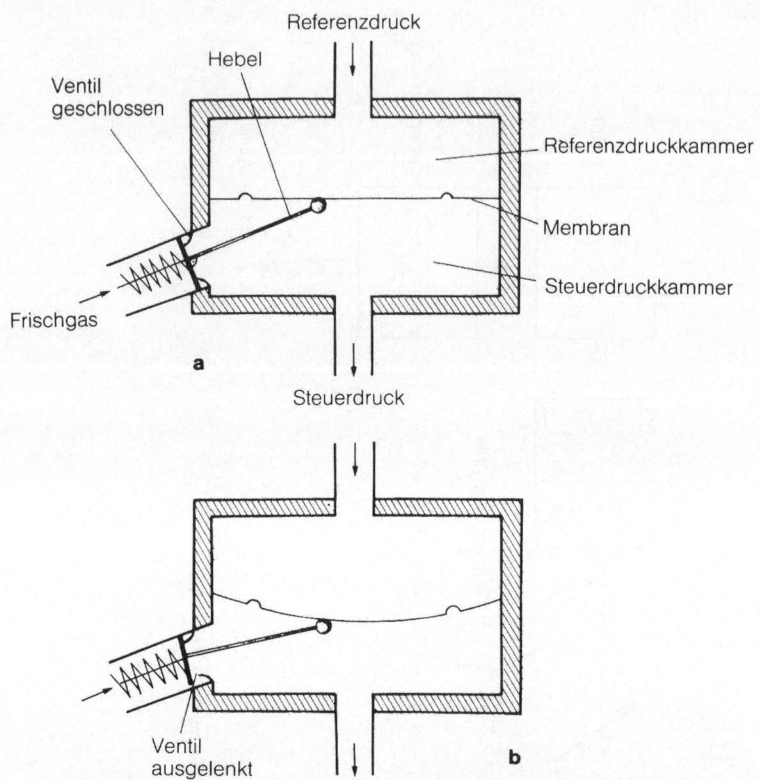

Abb. 2.37 a, b. Funktionsprinzip des „Lungenautomaten" **a** in Ruhelage: Ventil geschlossen, kein Fluß, **b** in Funktion: Referenzdruck > Steuerdruck: Membran wird zur Steuerdruckkammer ausgelenkt und öffnet das Ventil über den Hebel; Gas kann nun in die Steuerdruckkammer einfließen

Demand-flow-CPAP

Dieses Beatmungsmuster kann im weitesten Sinne als eine Form der assistierten maschinellen Ventilation betrachtet werden. Eine mögliche Realisierung des Demand-flow-CPAP sei am Funktionsprinzip des „Lungenautomaten" (Abb. 2.37 a, b) erläutert. Der bei spontanen Inspirationsbemühungen des Patienten entstehende Unterdruck (Steuerdruck) öffnet ein Gasmengenregelventil so lange, wie der vom Patienten erzeugte Steuerdruck unter dem Referenzdruck (Atmosphärendruck bzw. bei CPAP-Niveau) liegt. Beendet der Patient die Inspiration (Steuerdruck Referenzdruck), schließt das Gasmengenregelventil, die Inspiration ist beendet, und der Patient kann ausatmen. Das bedeutet allerdings *nicht,* daß Patienten mit insuffizienter Atmung die ausreichende Gasmenge erhalten.

PSV („pressure support ventilation", auch IFA)

Siehe hierzu auch Kap. 1. PSV wurde inzwischen in immer mehr Respiratoren unter verschiedenen Bezeichnungen realisiert. Bei dieser Beatmungsform wird dem Patienten ein inspiratorischer Fluß bis zum Erreichen einer individuell einstellbaren Druckschwelle über dem PEEP-Niveau angeboten, so daß die Spontanatmung vertieft bzw. die Inspirationsarbeit des Patienten partiell oder ganz substituiert wird. Nach Erreichen der Druckschwelle erfolgt die Exspiration bis auf PEEP-Niveau. Der Triggerimpuls für den Beginn der PSV kann ebenso wie der Beginn der Exspiration druck- oder flußgesteuert ausgelöst werden.

Literatur

Churchill-Davidson HC (1978) A practice of anaesthesia, 4th ed. Lloyd-Luke, London

Heironimus TW, Bageant RA (1977) Mechanical artificial ventilation, 3rd ed. Thomas, Springfield

Kirby BR, Smith RA, Desaultes DA (1985) Mechanical ventilation. Churchill Livingstone, New York Edinburgh London Melbourne

Lawin P, Morr-Stratmann U (1978) Aktuelle Probleme der Intensivbehandlung I. Schriftenreihe Intensivmedizin, Notfallmedizin, Anästhesiologie, Bd 12. Thieme, Stuttgart

Lawin P, Peter K, Scherer R (1984) Maschinelle Beatmung gestern - heute - morgen. Schriftenreihe Intensivmedizin, Notfallmedizin, Anästhesiologie, Bd 48. Thieme, Stuttgart New York

Lotz P, Siegel E, Spilker D (1984) Grundbegriffe der Beatmung. GIT-Verlag Ernst Giebeler, Darmstadt

McPherson SP, Spehrman CB (1985) Respiratory therapy equipment, 3rd ed. Mosby, St. Louis Toronto Princeton

Mushin WW, Rendell-Baker L, Thompson PM, Maplison WW (1980) Automatic ventilation of the lungs, 3rd ed. Blackwell, Oxford London Edinburgh Melbourne.

Scurr C, Feldmann S (1982) Scientific foundations of anaesthesia (physical principles part I, II). Heinemann, London

3. Anforderungen an Respiratoren

P. M. Osswald

Geschichtliche Entwicklung

In einem historischen Überblick, der sich mit lebensrettenden Maßnahmen bei Ertrinkenden befaßt (Herholdt u. Rafn 1960), werden die Mund-zu-Mund-Beatmung und andere mechanische Methoden der Ventilation zu Beginn des Jahrhunderts erwähnt. Eine Publikation von Emerson (1909) beschreibt die Vorzüge der positiven Druckbeatmung zur Behandlung der Herzinsuffizienz und des Lungenödems. In den Jahren zwischen 1950 und 1960 führte dann die Popularität der intermittierend positiven Druckbeatmung zur Entwicklung verschiedener Respiratortypen. Die Diskussion drehte sich zunächst um die Bevorzugung volumen- oder druckgesteuerter Respiratoren bei noch fehlendem adäquatem Monitoring. Dabei wurden zunächst 2 O_2-Einstellmöglichkeiten (40% und 100%) als ausreichend angesehen. Nach 1960 wurde dann die Notwendigkeit der Atemgasanfeuchtung erkannt. Dazu muß man wissen, daß vor 1960 noch tägliche Bronchoskopien bei beatmeten Patienten üblich waren. Die Einführung des positiven endexspiratorischen Druckes (PEEP) erfolgte Ende der 60er Jahre.
Die Entwicklung entsprechender Luftbrücken (Cufftuben) wurde als Voraussetzung differenzierter bzw. exakter Respiratoreinstellungen gesehen, die dann auch zur Entwicklung der verschiedenen operation modes führte.
Die Änderung der Indikationen zur Beatmung nahmen ebenfalls ihren Einfluß auf die Entwicklung der Respiratoren.

Allgemeine Gesichtspunkte

Die Beschreibung der Anforderungen, die an die apparative Ausrüstung der Respiratoren zu stellen sind, orientiert sich an der täglichen Praxis der Beatmungsstation. Die der Ausrüstung zugrundeliegende Technologie interessiert nur insoweit, als sie diese maßgeblich in ihrer Leistung beeinflußt. Hierbei darf aber nicht unberücksichtigt bleiben, mit welcher Zielsetzung man einen Respirator einsetzen will, d.h. bei der Beschreibung der Anforderungen an solche Respiratoren ist die Kenntnis des entsprechenden Krankenguts, bei dem der Respirator angewendet werden soll, Voraussetzung. Zur Zeit kann kein Respirator optimale Voraussetzungen für alle Patienten, vom Neugeborenen bis zum Erwachsenen, anbieten. Hieraus ergibt sich die Überlegung, inwieweit es erforderlich sein kann, daß man für eine Beatmungseinheit (Intensivstation) ggf. verschiedene Respiratortypen zur Verfügung hält, um einem breiteren Spektrum des Patientenguts gerecht werden zu können. Dies bleibt aber sicherlich auf spezielle Beatmungseinheiten in großen Zentren beschränkt, so daß man davon ausgehen kann, daß für eine Intensivstation eines größeren städtischen Krankenhauses, eines mittleren oder kleineren Krankenhauses gewöhnlich *ein* Respiratortyp für die Regelversorgung ausreicht, wenn dieser unter Berücksichtigung seiner Leistungen entsprechend dem jeweiligen Krankengut ausgewählt wurde. Wie bereits einleitend erwähnt, hängt die definitive Entscheidung von der Struktur des jeweiligen Krankenhauses ab. Es ist empfehlenswert, neben dem Respiratortyp für die Normalversorgung in geringerer Stückzahl einen zweiten Respiratortyp bereitzuhalten, der sich für differenziertere Beatmungstechniken eignet, mindestens aber sollen von jedem Respiratortyp 2 Maschinen zur Verfügung stehen, damit bei Ausfällen ein entsprechendes Ersatzgerät zur Verfügung steht.
Eine Differenzierung von sog. großen und kleinen Beatmungsgeräten ist nicht sinnvoll, da die sog. kleinen Beatmungsgeräte (z.B. *Bird* Mark 7) ohnehin aufgrund ihrer Steuermechanismen ohne das entsprechende Monitoring nicht zur Beatmungstherapie eingesetzt werden sollen. Dies findet seinen Niederschlag auch darin, daß diese Geräte heute überwiegend in der Inhalationstherapie ihren

Einsatz finden. Ein wesentliches Kriterium bei der Auswahl der Respiratoren ist die sinnvolle Reduzierung technischer Voraussetzungen und Möglichkeiten, wobei man sich hier, wie oben erwähnt, an dem Krankengut der jeweiligen Klinik bzw. Intensivstation zu orientieren hat.
Folgende Anforderungen werden an die Ausrüstung der Respiratoren gestellt:

1) Notwendige Ausstattung
- alle Möglichkeiten der Ventilation bei minimalen Betriebsgeräuschen,
- Möglichkeit, verschiedene Altersklassen zu beatmen,
- Angabe/Definition des inspiratorischen Gasgemischs (Konzentration, Volumen, Fluß, Drücke, Zeit),
- Möglichkeit direkt aktionsbezogener Änderungen,
- bei Extrembedingungen manuelle Umschaltbarkeit.

2) Monitoring und Alarme
- kontinuierliche Anzeige der inspiratorischen O_2-Konzentration,
- Alarmangabe bei Abweichen von gewünschter O_2-Einstellung,
- inspiratorische und exspiratorische Volumina (V_T, AMV),
- inspiratorische und exspiratorische Drücke,
- Alarmschaltung für Leckagen und Stenosen.

Typischerweise verfügen Kinderrespiratoren in aller Regel nicht über Volumenmeßsysteme. Die in- und exspiratorische Volumenmessung ist nicht hinreichend möglich, außer durch Anwendung von Hitzdrahtanemometer. Bei Kleinkindern sind häufig 50% des Beatmungsvolumens in der Compliance der Beatmungsschläuche, zusätzlich sind die Tuben nicht geblockt. Diesen technischen Schwierigkeiten, die auch heute nicht als optimal gelöst angesehen werden können, hat die MedGV insofern Rechnung getragen, als daß sie hier Ausnahmen zugelassen hat.

Ausstattung

Bei der Formulierung der Anforderungen an die Ausrüstung der Respiratoren steht die Forderung nach allen Möglichkeiten der Ventilation, d.h. nach dem Vorhandensein aller Optionen einschließlich CPAP, im Vordergrund. Minimale Betriebsgeräusche sollten hierbei eine Selbstverständlichkeit sein. Variabilitäten im Aufbau bzw. Modulsysteme sind sicher nicht uneingeschränkt von Vorteil und bleiben auf einzelne Entwicklungen beschränkt.
Die Möglichkeit der Beatmung verschiedener Altersklassen mit einem Respirator ist wünschenswert, mit Ausnahme der Beatmung von Neugeborenen. Die Grenze sollte hier bei einem Zugvolumen von 2,5 ml ($V_T = 2{,}5$ ml/kgKG) gesetzt werden.
Die Möglichkeit direkt aktionsbezogener Änderungen ohne Zeitverlust bis hin zur manuellen Umschaltbarkeit in Extremfällen ist unverzichtbar.
Ein Respirator erweist sich als unbefriedigend, wenn sich z.B. nur der inspiratorische Fluß als primäre Regelgröße einstellen läßt und nicht die Inspirationszeit.
Mehr und mehr setzen sich heute Bildschirmsteuerungen durch. Bei der Anforderung und Beurteilung dieser Steuersysteme sollten allgemein gültige Regeln der Bedienungsphilosophie beachtet werden. Dazu zählt im besonderen, daß man sich bei der Bedienung in den Menus nicht verliert und daß diese nicht auf zu vielen Ebenen aufgebaut sein sollten.
Anforderungen an die technische Ausrüstung des Patientensystems sind:

1) Notwendige Ausstattung

- einfache Handhabung,
- Anfeuchtsystem ohne Systemunterbrechung, Möglichkeit des problemlosen Einfüllens von Wasser,
- sichere, eindeutige Adapter,

2) Sicherheitsvorkehrungen

- Sicherheit gegen Diskonnektion,
- Dichtigkeit,
- Temperatur- und Feuchtigkeitskontrolle.

Die Anforderungen, die an die technische Ausrüstung des Patientensystems zu stellen sind, belaufen sich im wesentlichen auf die Handlichkeit, da hier bei zu komplizierter Handhabung die häufigsten Störmöglichkeiten (Undichtigkeiten) auftreten. Weiter muß ein Patientensystem mit 2 Schläuchen (Faltenschläuchen) und einem Anfeuchtsystem ausgestattet sein, das ohne Systemunterbrechung ein Ablassen von Kondenswasser erlaubt. Beim Einfüllen von Wasser dürfen keine Schwierigkeiten entstehen, insbesondere ist darauf zu achten, daß Verkantungen unmöglich gemacht werden. Der Befeuchter muß dicht und heizbar sein. Eine Alternative stellen die auf dem Markt angebotenen künstlichen Nasen dar.
Die technische Ausrüstung der Mischer setzt sich im wesentlichen aus der Möglichkeit der Konzentrationsangabe für Sauerstoff (DIN 13252: Mischung von Sauerstoff und Luft) zusammen. Die Mischer sollen insbesondere durch eine zentrale Gasversorgung zu betreiben sein. Die Farbkodierung der Schläuche sollte zur selbstverständlichen Ausstattung gehören. Zusätzlich empfiehlt es sich, eine Vorrichtung zur Beimischung von Lachgas oder Narkosegasen zur Verfügung zu halten (z.B. bei Tracheotomie und Verbandswechsel).

1) Notwendige Ausstattung
- Konzentrationsangabe: DIN 13252 (0,21-1,0 F_IO_2),
- Farbkodierung.

2) Erforderliches Monitoring
- O_2-Mangelalarm (nach 7 s, nicht abschaltbar),
- Vermeidung von Verwechslungen (taktile Kennzeichen).

Monitoring

Die kontinuierliche Anzeige der inspiratorischen O_2-Konzentration gehört ebenso wie die Alarmangabe bei Abweichungen von gewünschten O_2-Einstellungen zu dem bei jedem Respirator erforderlichen Monitoring. Daneben ist es wünschenswert, daß die endexspiratorische CO_2-Konzentration bzw. die CO_2-Minutenproduktion während der Beatmung überwacht werden kann. Eine zusätzli-

che Überwachung der Compliance erscheint in diesem Zusammenhang wertvoll.
Zum Monitoring muß auf jeden Fall ein Gasversorgungsalarm gehören sowie die Angabe inspiratorischer und exspiratorischer Volumina und Drücke und der Atemfrequenz.

Sicherheitsvorkehrungen und Alarme

Unverzichtbar ist die Alarmschaltung für eine Leckage. Diese kann sowohl in Form eines Volumen- als auch in Form eines Druck- bzw. Diskonnektionsalarms konzipiert sein.
An Sicherheitsvorkehrungen müssen v. a. solche gegen eine mögliche Diskonnektion (einfacher und sicherer Adapter) vorhanden sein. Die Kontrolle der Dichtigkeit kann auch vom Monitoring des Respirators übernommen werden. Temperatur- und Feuchtigkeitskontrolle (Hygrometer) sind wünschenswerte Verbesserungen.

Einstellmöglichkeiten

Klare Angaben/Definitionen des inspiratorischen Gasgemischs (Konzentration, Volumen, Fluß, Drücke, Zeit) müssen vorhanden sein, wobei hier immer auf eine übersichtliche Handhabung besonderer Wert gelegt werden sollte.
Hier erhebt sich die Forderung nach der Möglichkeit, die entsprechenden Atemparameter *unmittelbar* einzustellen, anstatt z. B. Inspirationszeit oder Atemzeitverhältnis über den inspiratorischen Fluß *indirekt* festzulegen, wie dies bei verschiedenen Respiratoren üblich ist.

Schnittstellen/Anschlußmöglichkeiten

Schnittstellen bzw. Anschlußmöglichkeiten von anderen Geräten sollten nach Möglichkeit vorhanden sein. Hierbei wird mindestens ein analoger Ausgang erwartet. Die Möglichkeit des Anschlusses eines Schreibers sollte gegeben sein.

Ergonomische Gesichtspunkte

Zu den aufgeführten Anforderungen an die technische Ausrüstung kommen ergonomische Gesichtspunkte (Blum 1970; Boquet et al. 1980; Burandt 1978; Grandjean 1979). Diese lassen sich folgendermaßen differenzieren:

- Gerätedesign und Arbeitsumgebung,
- Geräteergonomie (Hardware),
- Systemergonomie (z.B. Steuerbarkeit),
- Kognitionsergonomie (Software), wie Dialoggestaltung, Mensch-Rechner-Interaktion und Fehlermanagement.

Die Bewertungskriterien für die Dialoggestaltung sind:

- Aufgabenangemessenheit, Lieferung relevanter Informationen,
- Selbsterklärungsfähigkeit,
- Steuerbarkeit,
- Verläßlichkeit,
- Fehlertoleranz,
- Fehlertransparenz.

60% aller Ursachen der Fehlermöglichkeiten beruhen auf fehlerhafter Handhabung bei unzureichend berücksichtigten ergonomischen Gesichtspunkten der Geräte. Die Möglichkeiten, die zur Verfügung stehen, um diese Fehlerrate zu reduzieren, bestehen 1) in der Verbesserung der Geräte und 2) in der Schulung.

Faßt man den 1. Gesichtspunkt näher ins Auge, so kommt man zu dem Schluß, daß folgende 3 Themengebiete in die Beurteilung von medizinisch-technischen Geräten, hier speziell von Respiratoren, einfließen müssen:

- Funktion,
- Sicherheitsvorkehrungen,
- ergonomische Anforderungen.

Selbstverständlich können die Geräte nicht ohne Betrachtung ihres Umfelds beurteilt werden, z.B. die Anordnung des Respirators zum Personal, zum Patienten und zur Ausstattung des Raumes (Drui et al. 1973, McIntyre 1982; Paget et al. 1981; Proctor 1981).

Die typische Reaktion auf eine Störung, die durch unzureichende oder fehlende Berücksichtigung ergonomischer Aspekte bei der Herstellung des Geräts verursacht wird, ist in der Regel eine Unzufriedenheit mit der äußeren Konzeption und den Bedienungselementen. Aufgrund der in der entsprechenden Literatur gemachten Angaben (Satwicz u. Shagrin 1981; Kraft u. Lees 1984) und aufgrund eigener Erfahrungen ergeben sich ergonomische Überlegungen, aus denen sich Anforderungen an die Bedienung der Respiratoren, die Lesbarkeit sowie die Größe und Rückmeldevorrichtungen der Bedienungselemente ableiten lassen.

Bedienung
- einfach,
- eindeutig (Vermeidung von Doppelfunktionen),
- unverwechselbar,
- reproduzierbar,
- direkt aktionsbezogen.

Lesbarkeit
- gut aus 80-100 cm Entfernung.

Größe - möglichst klein.

Rückmeldungen
- Hinweise,
- Warnungen,
- Alarme (optisch, akustisch),
- Trennung von Steuerung und Überwachung,
- Eindeutigkeit (Vermeidung von Mehrfachalarmen).

Die Bedienung eines Respirators muß in erster Linie einfach und zur Vermeidung von Doppelfunktionen eindeutig und unverwechselbar sein. Reproduzierbarkeit in der Bedienung ist eine Selbstverständlichkeit. Die einzelnen Bedienungselemente müssen direkt aktionsbezogen und unabhängig voneinander angegangen werden können, wobei ganz besonders auch auf die Zugänglichkeit zu achten ist.

Die Lesbarkeit der Anzeigen sollte aus einer Entfernung von 80-100 cm noch gut sein. Insgesamt ist anzustreben, die einzelnen Bauelemente doch möglichst klein zu halten, was aber nicht auf Kosten der oben angeführten Anforderungen gehen darf.

Zu den Rückmeldungen gehören Hinweise, Warnungen, eindeutige Alarme, die sowohl optisch als auch akustisch voneinander unterscheidbar sein sollen. Die Trennung von Steuerung und Überwachung ist hierbei eine elementare Voraussetzung. Die Vermeidung von Mehrfachalarmen ist oft nicht möglich, da auftretende Störungen (z. B. Leckagen) mehrere Alarme nach sich ziehen müssen (z. B. Druck-, Volumen- und O_2-Konzentrationsalarme). Die auslösende Alarmursache sollte optisch sichtbar im Vordergrund stehen.

Anforderungen, die sich auf die Anordnung des Respirators am Patientenbett und auf die Ausstattung der Intensivstation beziehen, betreffen in der Regel auch die Handlichkeit eines Respirators. Unter ergonomischen Gesichtspunkten muß man hierbei von folgenden Kriterien ausgehen:

- Arbeitserleichterung, d.h. Ausschaltung unnötiger isometrischer Muskelarbeit (Haltearbeiten, Rumpfbeugen etc.), sollte möglich sein.
- Eine optimale Arbeitsposition sollte garantiert sein.
- Arbeitshöhe sowie Dimensionierung und Gestaltung der Sichtkontrolleinrichtungen müssen die optimale Sehdistanz gewährleisten. Dabei sollte eine bequeme Kopfhaltung möglich sein.
- Häufige manuelle Tätigkeiten müssen innerhalb des Greif- und Bewegungsraums liegen.

Ausreichender Raum muß in der Patientenbox vorhanden sein, die die Aktivität von mindestens 3 Personen ermöglicht. Diese Forderung ist unerläßlich. Dabei müssen die Informationen mit dem größten Wert im unmittelbaren horizontalen und vertikalen Gebrauchsblickfeld liegen. Übertragen bedeutet dies, daß direkt gegenüber der am Patientenbett tätigen Krankenschwester oder Arztes die optimalen Beobachtungs- und Arbeitsbedingungen herrschen müssen.

In einem Winkel von etwa 15° zu beiden Seiten bestehen noch akzeptable Arbeitsgegebenheiten, rechts und links darüber hinaus letztlich keine annehmbaren Konditionen mehr. Die räumliche Gestaltung und Positionierung müßte also unter ergonomischen Gesichtspunkten von folgenden Kriterien ausgehen:

Der Patient muß im Mittelpunkt der Aufmerksamkeit für die klinische Beurteilung im unmittelbaren Gesichtsfeld des behandelnden Arztes und der behandelnden Schwester/Pfleger bei guter Beleuchtung und im Normalfall freier Zugänglichkeit von Kopf und Körper sein.

Die Darstellung und kontinuierliche Kontrolle schnell veränderlicher Vitalgrößen erfolgt visuell. Dies erfordert eine kontinuierliche oder in kurzen Zeitabständen aktualisierte optische Darstellung. Die erforderlichen manuellen Aktivitäten müssen sich im Greifraum oder zumindest in der Patientenbox abspielen.
Häufige, rein mechanische und nebensächliche Tätigkeiten bieten sich zur Automatisierung an. Die Gruppierung von Komponenten, denen sich der behandelnde Arzt sowie Schwester und Pfleger häufig in festgelegter Reihenfolge zuwenden (Protokollaktivität, Monitor, Beobachtung, Medikamentenmanipulationen), muß räumlich adäquat erfolgen.
Ergonomisch relevant sind dabei insbesondere die Übergänge zwischen Mensch und Maschine, die Wahrnehmung von Information und die Handhabung der Bedienungselemente.
Die Notwendigkeit des schnellen und sicheren Zugriffs in dringlichen Situationen muß gegeben sein. Einige Bedienungseinrichtungen (Handbeatmungsbeutel, Überdruckventil, Absaugvorrichtung etc.) müssen jederzeit rasch und sicher erreichbar sein. Sie sollten deshalb im günstigen Fall mit einer Blickwendung erfaßbar sein und im einstellbaren Greifraum liegen. Auch hier sind Gebrauchsblickfeld, Greiffläche und Kopplungsmechanismen und die Anordnung korrespondierender Werte zu berücksichtigen. Ganz besonderer Wert ist darauf zu legen, daß eben auch korrespondierende Werte, z. B. von links nach rechts, in derselben Reihe erscheinen.

Gebrauchsblickfeld:
- 40-140° horizontal, 18-35° vertikal.

Greiffläche:
- 35-45 cm (ausgestreckter Arm 55 cm).

Kopplungsmechanismen:
- Protokoll - Monitoring, Medikamente - Protokoll.

Korrespondierende Werte:
- Verlauf von links nach rechts (analog/digital in derselben Reihe),
- immer gleiche Grundkomponenten,
- zusätzliche Ausrüstung.

Servicearbeiten, Kosten

Zusätzlich ergeben sich noch eine Reihe von Anforderungen aus ökonomischer Sicht. Diese entgehen dem Anwender meist, sind aber nicht weniger bedeutsam. Dabei ist zu bedenken, daß nicht nur die Anschaffungskosten in einer vernünftigen Relation zur Leistung des Respirators stehen müssen, sondern auch die Folgekosten, die sich aus den Kosten für Wartung und Reinigung und auch aus den Betriebskosten zusammensetzen. Die Intervalle für Wartung und Reinigung müssen angemessen sein (nicht häufiger als z.B. alle 6 Monate), die Reparaturhäufigkeit möglichst gering. Eigene Reparaturmöglichkeiten sollten gegeben sein. In diesem Zusammenhang sollte auch die Lokalisation der firmeneigenen Serviceeinrichtung berücksichtigt werden (Dichte des Kundendienstnetzes). Es geht nicht an, daß allein für die Anreise von Serviceleuten bereits ein unangemessen hoher Betrag bezahlt werden muß, bevor überhaupt die Kosten für die eigentliche Serviceleistung berechnet werden. Außerdem sollte man in Betracht ziehen, daß nicht zu aufwendige und teure technische Voraussetzungen für den Betrieb der einzelnen Respiratoren notwendig sind.
Die Kriterien aus ökonomischer Sicht sind:

- Anschaffungskosten,
- Kosten für Wartung und Reinigung (Intervalle),
- Betriebskosten,
- Notwendigkeit von speziellen technischen Voraussetzungen zum Betrieb der einzelnen Respiratoren,
- Reparaturanfälligkeit (eigene Möglichkeiten),
- Servicelokalisation.

Literatur

Blum LL (1970) Safety factors of anaesthesia equipment and the components of manmachine interface (an introduction into ergonomics). In: Advances in anaesthesia and resuscitation. Proceedings of the 3rd European Congress of Anaesthesiology, Prag, S 15, 195

Boquet G, Bushman JA, Davenport HT (1980) The anaesthetic machine - a study of function and design. Br J Anaesth 52/1: 61-67

Burandt U (1978) Ergonomie für Design und Entwicklung. Schmidt, Köln

Drui AB, Behm RJ, Martin EW (1973) Predesign investigation of the anesthesia operational environment. Anesth Analg 52/4

Emerson H (1909) Artificial respiration in the treatment of edema of the Lungs. Arch Intern Med 3: 368

Grandjean E (1979) Physiologische Arbeitsgestaltung. Ott, Thun

Herholdt JD, Rafn CG (1960) An Attempt at an historical survey of life-saving measures for drowning persons and information on the best means by which they can be brought back to life. Stiftsbogtrykkeriet, Aarhus

Kraft HH, Lees DE (1984) Closing the loop: how near is automated anesthesia? South Med J 77/1

McIntyre JWR (1982) Man-machine interface: the position of the anaesthetic machine in the operating room. Can Anaesth Soc J 29/1

Paget MS, Lambert TF, Sridhar K (1981) Factors affecting an anaesthetist's work: some findings on vigilance and performance. Anaesth Intensive Care 9: 359

Proctor EA (1981) The operating room. Int Anesthesiol Clin 19/2: 49

Satwicz PR, Shagrin JM (1981) The selection of anaesthetic equipment. Int Anesthesiol Clin 19/29: 97

Teil B
Beschreibung der einzelnen Geräte

Geräte und Herstellerfirmen

1. Respiratoren (stationär)

Bennett MA 2B; Bennett MA 2B + 2; Bennett 7200a; Bennett 7200aE

Puritan Bennett Corporation
12665 Beatrice Street
Los Angeles/CA 90066/USA

Bird Mark 7; Bird 6400 ST

Bird Product Corporation
3101 East Alejo Road, PO-box 2007
Palm Springs/CA 92263/USA

Dräger UV 1; Dräger UV 2; Dräger EV-A; Dräger Evita; Dräger CF 800

Drägerwerk AG
Moislinger Allee 53/55
D-2400 Lübeck

Engström Elvira; Engström Erica

Gambro-Engström
Box 20109
S-16120 Bromma

Gallacchi Turbo-PEEP-Weaner

Galacchi & Co AG
Rebgasse 52
CH-4058 Basel

Hamilton Amadeus; Hamilton Veolar

Hamilton Medical AG
Via Nova
CH-7403 Rhäzüns

Ohmeda CPU 1

Ohmeda France
B. P. 186
Boulevard des Arpents
F-78313 Maurepas (Cedex)

Salvia Lifetec CPAP Beta 160

Salvia Medizintechnik
Niederhochstädterstr. 62
D-6242 Kronberg 2

Siemens Servo Ventilator 900 B; Siemens Servo Ventilator 900 C; Siemens Servo Ventilator 900 D; Siemens Servo Ventilator 300

Siemens-Elema AB
Ventilator Division
S-17195 Solna

2. Transportrespiratoren

Ambumatic

Ambu International A/S
Sdr. Ringvey 49
DK-2600 Glostrup

Oxylog

Drägerwerk AG
Moislinger Allee 53/55
D-2400 Lübeck

Medumat Variabel; Medumat Elektronik

Weinmann Haamburg GmbH & Co.
Kronsaalsweg 40
D-2000 Hamburg 28

Penlon Nuffield Anaesthesia Ventilator Series 200

Penlon Ltd.
Radley Road
Abingdon/United Kingdom

Bennett MA 2 B

Allgemeine Funktionsbeschreibung

1978 wurde der *Bennett MA 2 B* eingeführt, er ist ein elektrisch betriebener, volumengesteuerter Ventilator, der kontrollierte, assistierte und assistiert/kontrollierte Atemzüge, IMV und CPAP anbietet. Je nachdem welche Betriebsart gewählt wird, können sowohl mechanisch assistierte Atemzüge oder Spontanatemzüge nach dem Bedarf (Demand) angeboten werden.
Gegenüber dem veralteten MA 1 B bietet der MA 2 B die höheren Atemwegsdrücke bis zu 120 mbar (12 kPa) und einen Peak flow bis zu 125 l/min. Der MA 2 B kann durch einen internen Kompressor oder über eine Gasversorgungsanlage betrieben werden. Beim Einsatz einer externen Gasanlage wird der eingebaute Kompressor automatisch ausgeschaltet. Der Kompressor arbeitet, wenn die externe Gasquelle ausfällt oder bei Unterbrechung der Zuleitungen von Druckluft und O_2.

Gasfluß

Vom Druck der zentralen Gasversorgung oder wahlweise von einem Kompressor strömt Luft in eine Kammer, in der ein Faltenbalg hängt. Dieser wird dadurch komprimiert und drückt die darin befindliche Luft (mit der am O_2-Mischer eingestellten O_2-Konzentration) über einen Bakterienfilter und einen Anfeuchter zum Patienten aus.

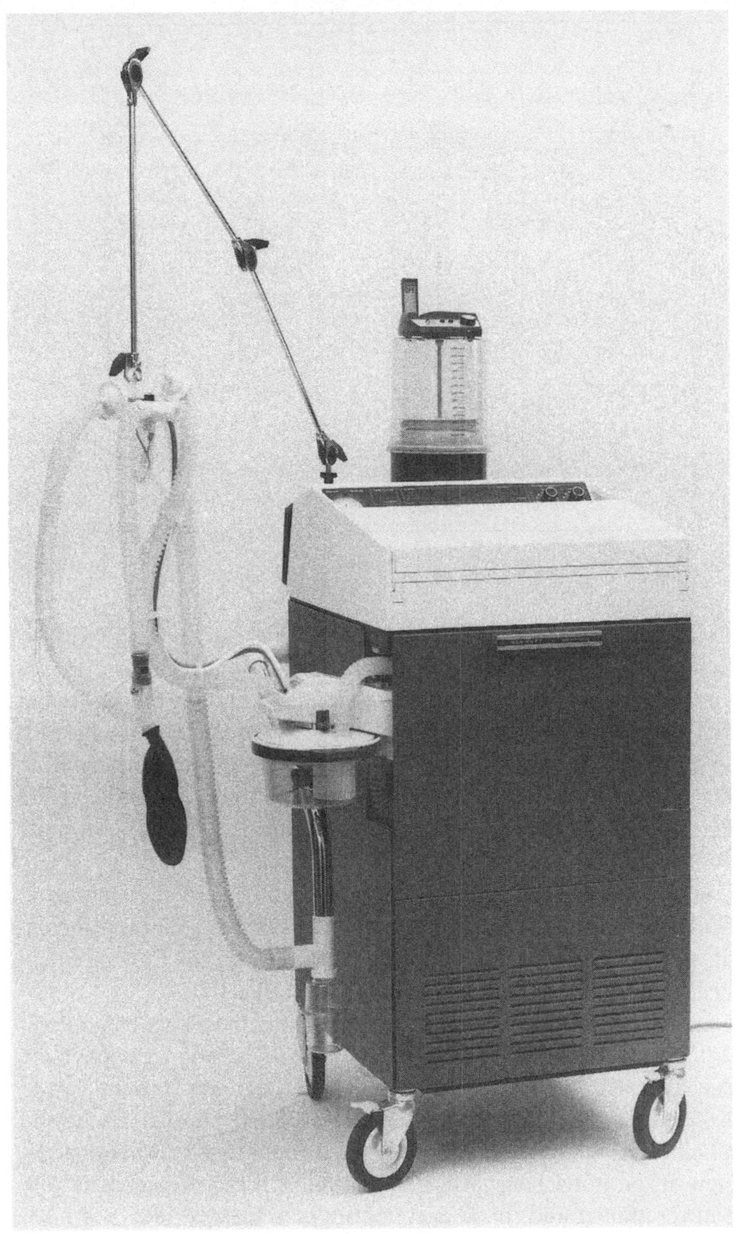

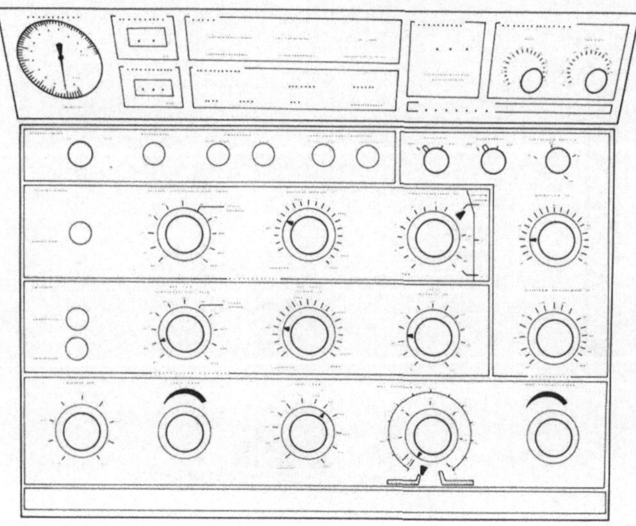

Das komprimierte Gas des Antriebssystems passiert ein Venturi-System, an dessen distalem Ende ein Peak-flow-Regler ist, der die inspiratorische Flußgeschwindigkeit reguliert und die Geschwindigkeit der Faltenbalgkompression steuert. Nach dessen Passage teilt sich das Gas. Der größere Gasfluß geht über ein Richtungsventil in die Kammer, die den Faltenbalg umgibt, während der restliche Teil des Gasflusses ein Ballonventil komprimiert, das die Kammer abdichtet.

Vom Peak-flow-Regler gehen 2 weitere Leitungen ab. Eine führt zum Entlüftungsschlauch des Spirometers, die andere zu einem Pilotventil, welches Differenzen zwischen eingestelltem Peak flow und dem Peak flow in der Faltenbalgkammer ausgleicht.

Nachdem der Peak flow des Primärsystems den Faltenbalg ausgedrückt hat, strömt das darin befindliche Inspirationsgas über ein Auslaßventil, ein Ablaßventil, einen Bakterienfilter und einen Anfeuchter (Sekundärsystem) zum Patienten. Parallel dazu sind 4 Leitungen geschaltet. Sie führen zum Systemdruckmanometer, zum inspiratorischen Druckbegrenzer, zum Druckbegrenzer der Seufzeratmung und zur Triggerempfindlichkeitskontrolle.

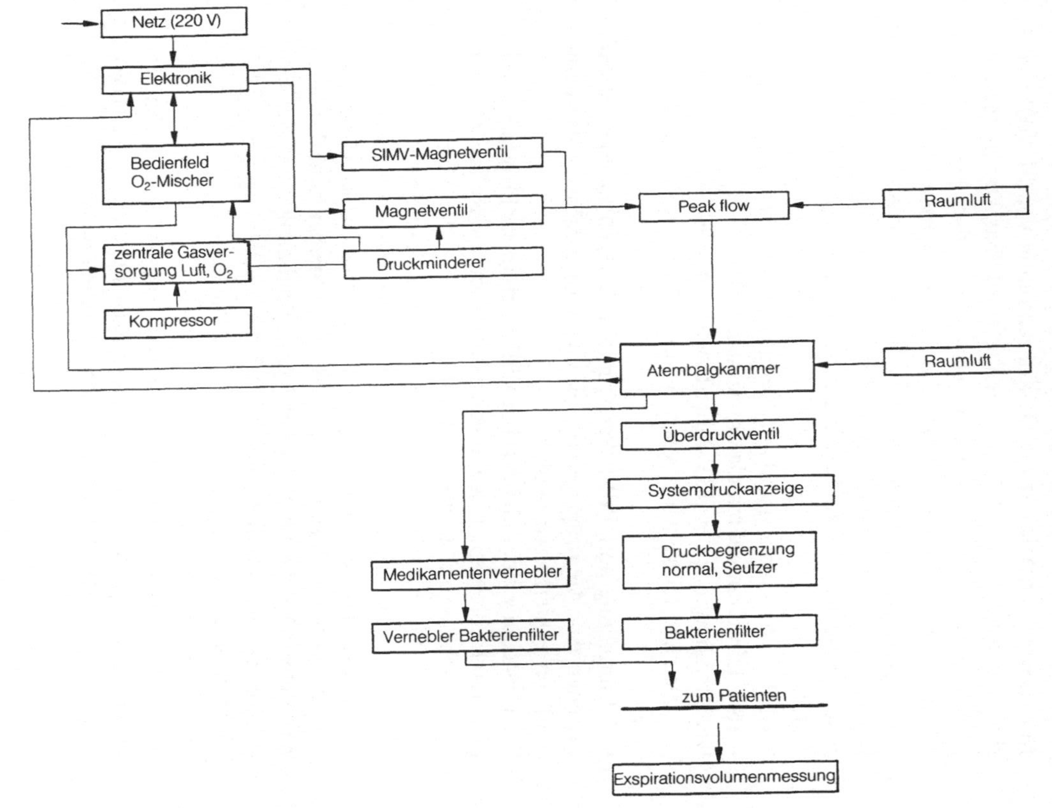
Netz (220 V)
Elektronik
Bedienfeld
O_2-Mischer
zentrale Gasver-
sorgung Luft, O_2
Kompressor
SIMV-Magnetventil
Magnetventil
Druckminderer
Peak flow
Raumluft
Raumluft
Atembalgkammer
Überdruckventil
Systemdruckanzeige
Druckbegrenzung
normal, Seufzer
Bakterienfilter
Medikamentenvernebler
Vernebler Bakterienfilter
zum Patienten
Exspirationsvolumenmessung

Mit einem Drehregler ist die O_2-Konzentration von 21–100% mit einer Fehlerbreite von ±2,5% stufenlos einstellbar. Der O_2-Mischer ist mechanisch-pneumatisch gesteuert und elektrisch gegen Druckabfall überwacht. Bei der Verwendung der assistierten Modes kann die Triggerempfindlichkeit ebenfalls stufenlos eingestellt werden. Das Patientensystem erlaubt außerdem die Einstellung eines positiv-endexspiratorischen Druckes. Es gibt 2 Einstellmöglichkeiten für die Atemfrequenz:

- CMV („continuous mandatory ventilation"),
- IMV („intermittent mandatory ventilation").

Die Atemfrequenz bei IMV variiert zwischen 3 und 30 Atemzüge/min. Demand-CPAP wird zwischen 0 und 45 mbar (0/4,5 kPa) angeboten.

Die Einstellung von PEEP kann innerhalb des Patientensystems zwischen den Atemzügen durch ein begrenzt geöffnetes Ausatemventil aufrechterhalten werden.

Die Einstellung eines Plateaus mit Verlängerung der Inspirationszeit wird durch ein verspätetes Einsetzen der Exspirationsphase erreicht. Die Maschine verfügt über SIMV. Bei IMV wird die Atemfrequenz über die IMV-Steuerung eingestellt. Während der Bedarfsinspiration in Spontanatmung steht die volle Kapazität des Faltenbalgs zur Verfügung, und der Patient reguliert das Volumen des Gases, das geliefert wird, durch seine eigene Aktivität; hierbei steht ihm auch der höchstmögliche Flow zur Verfügung, unabhängig von der Einstellung der Gasgeschwindigkeit. Bei der Einstellung des CPAP-Modes arbeitet der Respirator als Bedarfsquelle.

Die O_2-Konzentration ist zwischen 21% und 100% über einen integrierten O_2-Mischer regelbar. Die O_2-Konzentration des angelieferten Gases wird mittels eines Sensors kontrolliert. Das O_2-Überwachungssystem enthält einen akustisch-optischen Alarm.

Monitoring, Alarme

Digital angezeigt werden die Atemfrequenz, die Atemgastemperatur, die inspiratorische O_2-Konzentration und der Atemwegsdruck. Ein weiterer Alarm zeigt an, wenn das Inspirations-Exspirations-Verhältnis sich verändert (optischer Alarm).

Das Bennett-Monitoringspirometer zeigt bei diesem Respirator jedes exspiratorische Zugvolumen an. Alle akustischen Alarme können über 2 min mit Ausnahme des Spirometeralarms (bis zu 1 min) ausgeschaltet werden. Der akustisch-optische Alarm, der anzeigt, daß der Respirator einen Frequenzausfall hat, wird dann ausgelöst, wenn der Ventilator bei eingeschaltetem Strom 20 s lang keinen Atemhub vollzieht. Tritt ein solcher Zustand während des IMV-Mode ein, schaltet sich der Ventilator automatisch auf den CMV-Mode um. Für die Überwachung des Atemzugvolumens gibt es einen batteriebetriebenen akustischen und optischen Alarm am Spirometer. Anzeigen auf der Fronttafel ermöglichen die visuelle Überwachung des Systems. Diese Anzeigen umfassen:

- die Temperatur des Atemgases (digital),
- den Systemdruck im Schlauchsystem (analog),
- die Atemfrequenz/min (digital),
- die Alarmsignale für zu niedrigen oder zu hohen Atemwegsdruck,
- Veränderungen des Inspirations-Exspirations-Verhältnisses,
- der O_2-Konzentration (digital),
- Ausfall der Atemfrequenz.

Die Frontplatte läßt sich abdecken; dadurch bleibt die Überwachung der Respiratorfunktion unverändert und eine versehentliche Änderung der Einstellung wird verhindert.
Schnittstellenanschlußmöglichkeiten sind nicht vorgesehen. Der Respirator hat die Maße 106 · 51 · 62 cm. Das Frontpanel ist in Sektionen gegliedert: Funktionseinstellung (Normalbeatmung, Seufzerbeatmung), O_2-Einstellung, Atemgasanfeuchtung, Alarme.
Serviceleistungen und Wartung sind 2mal jährlich entsprechend MedGV durchzuführen.

Bewertung

Der MA-2-B-Respirator enthält gegenüber dem MA 1 B eine Reihe von Verbesserungen, die zur Erhöhung der Zuverlässigkeit im Betrieb beitragen. Hierzu zählen eine bedeutend gesteigerte Druck- und Flußleistung und ein erweitertes und verbessertes Patienten-Respirator-Überwachungssystem.

Der Respirator erfüllt im wesentlichen die an einen Respirator zur Langzeitbeatmung gestellten Anforderungen, wobei die systembedingte Demand-CPAP-Funktion als mäßig einzustufen ist. Er ermöglicht alle wesentlichen Beatmungsformen bei geringer Ausfallquote.

Ein manuelles Auslösen eines Atemzyklus ist mit dem Respirator über einen Druckknopf möglich. Hervorzuheben ist das im Respirator vorhandene elektronische Überwachungssystem, welches die Umschaltung von SIMV auf CMV ermöglicht, wenn innerhalb von 20 s kein Atemzyklus stattfindet. Eine Handbeatmungsmöglichkeit fehlt.

Lobenswert ist, daß der Antrieb wahlweise über einen integrierten Kompressor oder über eine zentrale Gasanlage möglich ist, wobei eine automatische Umschaltung auf Kompressorantrieb bei Ausfall der zentralen Gasversorgung erfolgt. Die Kompressorgeräusche sind laut.

Der Respirator ist nicht zum Patiententransport geeignet. Die Bedienung entspricht den heutigen Anforderungen an die Einstellmöglichkeiten. Die logische Anordnung der Bedienungselemente und die Anzeige der Alarmzustände erhöhen hierbei wesentlich die Zuverlässigkeit in der Bedienung.

Die geforderten Alarmsysteme und Monitoringeinheiten befinden sich als digitale Anzeigen auf der Fronttafel. Bei Mehrfachalarmen fehlt die Anzeige der auslösenden Alarmursache.

Nicht integriert sind: Compliancemessung, endexspiratorische CO_2-Konzentration sowie Fluß- und Druckkurvendarstellung.

Die Schnittstellenanschlußmöglichkeiten entsprechen nicht den heutigen Standards.

Die Lesbarkeit der Beschriftung ist in einer Distanz von 80–100 cm ohne Mühe möglich.

Der Respirator ist groß, allerdings muß hier lobend erwähnt werden, daß er aufgrund der Beweglichkeit des Patientensystems sowohl links- als auch rechtsseitig am Patientenbett aufgestellt werden kann.

Die Anordnung der Alarme an der Fronttafel und die Angabe der Alarme als Wort tragen zur Vermeidung von Verwechslungen bei und werden als zusätzliche Sicherheit empfunden.

Die Reinigung des Respirators ist insgesamt einfach. Alle Atemgas führenden Teile des Schlauchsystems, der Anfeuchter und die kontaminierten Teile des Spirometers können autoklaviert bzw. sterilisiert werden. Eine Wartung des Gerätes soll 2mal im Jahr erfolgen; dazu gehört die vollständige Reinigung und das Ersetzen von Verschleißteilen. Diese Arbeiten sind nur von autorisierten Personen durchzuführen (MedGV).

Bewertungstabelle s. S. 228.

Bennett MA 2 B + 2

Allgemeine Funktionsbeschreibung und Bewertung

1982 wurde von Puritan Bennett der MA-2-B + 2-Respirator vorgestellt und in die klinische Praxis eingeführt. Er ist ein elektrisch betriebener und volumenkontrollierter Respirator, der die Operation modes assistiert, assistiert/kontrolliert, kontrolliert, IMV und CPAP anbietet.
Die Funktionen des MA 2 B + 2 unterscheiden sich nur geringfügig von denen des MA 2 B. Der wesentliche Unterschied besteht darin, daß sich der Faltenbalg am Boden der Faltenbalgkammer infolge eines Spontanatemzugs ruhigstellt. Hierdurch wird erreicht, daß auch nach einer Unterbrechung (z. B. Absaugen) der am Respirator eingestellte PEEP sofort wieder zur Verfügung steht. Zusätzlich wurden Verbesserungen am Befeuchtungssystem angebracht.

Keine eigene Bewertungstabelle.

Bennett 7200 a, 7200 aE

Funktionsbeschreibung

Der *Bennett 7200 a/7200 aE* ist ein mikroprozessorgesteuerter Respirator; das Gerät ist zeit-fluß-gesteuert und dadurch volumenkonstant. Die Mikroprozessorelektronik erlaubt u.a. die Steuerung der schnell reagierenden Pneumatik und die Funktionskontrolle der Ventile, die Speicherung eines eingegebenen Beatmungsmusters und die Berechnung verschiedener Atemparameter. Im neuesten Gerät *(Bennett 7200 aE)* sind zusätzlich folgende Optionen erhältlich: 1) Graphikbildschirm zur Darstellung von Druck-, Flow- und Volumenkurven sowie Atemarbeitskurve; 2) „Flow-by" zur Erleichterung der Inspirationsarbeit des Patienten im Modus SIMV bzw. CPAP (5-20 l); 3) echte druckkontrollierte Beatmung in CMV, SIMV und CPAP. Bei Betriebsausfall beatmet das Gerät nach einem festprogrammierten Sicherheitsprogramm. Der *Bennett 7200 a/7200 aE* sollte nicht zur Beatmung von Kindern <10 kg KG oder als Narkosegerät eingesetzt werden.

Gasfluß

Über 2 Gaszufuhrsysteme (Luft- und O_2-Zufuhr) wird das von einer zentralen Gasanlage (2,5-6,8 bar ≙ 250-680 kPa) bzw. vom wahlweise erhältlichen respiratoreigenen Kompressor (0,7 bar ≙ 70 kPa) stammende Gasgemisch zum pneumatischen System geführt. Unter Steuerung und Überwachung durch die Mikroprozessorelektronik werden im pneumatischen System die Gase gemischt und die Fluß-

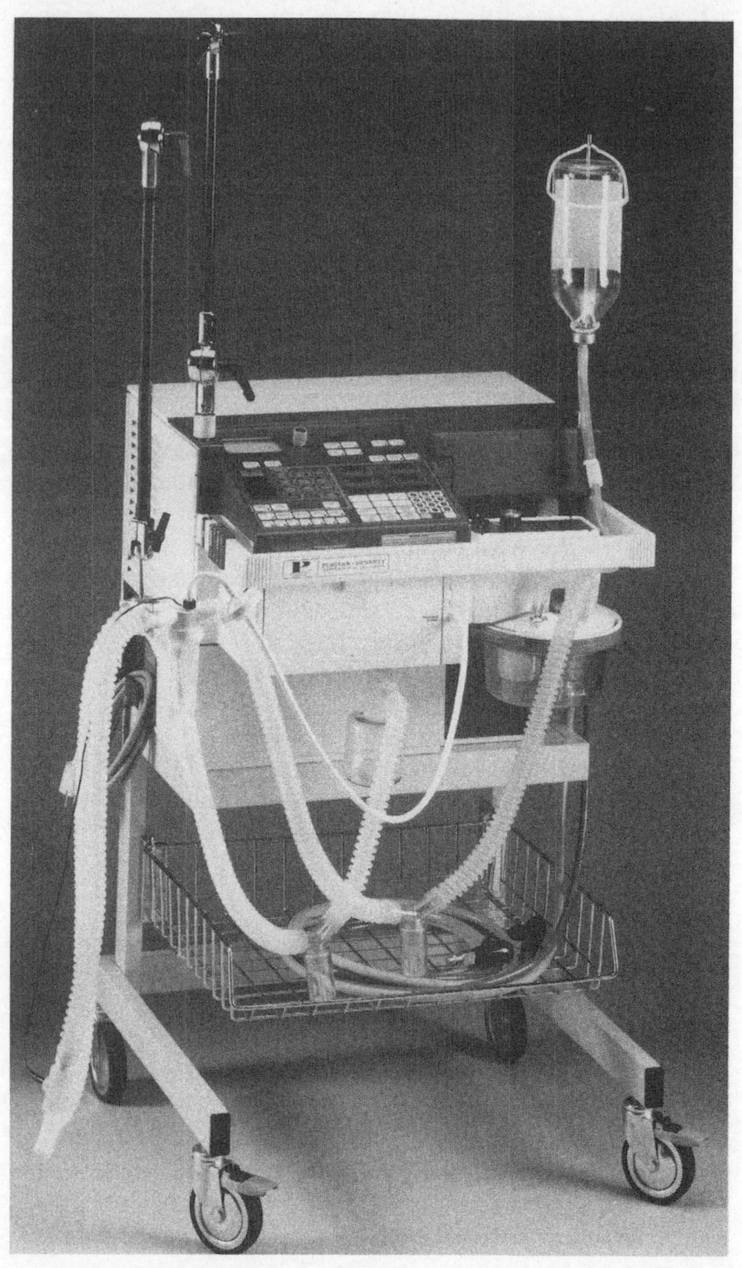

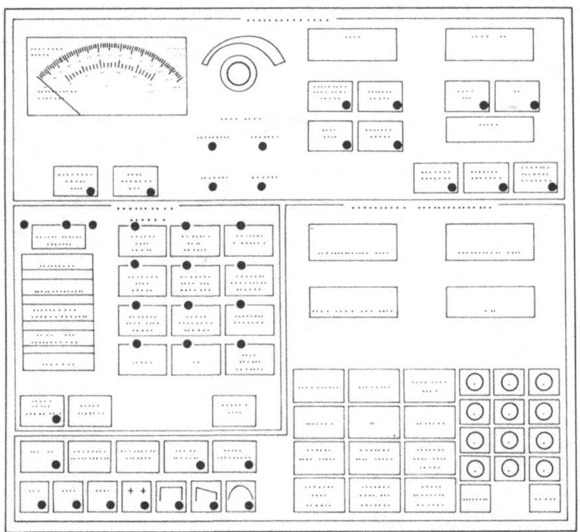

kurven reguliert, wonach das Gasgemisch über ein Patientensystem zum Patienten geleitet wird.

Im speziellen besteht das pneumatische System aus Flußsensoren für Luft und O_2, aus mikroprozessorgesteuerten Magnetventilen und aus dem Exspirationsventil mit Sicherheitsventil.

Der Mikroprozessor erhält verschiedenste Informationen über das Tasten- und Anzeigefeld, den Speicher, den Druck-, den Fluß- und den Temperatursensor sowie über die Pneumatik und das Patientensystem. Entsprechende „Meldungen" gehen vom Mikroprozessor zur Flußsteuerung des pneumatischen Systems, zur Patienten-/Ventilator-Funktionskontrolle am Tasten-/Anzeigefeld sowie zum Speicher.

Zum Patientensystem gehören das Schlauchsystem und der Exspirationsflußkreis mit Ventil und Flußmeßsystem sowie Vorrichtungen zur Anfeuchtung und Erwärmung des Gasgemischs einschließlich der Medikamentenvernebelung.

Der Bennett 7200 a/7200 aE besitzt die Betriebsarten CMV, SIMV und CPAP.

Die Bedienungselemente auf der leicht abgeschrägten Geräteoberfläche sind gruppiert in:

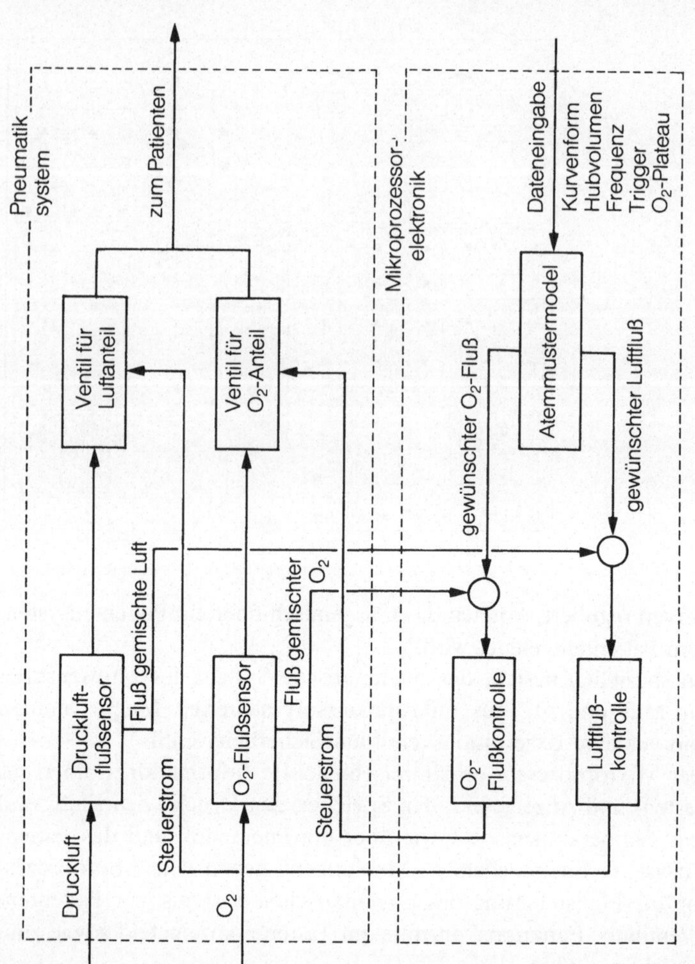

Pneumatik system
zum Patienten
Ventil für Luftanteil
Ventil für O_2-Anteil
Druckluft
Druckluft-flußsensor
Fluß gemischte Luft
Steuerstrom
O_2
O_2-Flußsensor
Fluß gemischter O_2
Steuerstrom
Mikroprozessor-elektronik
Dateneingabe
Kurvenform
Hubvolumen
Frequenz
Trigger
O_2-Plateau
Atemmustermodel
gewünschter O_2-Fluß
gewünschter Luftfluß
O_2-Flußkontrolle
Luftfluß-kontrolle

- Patientendaten,
- Respiratorstatus (einschließlich Alarme),
- Respiratoreinstellungen.

Nach Festlegung der Betriebsart und der Inspirationsflußkurve (konstant, dezelerierend, sinusförmig) werden über die „Soft-touch-Tasten" die einzelnen Elemente digital eingegeben.

Bedienungselemente

- Atemzugvolumen (0,1-2,5 l),
- Frequenz (0,5-70 min),
- Peak flow (maximal auf 120 l/min einstellbar, maximal 180 l/min bei Spontanatmung),
- O_2-Konzentration (21-100%),
- Triggerempfindlichkeit (0,5-20 mbar; 0,05-2 kPa),
- Plateau (0-2 s),
- PEEP/CPAP (0-45 mbar; 0-4,5 kPa).

Im Anzeigefeld werden bei den Patientendaten in 2 Fenstern die verschiedenen während der Beatmung erreichten Druck- und Frequenzwerte digital angezeigt; die wahlweise abgerufenen Werte sind durch Aufleuchten an der „Soft-touch-Taste" markiert. Durch ein zusätzliches Manometer können die Druckwerte und der Exspirationsnehmer analog abgelesen werden.

Anhand von 4 Anzeigefenstern läßt sich die jeweilige Respiratoreinstellung ablesen. Die Einstellungen für obere und untere Alarmwerte von Drücken, Volumina und Frequenzen erfolgen durch digitale Eingabe und können im Nachrichtenfenster abgerufen werden. Dieses dient auch der Anzeige von Daten aus der erweiterten Software (optional), wie z.B. errechneten Werten aus der Lungenmechanik.

Über die Mikroprozessorsteuerung des Respirators sind 3 verschiedene Flußkurvenmuster und eine 2minütige O_2-Applikation von 100% anwählbar.

Monitoring, Alarme

Im Anzeigefeld des Respiratorstatus werden verschiedene Alarme, Warnungen und Hinweise (z. B. Sicherheitsbeatmungsprogramm) durch verschiedenfarbiges Aufleuchten deutlich gemacht. Bei Stromausfall werden die Alarmgebung für 1 h und das zuletzt gespeicherte Beatmungsmuster während 200 Tagen mittels Batteriebetrieb aufrechterhalten.
Die im Mikroprozessor gespeicherten Betriebsmuster, Beatmungsformen, Alarmeinstellungen und Daten der Lungenmechanik können über eine geeignete Schnittstelle (RS 232) auf einem Schreiber ausgedruckt oder zur weiteren Verwertung z. B. in ein computerisiertes Patientenüberwachungssystem eingespeist werden.
Bei auftretenden Fehlern in der Steuerelektronik tritt automatisch ein fest programmiertes Sicherheitsbeatmungsmuster in Aktion; auch ein Apnoebeatmungsprogramm mit frei wählbaren Parametern kann eingeplant werden (nur bei 7200a).
Aus ergometrischer Sicht bedingen die vielen Einstellmöglichkeiten eine etwas dichte Präsentation von Anzeigefeldern und Eingabetasten. Die Lesbarkeit der Zahlen in 80–100 cm Distanz ist knapp gegeben.
Die Gerätebedienung ist zwar eindeutig, erfordert jedoch - wiederum wegen der vielen Einstellmöglichkeiten - eine eingehende Schulung.
Zwei eingebaute Selbsttests (lang EST, kurz EST) erhöhen die Betriebssicherheit des Geräts.
Die Außenmaße des Gerätes betragen 42 · 57 · 56 cm, das Gewicht 51 kg, bzw. mit eingebautem Kompressor und Fahrgestell 63 kg.

Wartung

Die periodische Reinigung und Wartung kann nur von autorisierten Personen, nach MedGV (sicherheitstechnische Kontrollen alle 6 Monate) erfolgen. Eine eingehendere Geräteüberprüfung mit Ersatz verschiedener Ein- und Auslaßfilter wird stufenweise nach 1000–3000, 5000 bzw. 10000 Betriebsstunden empfohlen.

Bewertung

Das Gerät darf als einer der z. Z. modernsten Respiratoren betrachtet werden; die Mikroprozessorsteuerung erlaubt die vielseitigsten Formen der Durchführung, Überwachung und Dokumentation der Respiratorbeatmung.
Positiv sind die vielseitig möglichen Beatmungsformen, das ausgebaute Alarm- und Sicherheitssystem, die beinahe beliebig erweiterbare Überwachungs- und Dokumentationssoftware.
Einschränkend müssen gewisse - durch die genannte Vielfalt bedingte - ergonomische Aspekte in Kauf genommen werden, insbesondere die Dichte von Anzeigefeldern und Eingabetasten. Die Komplexität des Geräts verlangt eingehende Personalschulung.
Als negativ müssen das Fehlen einer Einrichtung zur direkten Handbeatmung genannt werden. Jedoch ist eine Auslösung der Beatmung am Gerät möglich. Der Ankaufspreis ist relativ hoch. Störanfälligkeit und Serviceunterstützung bei diesem Gerät lassen sich aufgrund der noch relativ kurzen Einführungszeit nicht endgültig einschätzen.

Bewertungstabelle s. S. 230.

Bird Mark 7

Allgemeine Funktionsbeschreibung

Es handelt sich um eine druckbegrenzte Maschine, der Antrieb und die Steuerung erfolgen pneumatisch. Am Gerät sind an den Seiten Regler für die Triggersensitivität (links) und für die Druckbegrenzung (rechts) angebracht. An der Frontplatte befinden sich in der Mitte oben der inspiratorische Flußregler, darunter ein Luftmischknopf und ganz unten der Apnoezeitregler. Die Regler am Gerät steuern indirekt den Beatmungszyklus. So wird die Inspirationszeit mit dem Knopf für den inspiratorischen Fluß und mit dem Schieber für den Beatmungsdruck festgelegt,

Die Triggersensitivität und der Apnoeregler bestimmen gemeinsam die Exspirationszeit.

Der Luftmischknopf schaltet eine Venturi-Düse, welche das Betriebsgas (O_2) mit Außenluft mischt. *Cave!* Da das Betriebsgas gleichzeitig als Steuergas für die Pneumatikbausteine benützt wird - hierzu gehört auch das Patientenventil - resultieren O_2-Konzentrationen für den Patienten zwischen 40-95%, je nach Atemzyklus und eingestelltem inspiratorischem Fluß. Heute wird deshalb das Gerät nur noch mit einem O_2-Blender benutzt. Es ist aus grünem, transparentem Kunststoff und gibt direkten Einblick in die Schaltvorgänge der Maschine. Zwischen Beatmungsmaschine und Patientenschlauch ist ein Kaltvernebler integriert, der nach dem Düsenprinzip arbeitet. Verneblertopf sowie Patiententeil lassen sich voll autoklavieren. Das Gerät wiegt 2,7 kg. Es ist nicht als Transportgerät konzipiert.

Andere Gerätetypen der *Bird*-Serie basieren auf dem Modell Mark 7.

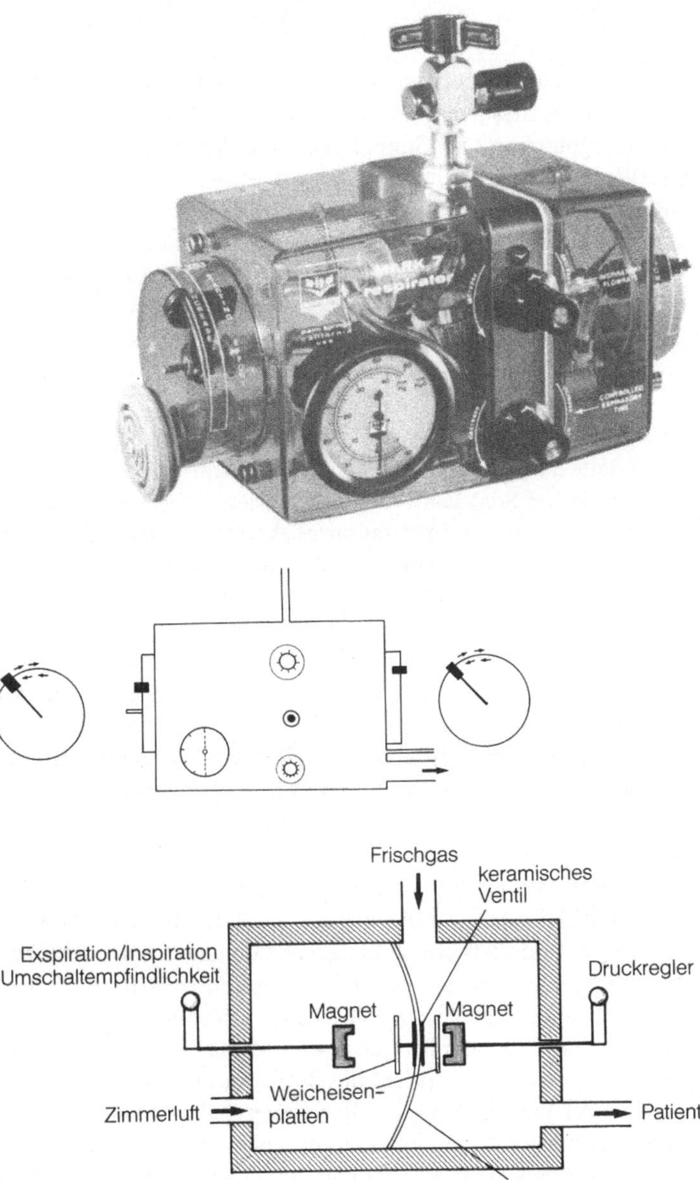
Frischgas
keramisches Ventil
Exspiration/Inspiration Umschaltempfindlichkeit
Druckregler
Magnet
Magnet
Weicheisen-platten
Zimmerluft
Patient
Gummimembran

Gasfluß

In 2 durch eine Gummimembran voneinander getrennten Kammern befindet sich je ein Permanentmagnet. Diese Magneten sind separat regulierbar. Die Gummimembran, die in der Mitte beiderseits Weicheisenplatten trägt, gelangt wechselweise in das Anziehungsfeld des linken bzw. des rechten Magneten. Durch die Stellung des rechten Magneten wird der endinspiratorische Druck bestimmt, durch die des linken wird die Empfindlichkeit zur Umschaltung von der Exspirations- in die Inspirationsphase festgelegt. Am Ende der Inspirationsphase ist der aufgebaute Druck in der rechten Kammer so groß, daß die Gummimembran sich zur linken Seite durchbiegt und damit in das Attraktionsfeld des zugehörigen Magneten gerät. Je nach Abstand des Magneten von der Metallplatte an der Gummimembran muß mehr oder weniger Kraft (inspiratorischer Sog) vom Patienten aufgewendet werden, um die Umschaltung von der Exspirationsphase in die Inspirationsphase zu erwirken (triggern). Beim nicht spontan atmenden Patienten wird dieser Vorgang durch Aufladen einer Pneumatikeinheit (Automat) sichergestellt, welche einen Auslöser trägt, der die linke Metallplatte von dem dazugehörigen Magneten abstößt und damit die Gummimembran wieder in das rechtsseitige Magnetfeld zurückbringt.

Durch Drehen des Gasdurchflußreglers im Gegenuhrzeigersinn wird der zuführende inspiratorische Gasfluß reguliert und damit indirekt die Dauer der Inspirationsphase bestimmt. Der Gasmischknopf bewirkt im gezogenen Zustand (gesichert durch eine Metallspange) eine Mischung der Gaskonzentration aus der Pipeline mit Zimmerluft. Hieraus resultierende O_2-Konzentrationen schwanken zwischen 40 und 95% (*cave:* Langzeitbeatmung!). Um heute konstante O_2-Konzentrationen zu erzielen, wird deshalb das *Bird*-Gerät primär mit einem O_2-Mischgerät („oxygen blender") ohne Betätigung des Gasmischknopfes betrieben. Ist der Gasmischknopf ins Gerät hineingeschoben, spricht die Betriebsgaskonzentration derjenigen aus der Pipeline bzw. aus dem vorgeschalteten Gasmischer.

Der Regler für die Apnoezeit (Automat) befindet sich unterhalb des Gasmischknopfes. Durch Drehung im Gegenuhrzeigersinn wird der Regler eingeschaltet, und zwar dreht man so lange nach links, bis die Apnoezeit der antizipierten Exspirationszeit entspricht. Durch Drehung im Uhrzeigersinn bis zum Anschlag wird der Regler abgeschaltet. In diesem Fall ist eine Spontanatmung nur bei günstiger Triggereinstellung durch die Maschine gewährleistet (*cave:* Erstickungsgefahr!). Der Apnoeregler sollte deshalb nie ganz verschlossen sein.

Der Regler für den endinspiratorischen Druck befindet sich auf der rechten Seite des Gerätes. Ein Verschieben des Hebels nach hinten bedeutet Druckzunahme. Die Kontrolle des hieraus resultierenden Beatmungsdrucks ist am Manometer ersichtlich. Das Manometer gibt den Druck im Beatmungssystem während der Inspirationsphase an. Die Skala des Manometers ist eingefärbt. Negative Drücke kommen vor, wenn der Patient die Maschine triggert. Wird der Patient kontrolliert beatmet, bewegt sich der Zeiger des Manometers ausschließlich im grünen Bereich. Die Sensitivität, d.h. die Größe des inspiratorischen Sogs, welche nötig ist, um die Maschine von der Exspirationsphase in die Inspirationsphase umzuschalten, wird mit dem linksseitigen Regler bewerkstelligt. Verschieben des Reglers nach hinten bedeutet eine Zunahme der Empfindlichkeit.

Die Funktionen des Empfindlichkeitsreglers stehen mit dem Regler für die Apnoezeit in direkter Abhängigkeit. Bei kontrollierter Beatmung sind demzufolge beide Regler für die Einstellung einer bestimmten Atemfrequenz zu betätigen.

Eine Handsteuerung läßt sich durch Hineindrücken eines linksseitigen Stiftes in die Maschine bewirken; damit wird eine Eigenatmung ausgelöst. Dieser Stift springt von selbst in seine Ausgangsposition zurück, wenn der vorgegebene Inspirationsdruck erreicht ist. Herausziehen des Stiftes löst die Exspirationsphase aus. Mit der Handsteuerung sind sämtliche willkürliche Kombinationen von In- und Exspirationszeit möglich. War die Maschine längere Zeit außer Betrieb, ist es manchmal nötig, mit der Handsteuerung den 1. Beatmungsschlag auszulösen.

Bewertung

Es handelt sich um ein kompaktes und robustes Gerät mit geringem Wartungsaufwand. Die Maschine ist aus schlagfestem Kunststoff. Die Abmessungen sind gering. Handbeatmung ist möglich. Die Betriebskosten für das Gerät sind gering.
Eine direkte Einstellung des Atemzugvolumens der In- und Exspirationszeit sind aufgrund des Respiratorkonzepts primär unmöglich. Die Inspirationszeit läßt sich z. B. nur durch die Bedienung des inspiratorischen Flusses und der Druckbegrenzung einstellen. Zu viele Einzelveränderungen sind nötig, um einen Atemzyklus zu steuern. Ein O_2-Mischer für das Gerät ist nur als Option vorhanden. Die Betriebsgeräusche sind laut. Die heute geforderten Monitor- und Alarmsignale für den Respirator fehlen. Eine inspiratorische wie exspiratorische Volumenmessung ist nicht vorhanden. Das Zusammenstecken des Patientenschlauchsystems einschließlich des Patientenventils ist umständlich. Verwechslungsmöglichkeiten sind gegeben. Der mitgelieferte Kaltvernebler ist in seiner Leistung unzureichend. Das Gerät sollte auf den Einsatz für die Überdruckinhalation beschränkt sein und aufgrund seiner konzeptionellen Schwäche nicht mehr für die Langzeitbeatmung verwendet werden.

Bewertungstabelle s. S. 232.

Bird 6400 ST

Funktionsbeschreibung

Der Bird 6400ST ist ein mikropressorunterstützter Respirator; das Gerät ist im Prinzip volumengesteuert mit Drucklimitierung. Das zweiteilige Mikroprozessorsystem kontrolliert die Respiratorfunktionen wie Timing des Atemzyklus und Beatmungsvolumen ganz allgemein sowie die Bewegungen der Flow- und Ausatmungsventile im speziellen.
Der Bird 6400ST ist auch geeignet zur Beatmung von Kleinkindern.

Gasfluß

Vorgemischtes Gas von einer externen Quelle passiert nach Eintritt in den Respirator einen Filter, durch welchen im Gas vorhandene Flüssigkeit und feste Partikel reduziert werden; die Rückstände werden sichtbar gesammelt. Direkt anschließend folgt ein Druckentlastungsventil zur Sicherheit gegen ungewollte Überdrücke. Danach wird das Gas im „Akkumulator“, einer Art Reservoir, gesammelt für eventuelle hohe Inspirationsflußanforderungen. Ein pneumatisch betriebener Präzisionsregulator erlaubt eine stabile Druckzufuhr zur Steuerung des Flow- und des Sicherheitsventils. Eine Pulsationsdämpfungskammer erlaubt das Aufrechterhalten eines konstanten Systemdrucks trotz des oft nötigen raschen Wechsels des Gasflusses am Flowventil sowie den für den Regulator notwendigen Zeitbedarf.

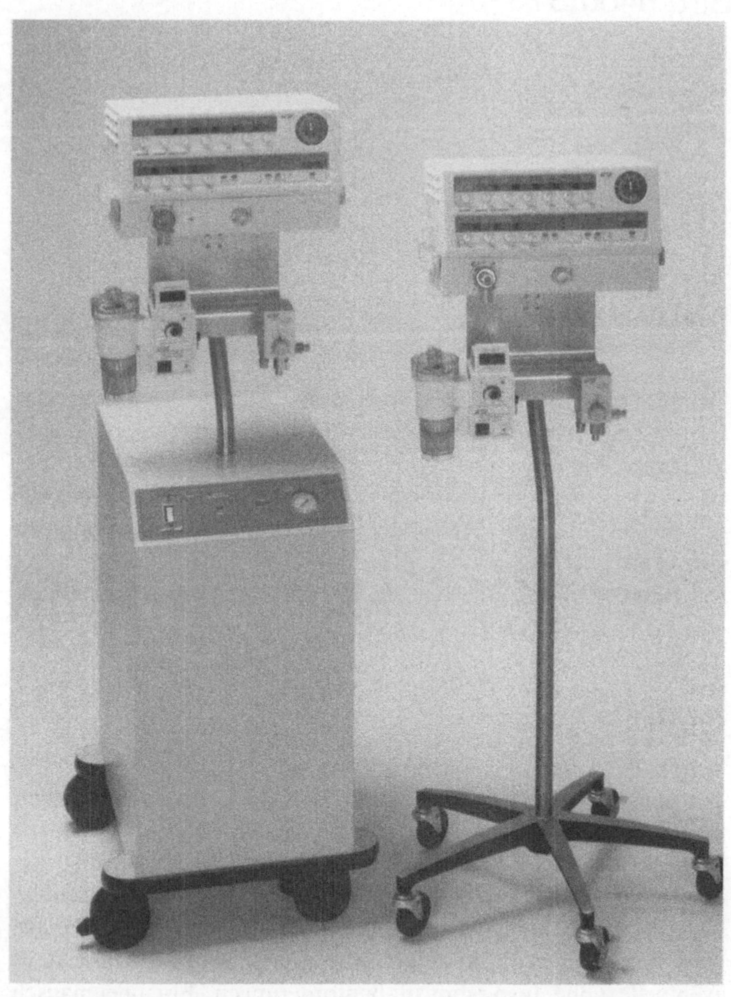

Der Gasfluß zum Patienten wird sodann mittels eines elektromechanischen, vom Mikroprozessor gesteuerten, Flußkontrollventils reguliert; der Bereich des Ventils umfaßt einen Gasfluß von 0-120 l/min. Bei spontanen Atmungsformen (CPAP) wird das Ventil primär von 2 Druckmeßgeräten via Mikroprozessor gesteuert. Ein Ausatmungsventil reguliert schließlich die Gasabgabe des Patienten.

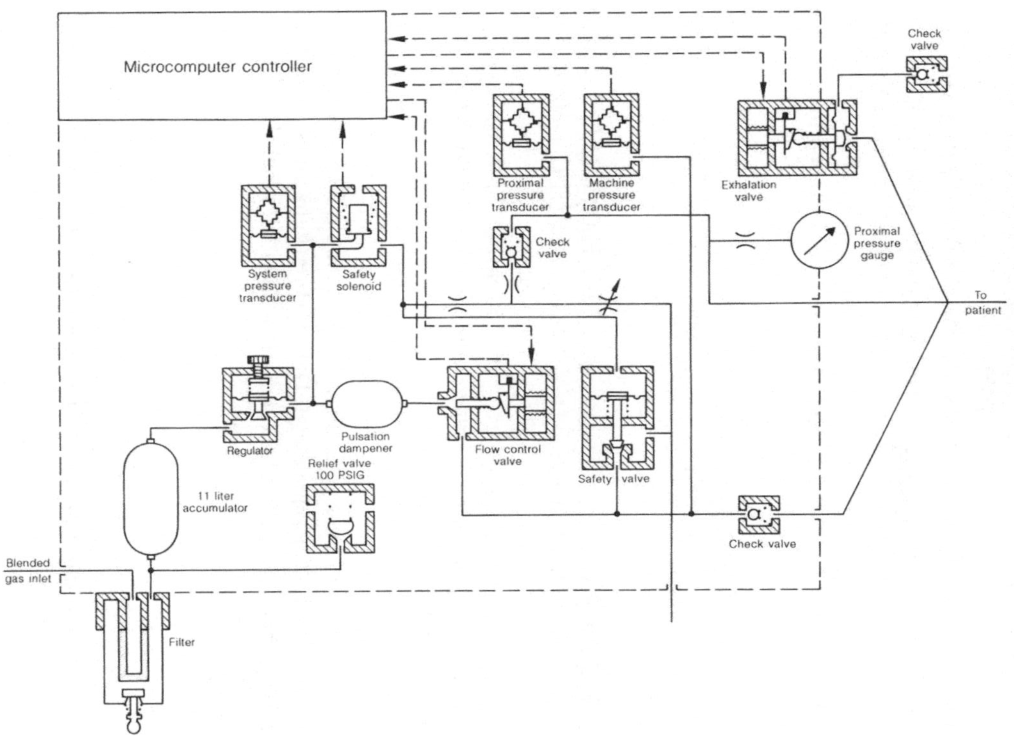
Microcomputer controller
Check valve
Exhalation valve
Proximal pressure gauge
To patient
Machine pressure transducer
Proximal pressure transducer
Check valve
System pressure transducer
Safety solenoid
Regulator
Pulsation dampener
Relief valve 100 PSIG
Flow control valve
Safety valve
Check valve
11 liter accumulator
Blended gas inlet
Filter

Beatmungsparameter, Monitoring, Alarme

Die Anzeigefelder, Drucktasten und Drehknöpfe zur Parametereinstellung sind auf der senkrechten Frontplatte angebracht und in Beatmungsfunktionen, Alarme sowie Monitorangaben gruppiert. Der Beatmungsmodus kann „assist/control“ oder „SIMV/CPAP“ erfolgen, jeweils mit rechteckiger oder dezelerierende Form des Gasflusses.

Übrige einstellbare Parameter:

- Atemzugvolumen (V_T):	50-2000 ml,
- Frequenz (f):	0- 80 min^{-1},
- Peak flow:	10- 120 l/min,
- PEEP/CPAP:	0- 30 cm H_2O (0-2,94 kPa),
- Triggerempfindlichkeit:	−1 bis −20 cm H_2O (−0,098 bis −1,96 kPa),
- Druckunterstützung:	0- 50 cm H_2O (0-4,90 kPa).

Bei den verschiedenen Alarmen erscheint die Unterdrückungszeit von nur 1 min eher etwas kurz.

Am Monitorfeld werden mittels Selektionstaste Inspirationszeit, Gesamtatemfrequenz und errechnetes Atemminutenvolumen angezeigt. Der Atemdruck wird am Manometer von −20 bis 140 cm H_2O (−1,96 bis 13,7 kPa) angezeigt. Die Verabreichung eines „Seufzers“ sowie eines „manuell ausgelösten Atemzuges“ ist möglich.

Wartung

Routinewartungsarbeiten können stationsintern gut durchgeführt werden, wobei das aus sehr vielen Einzelteilen bestehende Zubehör etwas kompliziert zusammengesetzt werden muß. Eine Gesamtwartung durch Servicepersonal wird stufenweise jeweils nach 1000, 3000 bzw. 5000 Betriebsstunden empfohlen.

Bewertung

Dieser relativ neue, mikroprozessorgestützte und im Prinzip volumengesteuerte Respirator ermöglicht die meisten heute gewünschten Beatmungsformen.
Verbessert werden könnten die - bereits genannte - Alarmunterdrückungszeit und die Sicherheit beim - jetzt noch unkorrekt möglichen - Einsetzen des Ausatmungsventils.
Insgesamt wären mehr Überwachungselemente wünschbar, hingegen sollten die vielen Einzelteile des Zubehörs reduziert bzw. vereinfacht werden.

Bewertungstabelle s. S. 234.

Dräger UV 1 und UV 2

Allgemeine Funktionsbeschreibung

Der Universalventilator 1 (UV 1) ist ein Langzeitbeatmungsgerät für Erwachsene und Kinder ab 15 kg Körpergewicht. Er ermöglicht kontrollierte und assistierte Beatmung sowie SIMV. Spontanatmung mit CPAP und manuelle Beatmung sind auch bei Stromausfall möglich.
Der UV 1 ist ein zeitgesteuertes Gerät nach dem Balgprinzip. Die Steuerung (Primärsystem) erfolgt elektronisch, der Antrieb (Sekundärsystem) pneumatisch.

Gasfluß

Das Gerät wird mit Druckluft gespeist, welche über einen Druckregler und ein elektronisches Steuerventil zu einem Injektor geleitet wird. Vom Injektor gelangt das Gas über das Flußventil in die druckfeste Kammer und komprimiert den sichtbaren Atembalg. Dieser enthält das Atemgas mit vorbestimmter O_2-Konzentration aus einem integrierten O_2-Luft-Mischgerät. Der Arbeitsdruck in der Kammer kann mit einem Druckregler begrenzt werden.
Nach vorgewählter Inspirationsdauer wird das Exspirationsventil entlastet und Atemgas entweicht.
Der Atembalg fällt während der Exspirationsphase nach unten und füllt sich dabei mit Frischgas.
Durch Variation verschiedener Parameter, wie Zeit (Frequenz),

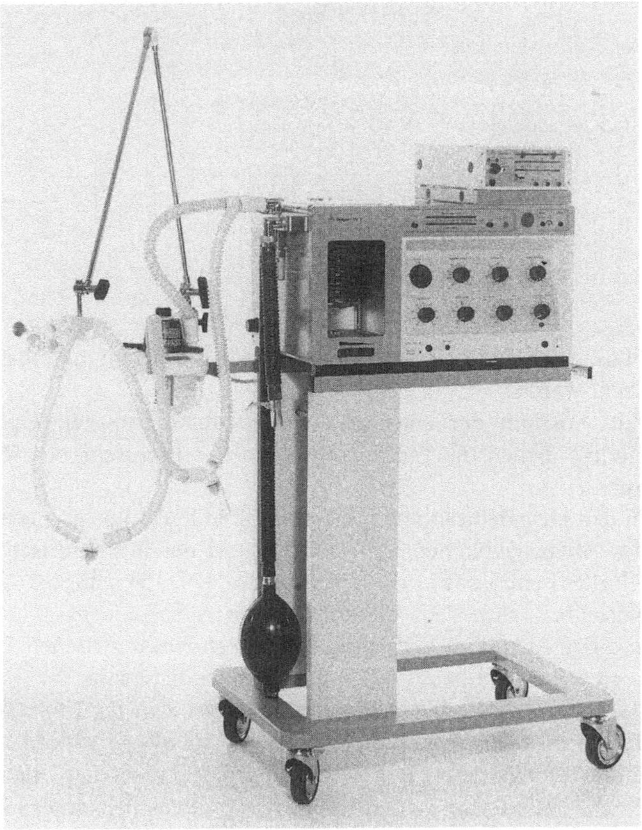

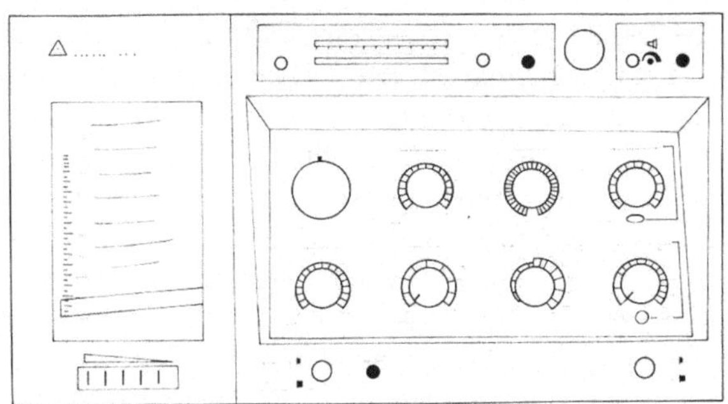

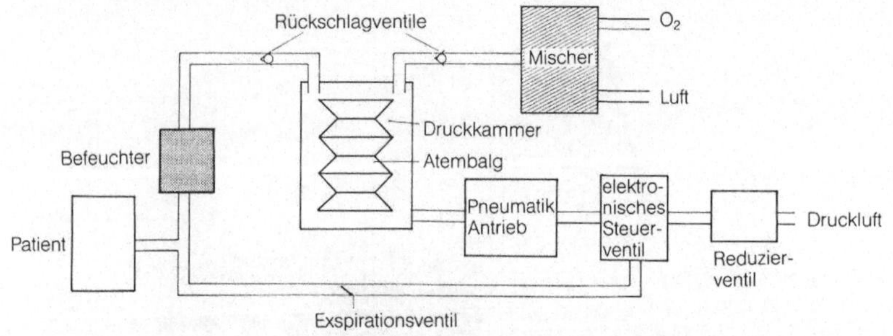

Fluß, Arbeitsdruck können unterschiedliche Beatmungsmuster realisiert werden.

Zur Auswahl der entsprechenden Beatmungsmuster (Operation modes) dienen die Einstellknöpfe an der Frontseite des Respirators.

In den Grundeinstellungen sind als variable Parameter mechanisch das Atemzugvolumen (20–1600 ml) und der inspiratorische Fluß (10–120 l/min) sowie der Arbeitsdruck (20–100 mbar ≙ 2–10 kPa) einstellbar, außerdem elektronisch die Atemfrequenz (7–70/min) und das Atem-Zeit-Verhältnis, welches stufenlos zwischen 1:1 von 1:4 bis 2:1 (4:1 bei UV 2) vorgewählt werden kann.

Aus diesen eingestellten Parametern ergibt sich die Charakteristik der Inspirationsphase in Form einer variablen Flußform, einem endinspiratorischen Plateau und dem inspiratorischen Atemwegsdruck, dessen Höhe durch Begrenzung des Arbeitsdrucks im Primärsystem (Antriebsseite) sowie durch Einstellung des Druckalarms limitiert werden kann. Eine assistierte Beatmung wird durch den Trigger ermöglicht, dessen Schwelle von −2–25 mbar (−0,2–2,5 kPa) regulierbar ist. Die Triggerlatenz beträgt 80 ms.

Die Anwendung von PEEP ist im Bereich zwischen 0 und 20 mbar (0 und 2 kPa) möglich. Die fakultativ einsetzbare intermittierende Seufzeratmung wird alle 3 min durch eine einstellbare Erhöhung des endinspiratorischen Druckes (einstellbar zwischen 0 und 35 mbar ≙ 0 und 3,5 kPa) über 2 Atemhübe erreicht. Der Seufzer ist auch jederzeit manuell auslösbar. Eine IMV-Beatmung ist mit einer IMV-Frequenz von 0,7 bis 7/min (beim UV 2 1,4–14/min) und einer Inspirationszeit von 0,5–2,5 s regulierbar, mit und ohne PEEP.

Der Atemhub ist mit der Spontanatmung synchronisiert (SIMV). ASB ist im UV 2 integriert und im UV 1 als Zusatz nachrüstbar. Das CPAP-System (Bereich 0-25 mbar ≙ 0-2,5 kPa) arbeitet mit einem unterdruckgesteuerten Demandventil. Der für die Ansteuerung notwendige Unterdruck ergibt sich aus der Einwirkung des Inspirationssoges des Patienten auf ein im Exspirationsteil befindliches Rückschlagventil.
Unterschreitet die Druckdifferenz 0,5 mbar (50 Pa) unter dem eingestellten PEEP-Wertniveau, öffnet sich das Ventil und liefert das O_2-Luft-Gemisch an den Patienten mit einem Demand flow bis maximal 90 l/min bei −5 mbar (−0,5 kPa). Die Überwachung des Exspirationsvolumens ist dabei möglich (Spirolog als Zusatzgerät). Der sich selbst füllende Beatmungsbeutel kann für eine manuelle Beatmung durch Tastenwahl eingeschaltet werden. Der Patient wird dabei mit der am Mischer eingestellten O_2-Konzentration beatmet; der eingestellte PEEP-Wert bleibt wirksam. Dies gilt auch bei Ausfall der elektrischen Versorgung. Auch bei dem gemeinsamen Ausfall von elektrischer und pneumatischer Versorgung ist eine manuelle Beatmung sowie Spontanatmung mit Zimmerluft über ein sog. Notluftventil möglich. Die zusätzlich angesaugte Raumluft wird durch einen Bakterienfilter entkeimt.

Monitoring und Alarme

Der Beatmungsdruck, die obere und untere Begrenzung des Druckalarms und die Triggerschwelle werden direkt (Druckmonitoring) durch ein Leuchtband (Leuchtdioden) angezeigt.
Wird der eingestellte untere Druckgrenzwert innerhalb von 12 s nicht in- und exspiratorisch durchschritten, wird Alarm ausgelöst (Diskonnektionsalarm).
Überschreitet der Beatmungsdruck den eingestellten oberen Grenzwert, schaltet das Gerät auf Exspiration um, die Grenzwertanzeige für die obere Druckanzeige blinkt, und nach 40 s erfolgt akustischer Alarm. (Dieser Stenosealarm ist mit gleichzeitiger Begrenzung des Arbeitsdrucks kombinierbar; Möglichkeit der druckgesteuerten Beatmung.) Wenn mindestens ein Versorgungsgas ausfällt, erfolgt

Gasmangelalarm, bei Ausfall der O_2-Versorgung gibt das Gerät Alarm, arbeitet aber mit Umgebungsluft automatisch weiter.
Bei Stromausfall wird bei eingeschaltetem Gerät ein akustischer Alarm ausgelöst, welcher mittels einer Drucktaste für 2 min ausgeschaltet werden kann.

Wartung

Vom Hersteller wird eine Inspektion 2mal jährlich empfohlen. An der Rückseite des Geräts befindet sich ein Datenausgang sowie die Möglichkeit zum Anschluß an eine Zentrale.
Der Atembalg, das Patientenschlauchsystem, die manuelle Beatmungsvorrichtung und der Anfeuchter können sterilisiert werden (134 °C). Das ganze Gerät kann im Aseptor desinfiziert werden.

Bewertung

Mit dem UV 1 sind alle gängigen Beatmungsformen realisierbar; die ASB-Funktion ist im UV 2 routinemäßig integriert, im UV 1 als Zusatz möglich. Da die Maschine nur zeitgesteuert arbeitet (oberste Priorität), sind die Bereiche der nachgeordneten Parameter wie Fluß, Volumen und Inspirationsdruck (Arbeitsdruck) untergeordnet. So ist eine echte Volumenkonstanz nur begrenzt sichergestellt, da das Atemzugvolumen Resultante aus Fluß und Atem-Zeit-Verhältnis ist. Der obere Bereich des Inspirationsvolumens ist durch das maximale Balgvolumen von 1700 ml knapp ausgelegt. Die inspiratorische Volumenanzeige durch den Atembalg ist ungenau. Angenehm fällt die übersichtliche Vorrichtung zur Handbeatmung auf, welche mit einem Einstellknopf zu bewerkstelligen ist. Dabei bleiben eingestellter PEEP-Wert und O_2-Konzentration wirksam. Für die Sicherheit des Patienten ist hervorzuheben, daß Spontanatmung mit Zimmerluft auch bei Ausfall von pneumatischer und elektrischer Versorgung möglich bleiben. Der Demandventil-CPAP ist durch die systembedingt erhöhte Atemarbeit unzureichend.

Bei den geforderten Monitoring- und Alarmsystemen fehlt die Anzeige und Überwachung der inspiratorischen Sauerstoffkonzentration. Der Atemwegsmitteldruck wird nicht monitorisiert, und es entsteht kein Alarm bei PEEP-Abweichungen.
Eine Anzeige der inspiratorischen Volumina ist nicht vorhanden, eine exspiratorische Volumenanzeige ist nur durch ein Zusatzgerät möglich. Dies gilt auch für das Monitoring der Atemfrequenz (Zusatzgerät Spirolog).
Die Anzeige von Compliance und endexspiratorischer CO_2-Konzentration ist nur mit einer zusätzlichen Einheit möglich.
Die Einstellknöpfe und Alarme sind übersichtlich an der Frontseite des Respirators angeordnet, so daß die Bedienung keine große Einschulung erfordert. Die Lesbarkeit der Beschriftung ist auf eine Distanz von 60-100 cm leicht möglich. Der UV-1-Respirator ist wegen seiner Ausmaße und wegen seines Gewichts mühsam zu bewegen und benötigt relativ viel Platz neben dem Patientenbett. Durch die bauseitigen Ausgangstüllen für das Patientensystem ist die Maschine auf die linke Seite des Patienten fixiert.
Der UV 1 ist nicht als Transportgerät konzipiert. Die Geräuschentwicklung sollte niedriger liegen.
Insgesamt kann man die Reparaturanfälligkeit des UV 1 als gering einstufen, weshalb die empfohlene Wartungsfrequenz von 2mal jährlich ausreicht. Eine Schulungsmöglichkeit ist gegeben.
Im Bereich von Geräten einer korrespondierenden Leistungsrelation ist der UV 1 als befriedigend einzustufen.

Bewertungstabellen s. S. 236 und 238.

Dräger EV-A

Gasfluß

Beim EV-A handelt es sich um ein Langzeitbeatmungsgerät für die Beatmung von Erwachsenen und Kindern ab 15 kg Körpergewicht; es ist eingerichtet für die kontrollierte und assistierende Beatmung, womit alle heute bekannten Ventilations- und Spontanatmungsverfahren durchführbar sind.
Während der Spontanatmung (CPAP und SIMV, DMMV) kann eine variable Spontanatemunterstützung, ASB, durchgeführt werden. Das Beatmungsgerät ist mikroprozessorgesteuert und besteht aus einem Pneumatikteil und einem Elektronikteil, einschließlich der integrierten Meßfunktionen, Grenzwertüberwachungen, Geräte- und Patientenmonitoring. Alle Druck- und Flußfunktionen werden von einem analog arbeitenden Präzisionsventil, dem sog. „high pressure servo valve“ (HPS-Ventil) von einem Mikroprozessor gesteuert. Der Mikroprozessor nimmt die Bewertung aller Eingabeparameter, sowie aller geräteinternen Meßdaten, wie O_2-Konzentration, exspiratorische CO_2-Konzentration, Atemwegsdruck und Atemgasfluß vor, um alle internen Funktionsabläufe zu steuern und zu überwachen.
Die Bildschirmdarstellung der Beatmungskurve, die Anzeigen des Atemminutenvolumens mit jeweiliger Grenzwerteinblendung, die digitale Anzeige charakteristischer Werte der inspiratorischen O_2- und exspiratorischen CO_2-Konzentration geben ständig Informationen über den Beatmungsverlauf.
Wahlweise können anstelle der Beatmungsdruckkurve die exspiratorische CO_2-Kurve, der Flußverlauf bzw. externe Signale atemphasensynchron am Bildschirm dargestellt werden.

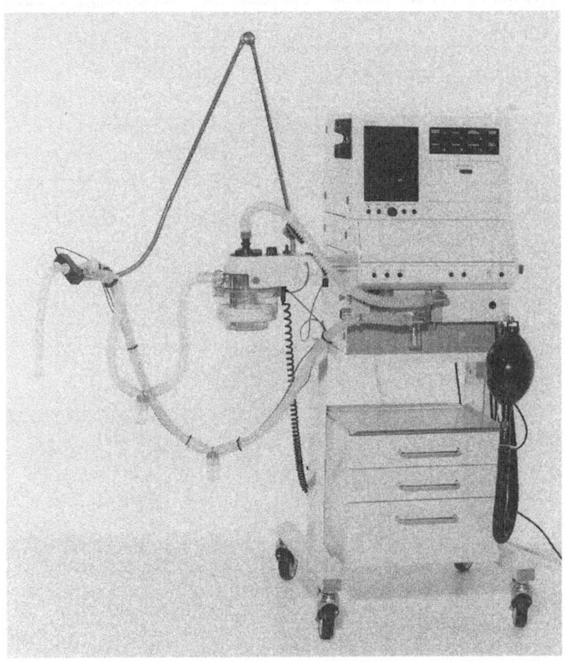

Gerätestatus, Warnungen und Einstellhilfen werden über den Bildschirm im Klartext vermittelt.
Lungenmechanik und Lungenfunktionsparameter wie:
- Compliance,
- Atemwegswiderstand,
- CO_2-Produktion und
- Totraumventilation

werden digital dargestellt.
Alle Parameter und Signale sind am Datenausgang des Geräts verfügbar. Das Steuerprinzip ist Zeitsteuerung.

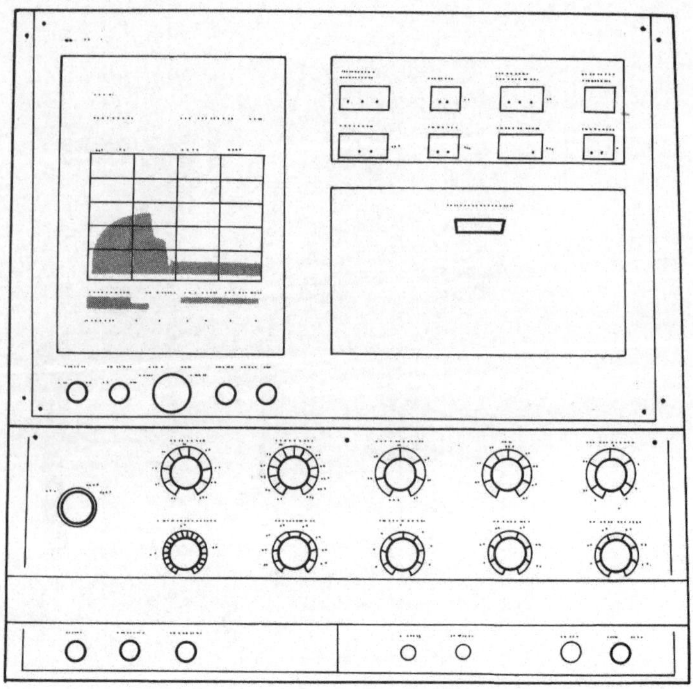

IPPV-Funktion

Die Inspirations- und Exspirationszeiten werden durch die eingestellte IPPV-Frequenz und das Beatmungszeitverhältnis I:E definiert. Während der Inspirationszeit wird das gewählte Hubvolumen mit dem Inspirationsfluß gefördert. Die verbleibende Inspirationszeit (inspiratorische Pausenzeit) dient dem intrapulmonalen Druckausgleich. Zur Applikation des gewählten Inspirationsvolumens (Hubvolumen) bei der gewählten IPPV-Frequenz (entsprechend dem erforderlichen Atemminutenvolumen) muß eine ausreichende Inspirationszeit zur Verfügung stehen. Ist die Inspirationszeit nicht lang genug, meldet das Gerät diesen Einstellungsfehler.
Aus dem Verlauf der Atemwegsdruckdarstellung läßt sich erken-

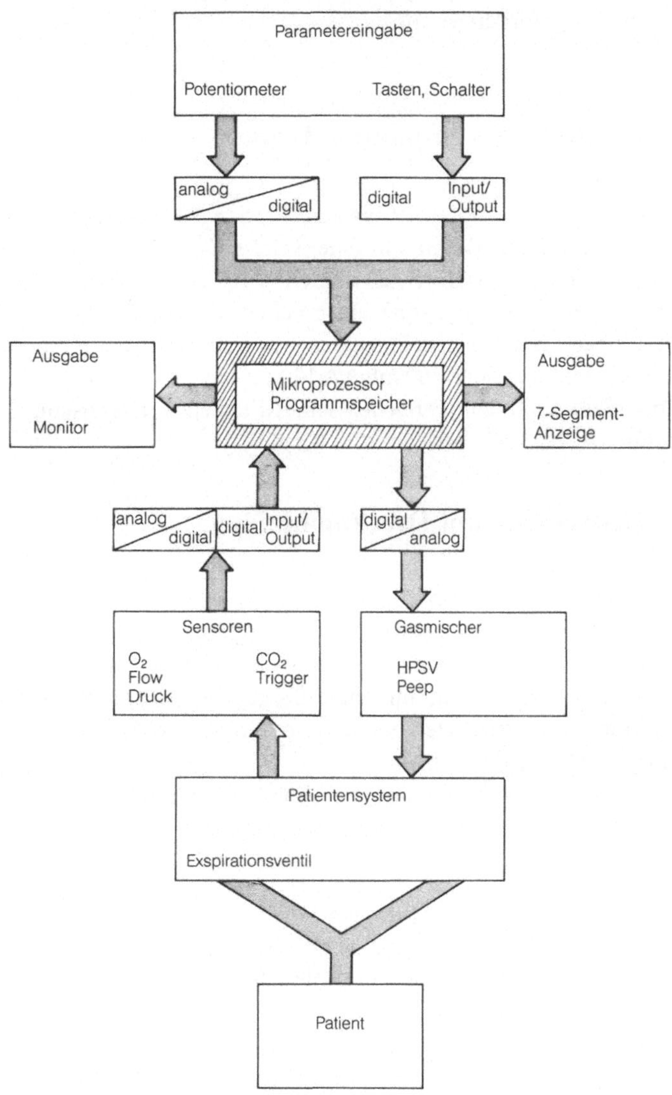
Parametereingabe
Potentiometer
Tasten, Schalter
analog
digital
digital
Input/
Output
Ausgabe
Monitor
Mikroprozessor
Programmspeicher
Ausgabe
7-Segment-
Anzeige
analog
digital
digital
Input/
Output
digital
analog
Sensoren
O2
Flow
Druck
CO2
Trigger
Gasmischer
HPSV
Peep
Patientensystem
Exspirationsventil
Patient

nen, ob das gewählte Inspirationsvolumen (V_T) in der vorgegebenen Zeit gefördert wurde.

Einstellung des Inspirationsflusses

Der Inspirationsfluß setzt bis zum Erreichen des eingestellten Wertes gleitend ein. Damit soll eine weiche Koppelung des Geräts an den Patienten gewährleistet werden.
Bei einer Beatmung ohne entsprechende Drucklimitierung durch die begrenzende Einstellung des Inspirationsdrucks (Inspirationsdruck auf maximal 100 mbar ≙ 10 kPa stellen) bleibt der Inspirationsfluß nach dem Erreichen seines Einstellwerts konstant.

Zeitsteuerung mit Drucklimitierung

Die während der inspiratorischen Flußzeit entstehende Druckspitze läßt sich mit einer Drucklimitierung begrenzen.
Die Patientenlunge kann so vor unzulässig hohen Beatmungsdrükken geschützt werden, ohne daß das gewählte Inspirationsvolumen beeinträchtigt wird. Bedingung ist, daß die Drucklimitierung größer als der Plateaudruck ist.
Sollte die Drucklimitierung auf einen so niedrigen Wert eingestellt sein, daß das gewählte Inspirationsvolumen nicht mehr verabreicht wird, so meldet das Gerät diese Einstellung.

Manueller Start und Verlängerung der Inspiration

Während der Betriebsarten CPAP, SIMV, und DMMV sind manueller Start sowie „Insp.-Hold" für maximal 15 s möglich.
Die Seufzerfunktion kann bei kontrollierter Beatmung eingeschaltet werden. Sie ist als intermittierender PEEP realisiert. Er wirkt alle 3 Minuten für 2 Atemhübe bzw. ist manuell auslösbar.

Der Trigger wird PEEP-kompensiert, die Triggerschwelle braucht nicht dem PEEP zugeordnet werden. Je größer der Wert der Triggerschwelle eingestellt wird, desto höher ist der erforderliche Triggerimpuls des Patienten. Wird das Gerät nicht patientengetriggert, läuft die Zeitsteuerung mit der gewählten IPPV-Frequenz und dem Beatmungsverhältnis I:E ab.
Es ist in der SIMV-Funktion möglich, den Atemhub des Geräts mit dem Atemzug des Patienten zu synchronisieren.
Die Inspirationsdauer des mandatorischen Beatmungshubs ergibt sich aus der Einstellung der IPPV-Frequenz und I:E. Die im Erwartungszeitfenster angezeigte Dauer ist abhängig von der eingestellten SIMV-Frequenz.
Mit der DMMV-Funktion wird eine Mindestventilation des Patienten sichergestellt. Hierbei ist im Gegensatz zur SIMV-Funktion die Wiederholfrequenz der mandatorischen Hübe nicht vorgegeben, sondern sie werden nur bei drohender Minderventilation ausgelöst.
Ein Demandgenerator wird durch die Einatmungsanstrengung des Patienten gesteuert. Der Öffnungsdruck beträgt −0,2 mbar (−0,02 kPa). Die maximale Flußleistung liegt bei 120 l/min bei −5 mbar (−0,5 kPa). Die Lieferung eines variablen Flusses, entsprechend der Einatmungsanstrengung, wird „lungenautomatisches Prinzip" genannt.
Bei Ausfall des elektrischen Netzes oder bei Gasausfall ist die Spontanatmung unter Verzicht auf PEEP mit gefilterter Raumluft möglich.
In den Fällen, in denen die Spontanatmung des Patienten zu flach ist, um einen adäquaten Gasaustausch zu erreichen, kann diese mit ASB („assisted spontaneous breathing") unterstützt und vertieft werden. Dem Patienten wird dabei die Atemarbeit ganz oder teilweise abgenommen. Die Größe der Druckunterstützung wird durch die Druckeinstellung des Potentiometers „intermittent PEEP/ASB" definiert. Mit dem Drehknopf p_{tr}/ASB wird die Steilheit des Atemwegsdrucks eingestellt.
Schneller Druckanstieg (linker Bereich des Drehknopfs, Zeiten von ca. 0,25 s–1,5 s kontinuierlich einstellbar) bewirkt einen hohen Fluß zu Beginn der Inspiration mit anschließendem dezelerierendem Fluß.

Für einen langsamen Druckanstieg ist der rechte Bereich des Drehknopfs anzuwählen (Zeiten von ca. 1,5–ca. 2,5 s).
Die ASB-Beatmungsform ist auch in den Spontanatemphasen der Betriebsarten SIMV und DMMV wirksam.
Eine manuelle Beatmung ist mit dem EV-A in allen Betriebsarten möglich. Aus Sicherheitsgründen wird die Inspirationszeit auf 10 s begrenzt.

Monitoring

Die geleistete maschinelle Ventilation wird in % der Gesamtventilation in SIMV- und DMMV-Funktion angezeigt und als Mittelwert über 1 min gemessen.
Die Compliance (ml/mbar $\triangleq$ ml/10^{-1} kPa) wird bei kontrollierter Beatmung sowie bei mandatorischen Beatmungshüben in der SIMV- bzw. DMMV-Funktion exspiratorisch errechnet und kontinuierlich angezeigt. Ebenso kann die errechnete Resistance abgerufen werden.
CO_2-Produktion ml/min: Anzeige des Mittelwerts über 1 min.
Totraumventilation: Anzeige des Mittelwerts über 1 min (V_D/V_T).
Zum Zweck der Dokumentation können der Informationsinhalt des Bildschirms und der von der 7-Segment-Anzeige durch Betätigen des Druckschalters „Bildstop" fixiert werden. Dieser Gerätezustand wird im Feld für Statusmeldungen angezeigt.

Alarme

Bei Stromausfall wird ein akustischer Alarm (Dauerton) ausgelöst.
Bei Ausfall der Druckgasversorgung wird ein akustischer Alarm ausgelöst.
Für die Überwachung des Exspirationsminutenvolumens, des Atemwegsdrucks und der inspiratorischen O_2-Konzentration können unabhängig obere und untere Grenzwerte eingestellt werden.

Eine aus dem Drucksignal abgeleitete Warnung bei Unterbrechung wird ausgelöst, wenn der Beatmungsdruck die untere Druckgrenze für mehr als 15 s unterschritten hat.
Bei Erreichen der oberen Druckgrenze (Stenosegrenze) schaltet das Gerät sofort auf Exspiration um.

Wartung

Das Patientensystem kann im Autoklaven bei 134 °C sterilisiert werden.

Bewertung

Die reichlich anfallenden Informationen in bezug auf Druck, Fluß, Volumen, Beatmungsform, Lungenmechanik und CO_2-Produktion werden übersichtlich und gut aufgeschlüsselt geliefert. Zusätzlich ist dabei von Vorteil, daß sämtliche Beatmungsparameter direkt am Respirator dargestellt werden.
Einerseits wird für den Erfahrenen durch die prompte Rückkoppelung der oben erwähnten Größen das differenzierte Arbeiten am Gerät mit seinen vielfach variablen Beatmungsmöglichkeiten erleichtert. Andererseits sind die analog und digital darstellbaren Parameter von diagnostischem Wert.
Im Rahmen der volumenkontrollierten und assistierten Beatmung sind alle Beatmungsformen bis hin zur „inversed ratio" stufenlos von 1:5 bis 4:1 einstellbar.
Eine Drucklimitierung ohne Beeinträchtigung des Atemzugvolumens ist möglich.
Eine druckbegrenzte Beatmung ist nur mittels des oberen Druckgrenzwerts möglich.
Die druckunterstützte Spontanatmungsform ASB ist aus folgenden Gründen eine nützliche Bereicherung dieses Geräts:
1) Es fällt eine gute Akzeptanz der wachen oder nur analgesierten Patienten unter dieser Beatmungsform auf, besonders bei der Gewöhnung an den oder der Entwöhnung vom Respirator.

2) Bei Problempatienten (niedrige Compliance, hohe Resistance, wie z.B. bei Langzeitbeatmung) scheint ASB zu einer Verbesserung der Atemmechanik und des Gasaustausches zu führen.

Schwierig kann bei der Kombination der beiden Beatmungsmuster ASB und SIMV oft die an den Patienten adaptierte Einstellung sein. Es sind mehrere Funktionseinheiten gleichzeitig zu bedienen, was sich aber aus der Komplexität der beiden Beatmungsformen und der Zeitlimitierung des SIMV-Hubes ergibt.

Bei CPAP fällt immer noch eine, wenn auch deutlich reduzierte, erkennbare Atemanstrengung auf. Das dafür verantwortliche Demand-flow-System kann aber aufgrund des vorhandenen ASB durch wenige mbar Druckunterstützung überlistet werden.

Die Beschriftung ist auch aus einer Distanz von 1 m gut leserlich.

Gut gelöst sind die ergonomischen Gesichtspunkte bei der Anordnung der Funktionsknöpfe, der Bedienung, den Alarmgrenzen und dem digitalen bzw. analogen Monitoring.

Das Gerät benötigt relativ viel Platz neben dem Krankenbett. Es erfüllt alle Anforderungen der heutigen Beatmungstechnik, ausgenommen der Hochfrequenzbeatmung. Seine besondere Rechtfertigung verdient es im Einsatz an Patienten, bei denen die Beatmung problematisch ist, weil hier durch reichhaltiges Monitoring ein nuanciertes Einstellen der kontrollierten und spontanen Beatmungsformen möglich ist.

Bewertungstabelle s. S. 240.

Dräger Evita

Allgemeine Funktionsbeschreibung

Dräger Evita ist ein zeitgesteuertes, volumenkonstantes Langzeitbeatmungsgerät für Erwachsene und Kinder (Tidalvolumina von 50 bis 2000 ml) mit integriertem Monitoring für F_IO_2, AMV, Atemwegsdruck, Atemgastemperatur und Atemfrequenz.
Alle Druck- und Flußfunktionen einschließlich der Mischung des Inspirationsgases werden mit 2 Präzisionsventilen („high pressure servo valves", HPSV) gesteuert.
Sämtliche Gerätefunktionen werden von einem Multiprozessorsystem gesteuert und überwacht, wobei Überwachungs- und Steuerfunktionen von jeweils getrennten, sich gegenseitig überwachenden Systemen verwaltet werden. Verbunden mit den automatisch ablaufenden Funktionstests vor Inbetriebnahme und während des Betriebs wird damit eine maximale Systemzuverlässigkeit erreicht.
Die analoge Einstellung der Beatmungsparameter sowie eine intelligente Benutzerführung in Verbindung mit der Visualisierung der Beatmung durch ein eingebautes, voll graphikfähiges und hinterleuchtetes Flüssigkristalldisplay machen das Gerät sehr benutzerfreundlich und erleichtern die Routinearbeit.
Wichtige Parameter einschließlich Resistance und Compliance werden automatisch kalkuliert und auf speziellen Displays dargestellt.
Eine genormte, serielle Schnittstelle gestattet die Kommunikation mit Datenverarbeitungsanlagen.
Durch Austausch der Software sind die Funktionen des Gerätes beliebig zu erweitern.

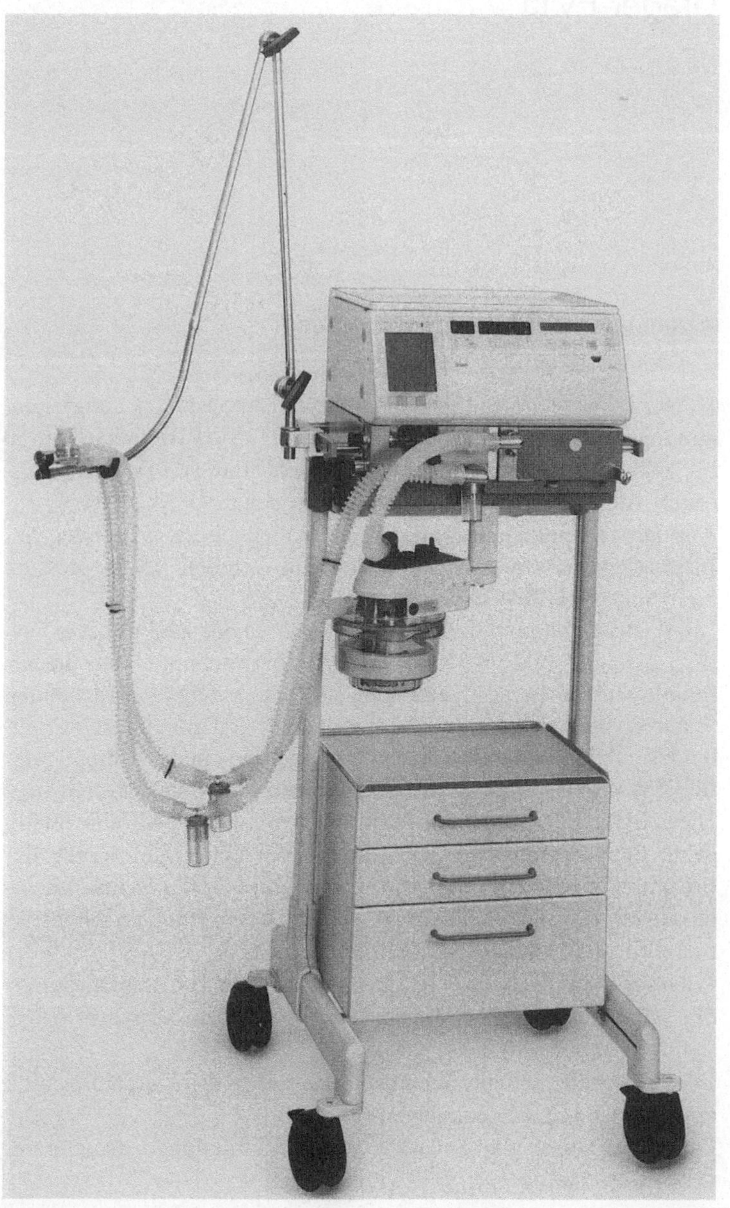

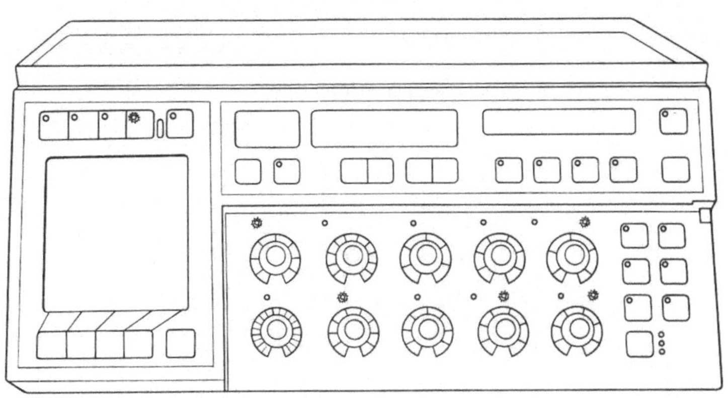

Gasfluß

Die aus der zentralen Gasversorgungsanlage dem Gerät zugeführten Gase (2,7-6 bar bzw. 0,27-0,6 kPa) werden den beiden HPSV zugeführt, die sie entsprechend den eingestellten Parametern (F_IO_2), Druck, Fluß und Tidalvolumen) dosieren und in den Inspirationsschenkel des Patientenschlauchsystems leiten. Das Exspirationsgas wird über den Exspirationszweig des Schlauchsystems zum Gerät zurückgeführt und fließt durch einen autoklavierbaren Patiententeil über das Exspirationsventil und die exspiratorische Flowmeßeinrichtung (Hitzdrahtanemometer) zur Abgastülle.

Im Inspirationskanal des Geräts werden gemessen: inspiratorische Gasmenge, O_2-Konzentration und Atemwegsdruck; im Exspirationskanal werden gemessen: Atemwegsdruck, Differenzdruck für Trigger und Demandflow und exspiratorischer Gasfluß bzw. -volumen. Die Atemwegsdrucksensoren werden vom Prozessorsystem so abgefragt, daß der jeweilige flußlose Kanal zur Meßwertdarstellung benutzt wird. Damit ist sichergestellt, daß der unmittelbar am Patienten herrschende Atemwegsdruck erfaßt wird.

Ein Medikamentenvernebler kann über einen Steckadapter angeschlossen werden; die Gerätesteuerung sorgt dafür, daß der Vernebler nur während der Inspiration und für maximal 10 min betrieben wird.

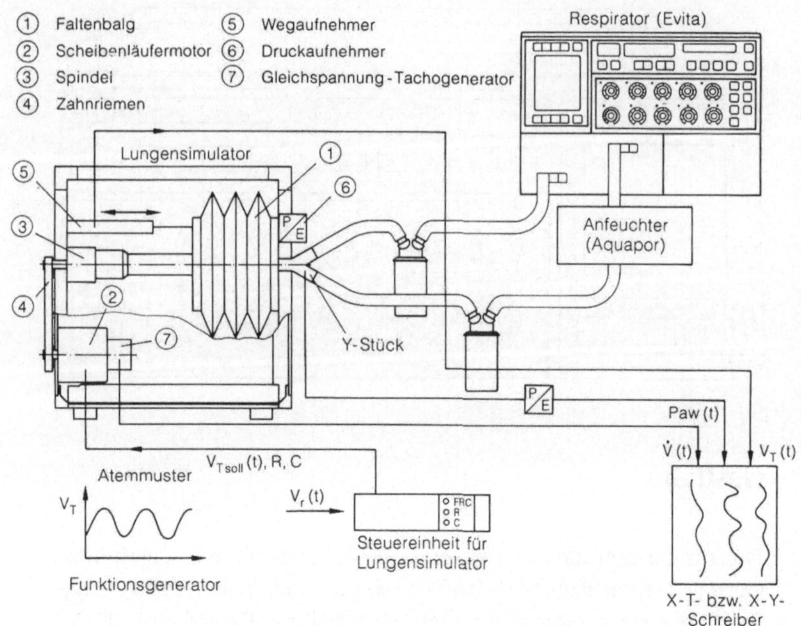

Bedienungselemente

Tasten

Die Betriebsarten (IPPV, SIMV, MMV, ASB/Spontan) werden mit entsprechenden Tasten aufgerufen, ebenso Sonderfunktionen (z.B. Medikamentenvernebelung); zukünftige Beatmungsmuster können über eine Menüstruktur mittels unterhalb des Bildschirms angeordneter Softkeys angewählt werden.
Verschiedene Meßwertkonfigurationen werden durch entsprechende Tasten an einem separaten Display aufgerufen.
Obere und untere Grenzwerte für das Atemminutenvolumen werden ebenfalls mit Tasten eingestellt.

Analogsteller für:

- inspiratorische O_2-Konzentration (21%-100%),
- Tidalvolumen (0,1-2 l),
- Inspirationsflow (6-120 l/min),
- maximaler Atemwegsdruck (10-100 mbar bzw. 1-10 kPa),
- IPPV-Frequenz (5-60/min),
- IMV-Frequenz (5-20/min),
- I : E-Verhältnis (4 : 1-1 : 5),
- PEEP/CPAP (0-35 mbar bzw. 0-3,5 kPa),
- intermittierender PEEP/ASB (0-35 mbar bzw. 0-3,5 kPa),
- Triggerempfindlichkeit bzw. Druckanstiegszeit bei ASB [0,5-5 mbar (0,05-0,5 kPa) bzw. 0,25-2,5 s].

Um eine unbeabsichtigte Verstellung der Beatmungsparameter zu verhindern, sind die entsprechenden Elemente hinter einer Klappe angeordnet, so daß der Benutzer nur mit den zur Beurteilung der jeweiligen Beatmungssituation erforderlichen Informationen ständig konfrontiert wird.

Beatmungsfunktionen

Im Dräger Evita wurden die im EV-A bewährten Beatmungsfunktionen übernommen. Zusätzlich verfügt Dräger Evita über eine Leckagekompensation während der PEEP-Phase: Leckagen bis 20 l/min werden bei ausgeschaltetem Trigger substituiert, um den eingestellten PEEP stabil zu halten.

Monitoring und Alarme

Dräger Evita besitzt ein umfangreiches Patientenmonitoring; die Alarmgrenzen sind bei F_IO_2, Atemwegsdruck, Zyklusüberwachung und Atemgastemperatur den Einstellwerten automatisch zugeordnet. Nur AMV- und Frequenzüberwachungsgrenzen müssen durch den Anwender patientengerecht eingestellt werden. Die Ausgabe der

Alarme und Statusmeldungen ist so strukturiert, daß dem Anwender aus Gründen der Übersichtlichkeit jeweils nur die zunächst wichtigste Meldung angezeigt wird.
Alle für das Beatmungsprotokoll relevanten Meßfunktionen sind einem speziellen Display zugeordnet, in dem aufgerufen werden können:
Atemgastemperatur, exspiratorisches Tidalvolumen, Frequenz, Resistance und Compliance;
Atemwegsdrücke: maximaler Plateau- und Mitteldruck; CPAP und minimaler Druck.
Dabei wählt das Gerät automatisch die für die jeweilige Beatmungsform sinnvollen Beatmungsparameter aus.
In diesem Menü sind ferner Datum und Uhrzeit aufrufbar.
Auf einem Graphikbildschirm können wahlweise dargestellt werden: Atemwegsdruck- und Flowkurve, wobei die zeitliche Auflösung automatisch an die Maschinenfrequenz angepaßt ist. Ebenso werden auf diesem Display sämtliche Status- und Alarmmeldungen in Klartext ausgegeben.
Neben dem Patientenmonitoring besitzt Dräger Evita ein umfangreiches Maschinenmonitoring, welches den Anwender jederzeit in Klartext über den Ausfall der Druckgase und über Gerätefehlfunktionen informiert. Der Service wird dadurch erleichtert, daß den Fehlfunktionen Zahlencodes zugeordnet sind, die eine schnelle Lokalisierung des Fehlers erlauben. Auch das Maschinenmonitoring ist wie das Patientenmonitoring hierarchisch strukturiert.

Wartung

Geräteinspektion und wiederkehrende sicherheitstechnische Kontrollen alle 6 Monate.
Das komplette Gerät kann im Aseptor desinfiziert werden; die kontaminierbaren atemgasführenden Teile sind bei 134 °C autoklavierbar.
Das Gerät ist so aufgebaut, daß dem Servicetechniker alle Komponenten im betriebsfähigen Zustand zugängig sind.

Bewertungstabelle s. S. 242.

Dräger CF 800

Allgemeine Funktionsbeschreibung

Das Gerät CF 800 von Dräger ist ein Atemhilfegerät, das als Wandschienengerät konzipiert wurde. Die Zufuhr von O_2 und Druckluft erfolgt über je einen Wandstecker aus der zentralen Gasversorgungsanlage. Die Gase passieren 2 getrennte Dosierventile und werden über je ein Rotameter für O_2 und Druckluft anhand einer Mischwerttabelle eingestellt (F_IO_2). Die Mischluft gelangt stromabwärts in ein Reservoir (Kunststoffaltenbalg) und wird über ein Rückschlagventil zum Patienten-T-Stück geleitet. Am abführenden Teil des Patienten-T-Stücks ist mittels zwischengeschaltetem Faltenschlauch ein PEEP-Ventil installiert. Der eingestellte CPAP-Wert kann an einem Analogmanometer, das sich neben den Rotametern befindet, abgelesen werden. Bei Ausfall der zentralen Gasversorgung kann der Patient über ein Notluftventil Zimmerluft atmen. Eine Schnellkupplung am Drucklufteingang ist für die Steuerleitung des Medikamentendüsenverneblers vorgesehen.

Alarm

Außer dem Sicherheitsventil, das bei Drücken über 25 mbar (2,5 kPa) öffnet, sind primär im Gerät keine Alarme vorhanden. Optional können zu diesem Gerät ein Heißvernebler und ein O_2-Sensor betrieben werden.

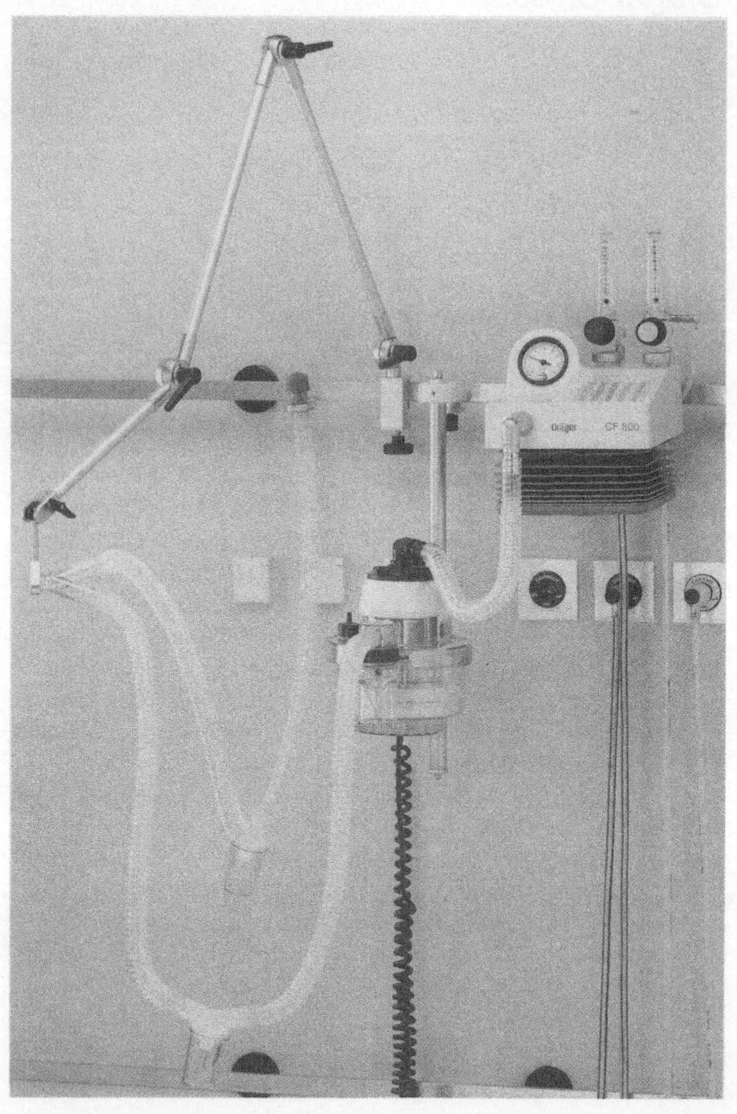
CF 800

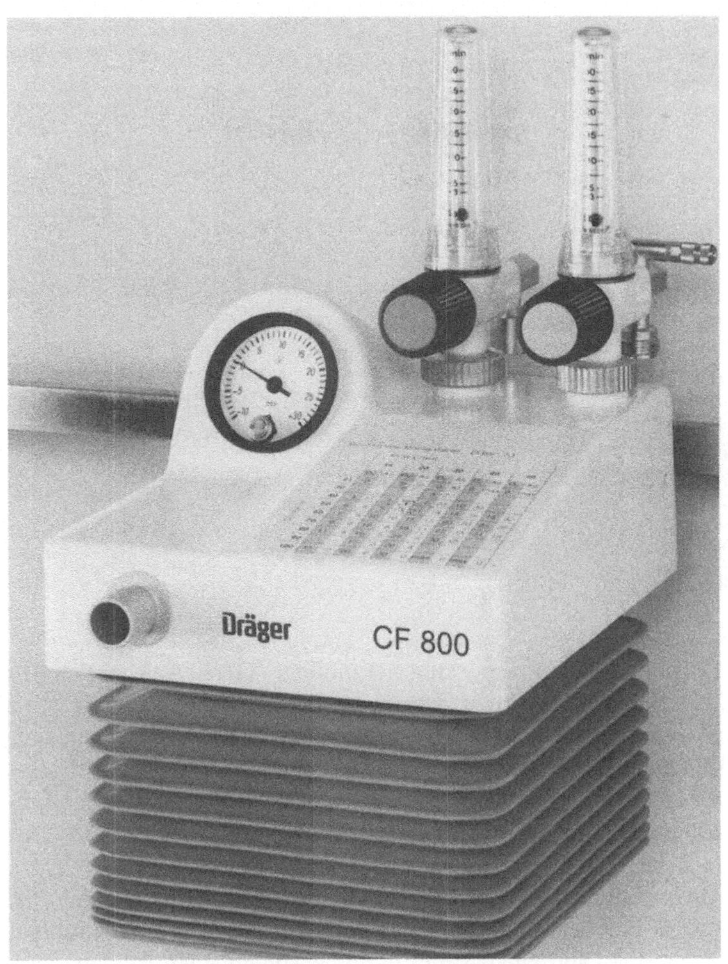

Wartung

Der Zusammenbau und Einsatz des Gerätes ist einfach und vom Personal schnell zu bedienen. Bei Verwendung von „künstlichen Nasen“ entfällt der Gebrauch eines Heißverneblers. Eine Desinfek-

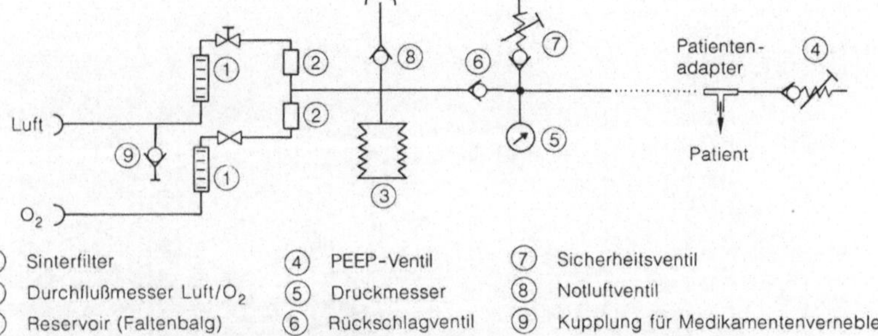

tion des Grundgerätes ist durch Sprüh- oder Wischdesinfektion nach Herstellungsvorschriften möglich. Die Gerätewartung wird halbjährlich vom Werk vorgeschrieben.

Bewertung

Es handelt sich um ein wenig störanfälliges Gerät, welches von den Schwestern einfach zu bedienen ist. Die aufzuwendende Atemarbeit ist unterschiedlich stark abhängig von dem jeweils benutzten endständigen PEEP-Ventil.

Als störend empfunden werden die verschiedenen zusätzlichen Einzelteile, wie Heißvernebler, künstliche Nase, PEEP-Ventil, O_2-Sensor.

Auch wenn es nach der MedGV als Klasse-III-Gerät definiert ist, erweist sich bei ihm ein fehlendes Alarmsystem für Atemstillstand, Hochdruck- und Niederdruckalarm bei somnolenten Patienten und knapper Schwesternpräsenz als Sicherheitseinschränkung. Bei septischen Patienten läßt das Gerät nur einen partiellen Wechsel potentiell kontaminierter Teile zu (z. B. ist der Atembalg nicht für einen schnellen Wechsel vorgesehen). Die äußere Form und die Verarbeitung des Gerätes machen einen guten Eindruck.

(Bewertungstabelle für dieses Gerät entfällt.)

Engström Elvira

Elvira ist die technische Weiterentwicklung von *Erica II*. Dieser Respirator für die Langzeitbeatmung von Erwachsenen und Kindern (ab 100 ml) Zugvolumen) ist ebenso wie *Erica* tidalvolumengesteuert und wird von Mikroprozessoren geregelt und überwacht.
Wie bei *Erica* werden Druck-, Zeit- und Flowsteuerung bei der Einstellung entsprechender Atemmuster anstelle der Tidalvolumensteuerung aktiviert. Gasfluß und Funktionsprinzip entsprechen ebenfalls dem *Engström-Erica-Respirator.*
Neu an diesem Respirator ist ein integrierter Monitor mit LCD-Bildschirm und ein ebenso integrierter Metabolic-Computer zur Messung von C_2-Verbrauch und CO_2-Produktion in Verbindung mit einem externen CO_2-Analyzer. Da die Funktionsweise dieses Gerätes mit *Engström Erica* identisch ist, werden an dieser Stelle lediglich die Neuerungen herausgestellt.

Monitoring

Das leistungsfähige, mikroprozessorgesteuerte Patientenüberwachungssystem und der Bildschirm in *Engström Elvira* machen dem Anwender eine Fülle von Informationen über den Atmungszustand des Patienten zugänglich. Die verfügbaren Informationen umfassen sowohl Echtzeitkurven von Druck, Flow und Kapnogramm als auch Trendkurven über Lungenfunktionsparameter, Spontanatmungsparameter sowie Gasaustausch- und metabolische Werte. Zusätzlich werden Informationen über den Behandlungszeitraum (bis zu 14 Tagen) im Monitor gespeichert und ermöglichen den Abruf von Mittelwerten.

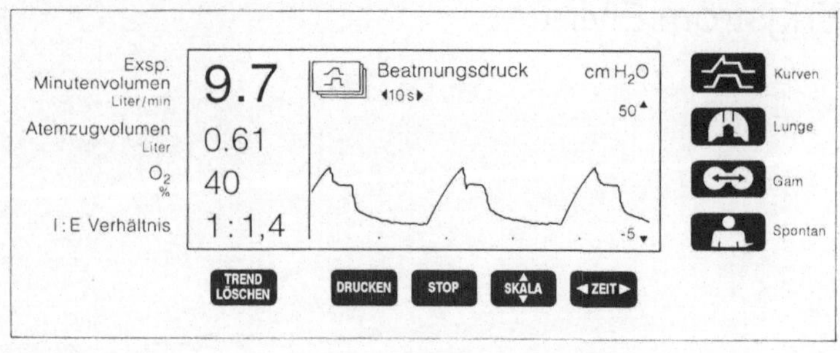

Zusammenfassung der Bildschirmanzeigen der Parameter

Taste	Bildschirmtitel	Zeitskalen
KURVEN	BEATMUNGSDRUCK Echtzeitkurve	10 und 30 s
	INSP. FLUSS Echtzeitkurve	10 und 30 s
	KAPNOGRAMM	10 und 30 s
LUNGEN	Numerische Werte	Aktuell, 1, 4, 24 h, 14 Tage
	INSP. WIDERSTAND Trendkurve	1, 4, 24 h, 14 Tage
	COMPLIANCE Trendkurve	1, 4, 24 h, 14 Tage
	SPITZENDRUCK Trendkurve	1, 4, 24 h, 14 Tage
	MITTELDRUCK Trendkurve	1, 4, 24 h, 14 Tage
	PEEP/CPAP Trendkurve	1, 4, 24 h, 14 Tage
GAM	Numerische Werte	Aktuell, 1, 4, 24 h, 14 Tage
(Gas-	O_2-AUFNAHME Trendkurve	1, 4, 24 h, 14 Tage
Austausch-	CO_2-ABGABE Trendkurve[a]	1, 4, 24 h, 14 Tage
Messung)	RQ Trendkurve[a]	1, 4, 24 h, 14 Tage
	Metabolic-Rate, Trendkurve	1, 4, 24 h, 14 Tage
	GAM-TEST	Akutell
SPONTAN	Numerische Werte	Aktuell, 1, 4, 24 h, 14 Tage
(Spontan-	SPONT.MV Trendkurve	1, 4, 24 h, 14 Tage
aktivität)	SPONT.AV Trendkurve	1, 4, 24 h, 14 Tage
	SPONT.FREQ. Trendkurve	1, 4, 24 h, 14 Tage
	GESAMTFREQ. Trendkurve	1, 4, 24 h, 14 Tage
	SPONT./GESAMT-MV Trendkurve	1, 4, 24 h, 14 Tage

[a] Wenn ein externes CO_2-Meßgerät angeschlossen ist.

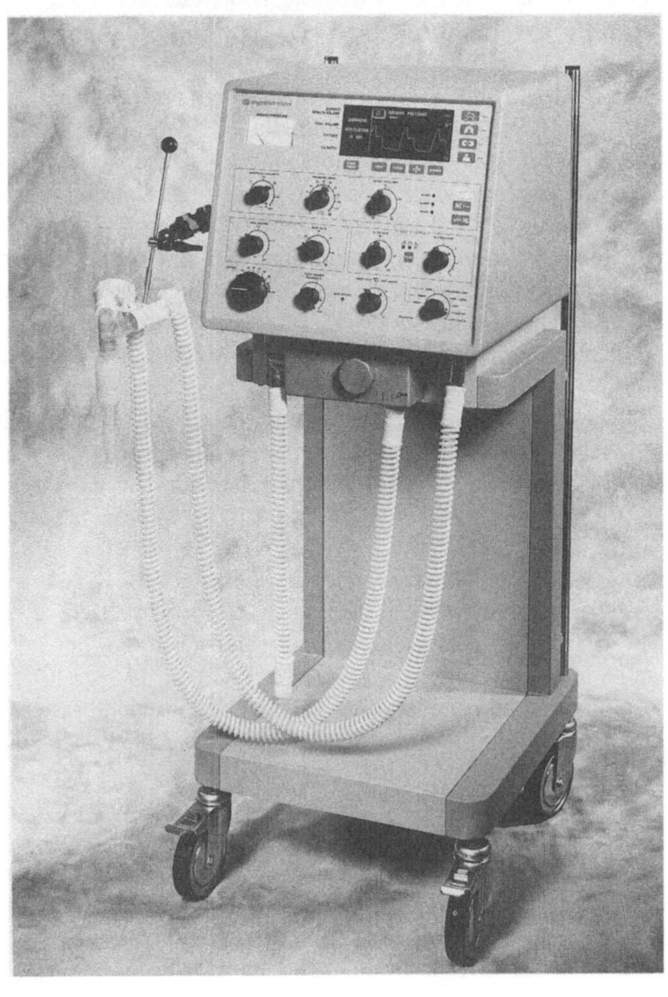

Die angezeigten Meßergebnisse von O_2-Aufnahme, CO_2-Produktion und Energieumsatz können bedeutende Informationen über die Beatmung und die künstliche Ernährung geben.

(GAM) Gasaustauschmessung mit dem Metabolic-Computer

Der GAM-Monitor in *Elvira* arbeitet ständig und vollkommen automatisch auf der Grundlage der indirekten Kalorimetrie. Aus inspiratorischem Minutenvolumen und dem Unterschied zwischen inspiratorischer und exspiratorischer O_2- sowie CO_2-Konzentration wird der Gasaustausch in der Lunge ermittelt. Der Energieverbrauch oder die Metabolic-Rate errechnet sich aus O_2-Aufnahme und respiratorischem Quotienten (RQ). Die vom GAM-Monitor verwendeten Gleichungen zur Berechnung des Gasaustausches und des Energieverbrauchs in den Lungen basieren auf der Messung der CO_2-Produktion. Wird diese Messung nicht durchgeführt (wenn z.B. kein CO_2-Analyzer vorhanden ist), benötigt der GAM-Monitor in jedem Fall einen geschätzten, tatsächlichen respiratorischen Quotienten (RQ). Dieser kann auf der Geräterückseite mit dem RQ-Regler eingestellt werden (es stehen die Werte 0,7/0,8/0,9 und 1,0 zur Verfügung).

Dann beträgt die Fehlerquote etwas weniger als 8%. Bei den meisten parenteral ernährten Patienten erreicht man einen akzeptablen Mittelwert zwischen gemessenem und theoretischem RQ der zugeführten Nährstoffe, wenn:

1) Glukose- und Fettenergie zu gleichen Teilen zugeführt werden,
2) Energiezufuhr in 24h und Energieverbrauch in 24h ungefähr übereinstimmen,
3) 15-20% der gesamten Energieversorgung mit Proteinen gedeckt werden.

Unter diesen Umständen liegt ein RQ von 0,8% leicht unter dem kalorischen O_2-Wert für die Mischung aus Glukose und Lipiden. Dies wiederum gleicht den Einfluß der Proteinoxidation aus (weniger als 3% des Energieverbrauchs).

Alarme

Engström Elvira besteht aus 2 Hauptkomponenten, dem Ventilator und dem Monitor. Beide Teile arbeiten unabhängig voneinander. Auch wenn es im Monitorbereich zu Störungen kommt, arbeitet der

Ventilator einwandfrei weiter. Dies gilt auch dann, wenn Fehlfunktionen im Ventilator auftreten; sie beeinträchtigen die Monitorfunktionen nicht.
Wichtige Ventilatorfunktionen werden von Elvira doppelt kontrolliert oder intern aufgezeichnet, um das Patientenrisiko im Fall eines einzelnen Defekts zu minimieren.
Ein umfangreiches Alarm- und Warnsystem wurde integriert, das den Anwender sofort veranlaßt, Patient und Ventilator zu überprüfen.
Fehlfunktionen im Meßsystem von *Elvira* (die an den Monitor weitergeleitet werden) führen ohne Verzögerung zur Auslösung eines Alarms.
Die Zeitspanne zwischen Feststellung einer Alarm- und Warnsituation und der entsprechenden akustischen oder visuellen Anzeige beträgt weniger als 1 s.
Elvira verfügt über 2 Arten von Alarmen - den Patientenalarm und den Versorgungsalarm.
Die Patientenalarme überwachen folgende Parameter:
- exspiratorisches Minutenvolumen,
- Beatmungsdruck,

Alarmmeldung auf dem Display	Bedeutung
MINUTENVOL. HOCH	Warnung vor Hyperventilation
MINUTENVOL. NIEDER	Warnung vor Hypoventilation/Undichtigkeit
DRUCK HOCH	Warnung vor überhöhtem Luftdruck. Einatmung wird sofort beendet. Druck wird abgebaut, wenn er weiter ansteigt
DRUCK NIEDER	Warnung vor undichter Luftversorgung/ Schläuche diskonnektiert
FREQUENZ NIEDER	Apnoe: niedrige Atemfrequenz
FREQUENZ HOCH	Hohe spontane Atemfrequenz
GASVERSORGUNG LUFT	Luftversorgung defekt/unterbrochen
GASVERSORGUNG O_2	O_2-Versorgung defekt/unterbrochen
O_2 NIEDER	Gemessene O_2-Konzentration liegt unter der Gasmischereinstellung
O_2 HOCH	Gemessene O_2-Konzentration liegt über der Gasmischereinstellung

- Atmungsaktivität,
- O_2-Konzentration in den inspiratorischen Gasen.

Die Versorgungsalarme überwachen folgende Parameter:
- Luftversorgung,
- Sauerstoffversorgung,
- Netzversorgung.

Warnungen

Eine Warnung hat eine geringere Priorität als ein Alarm. Sie ist durch einen Summton und Aufblinken der gelben Warnlampe wahrnehmbar. Während einer Warnung blinken auch die betroffenen numerischen Werte im linken Viertel des Displays. Folgende Zustände können als Warnung angezeigt werden: O_2-Konzentration für mehr als 2 min über 95%, I : E-Verhältnis $> 1:1$, „Ventilator ist aus" und „niedriges Atemzugvolumen geliefert".
Alle Warnungen lassen sich außer der letztgenannten unterdrücken, bis die Ursache behoben ist.

Geräterückseite

Auf der Geräterückseite befinden sich folgende Komponenten: Netzschalter, 2 Sicherungen, Halterung für Kurzbedienungsanleitung, Anschluß für Analogschreiber, Anschluß für externen Computer/Drucker, Digitalschnittstelle RS-232, Datenausgabeintervall-Wahlschalter, Digitalausgang für externen Alarm oder zusätzliche Geräte, CO_2-Eingang für CO_2-Meßgerät, RQ-Wahlschalter, Anzeige für Laufzeit, Menüknopf für Grundeinstellung, Wahlschalter für die Lautstärke von Alarm und Warnung, Kalibrierregler für exspiratorisches Minutenvolumen, Anschlüsse für die Gasversorgung, Abdekkung für Kühlventilator, dahinter auswechselbares Luftfilter, Netzkabel.

Wartung

Die sterilisierbare Patienteneinheit ist auf wenige Teile beschränkt und ist leicht auszuwechseln (wie bei *Engström Erica*).
Der Hersteller empfiehlt alle 6 Monate oder alle 1500 Betriebsstunden eine Inspektion und alle 12 Monate oder 3000 Betriebsstunden eine Wartung. Die Kosten für Inspektion und Wartung belaufen sich zusammen auf ca. DM 1200,-.

Bewertung

Das Frontpanel bei *Engström Elvira* ist leicht nach hinten abgewinkelt. Dadurch sind alle Einstellungen und Anzeigen besser abzulesen. In dem auf der Frontplatte eingebauten Display erscheinen die Meldungen orange auf schwarzem Hintergrund. Daher können die Informationen bei allen Lichtverhältnissen und Blickwinkeln abgelesen werden. Neben dem Display sind 4 mit Symbolen gekennzeichnete Tasten plaziert, mit denen man eine Fülle von Informationen abrufen kann. Mit der Kurventaste können Echtzeitkurven von Druck, Fluß und Kapnogramm angewählt werden. Durch Drücken der Lungentaste können bis zu 6 verschiedene lungenmechanische Werte aufgerufen werden.
Beim Bedienen der GAM-Taste erhält man auf dem Bildschirm 5 verschiedene Anzeigen, die über den ständigen Gasaustausch und den Metabolic-Zustand informieren. Durch Drücken der Taste „Spontan" können 6 Informationen über die Spontanaktivitäten des Patienten angewählt werden. Für Trendanzeigen stehen folgende Zeiteinteilungen zur Verfügung: 1 h, 4 h, 24 h, 14 Tage.
Neu im Vergleich zu *Engström Erica* ist ein zusätzlicher Knopf für die Einstellung der oberen Frequenzgrenze, bei deren Überschreitung eine Hechelatmung rechtzeitig als Alarm angezeigt wird. Der Flowtrigger wurde bis auf 500 ml/s erweitert. Für den Arbeitsbereich von 0-50 ml/s ist eine Arretierung zu drücken.
Das Gerät macht direkt nach dem Einschalten einen Selbsttest. Wird dabei eine Fehlfunktion festgestellt, erscheint die Fehlermeldung auf dem Display.

Der höchstmögliche Flow zum Patienten beträgt 30 l/min. Er wird durch den O_2-Mischer begrenzt. Der Patient kann sich aber über ein Spontanluftventil zusätzlich Raumluft zumischen. Engström Elvira hat insgesamt ein anwenderfreundliches Design mit übersichtlich und logisch angeordneten Bedienungselementen.
Laut Firmenangabe soll bis Ende 1992 eine neue Softwareoption eine druckkontrollierte volumenkonstante Beatmung ermöglichen. Zusätzlich werden zu diesem Zeitpunkt die Geräte auch über einen internen CO_2-Analyzer verfügen.

Bewertungstabelle s. S. 244.

Engström Erica

Allgemeine Funktionsbeschreibung

Der *Engström*-Erica-Respirator ist ein volumengesteuerter Respirator für die Langzeitbeatmung, mit allen Möglichkeiten der modernen Beatmung und Beatmungsentwöhnung, außer der druckunterstützten Entwöhnung. Anstelle dieser Betriebsart hat er ein flowgetriggertes Inspirationshilfesystem.

Gasfluß

Die Atemgase (O_2 und Luft) gelangen von Wandentnahmesteckdosen über Teilchenfilter in den Respirator und passieren einen Druckwächter (Alarm bei Gasausfall) sowie einen Druckminderer. In der Folge strömen die Atemgase in den O_2-Luft-Mischer.
Die weitere Applikation des Atemgases erfolgt ähnlich wie bei früheren *Engström*-Respiratoren durch ein primäres Antriebssystem, das indirekt in einer Kammer mit dem sekundären Patientensystem über eine flexible Membran verbunden ist.
Während der Inspiration wirkt das Antriebssystem so auf die Membran, daß der gewünschte Inspirationsdruck sowie das gewünschte Flußmuster erzielt werden. Das zur Inspiration benötigte Gas fließt vom Mischer über ein Ein/Aus-Ventil (Einfüllventil) in die untere Hälfte der Beatmungskammer. Ein Überlaufen dieser Kammer wird durch ein Überlaufventil an der Membran vermieden, das sich dann öffnet, wenn die Membran die Kammerdecke berührt. Die

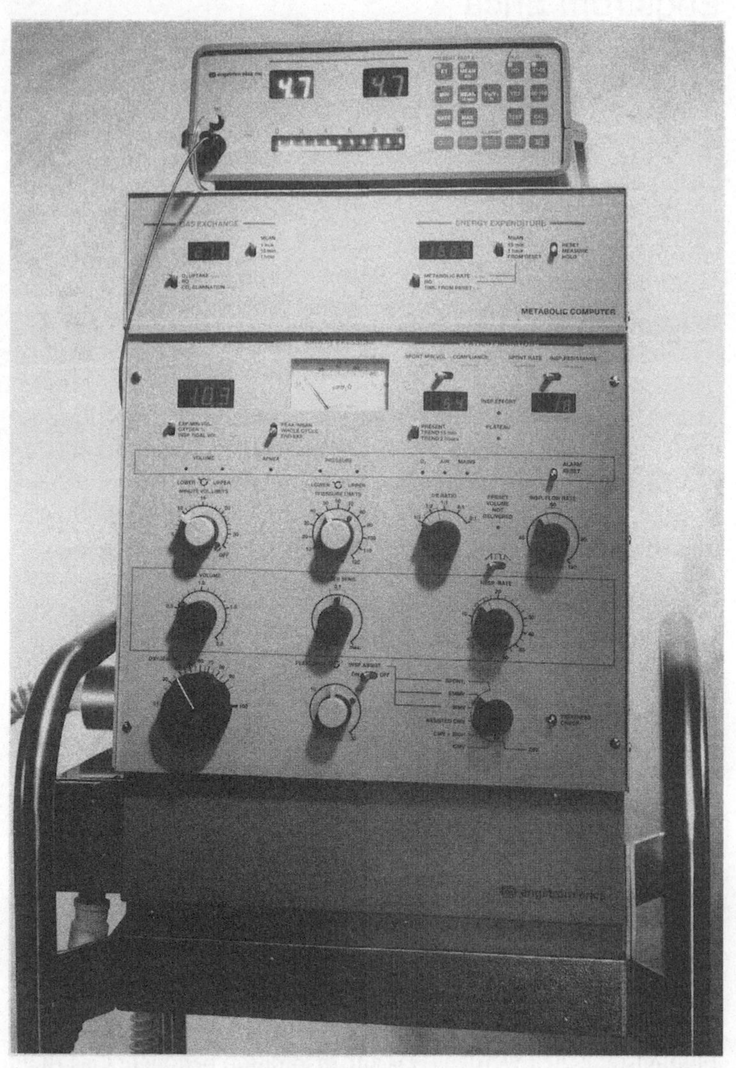
METABOLIC COMPUTER

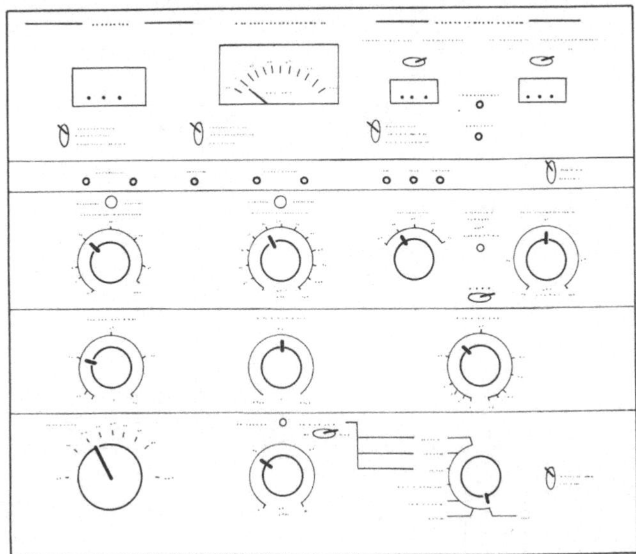

Beatmungskammer wird durch das Einströmen von Druckluft über einen Ejektor, der die Luft aus der Atmosphäre mit sich zieht, in den oberen Teil der Kammer entleert. Dadurch wird die Membran nach unten gedrückt, und die Atemgase werden in das Patientensystem gebracht.

Das Strömen der Druckluft in den oberen Teil der Kammer wird von einem elektronisch gesteuerten Nadelventil, dem elektrodynamischen Ventil bestimmt. Der gewünschte Inspirationsdruck und die Flußmuster werden durch elektrische Signale an das Ventil erzielt.

Der Fluß zum Patienten wird mit Sensoren und Ventilen gesteuert und gemessen. Auf diesem Weg befinden sich ferner ein Spontanatmungsventil, das dem Patienten gestattet, bei Stromausfall Raumluft zu atmen, sowie ein Einwegventil, das eine Exspiration in die Beatmungskammer verhindert. Für die Inspiration befindet sich in dem Gerät ein Drucksensor, der den Spitzendruck, den gesamten Druckverlauf sowie den endexspiratorischen Druck mißt und diesen auf einem umschaltbaren Analoginstrument anzeigt.

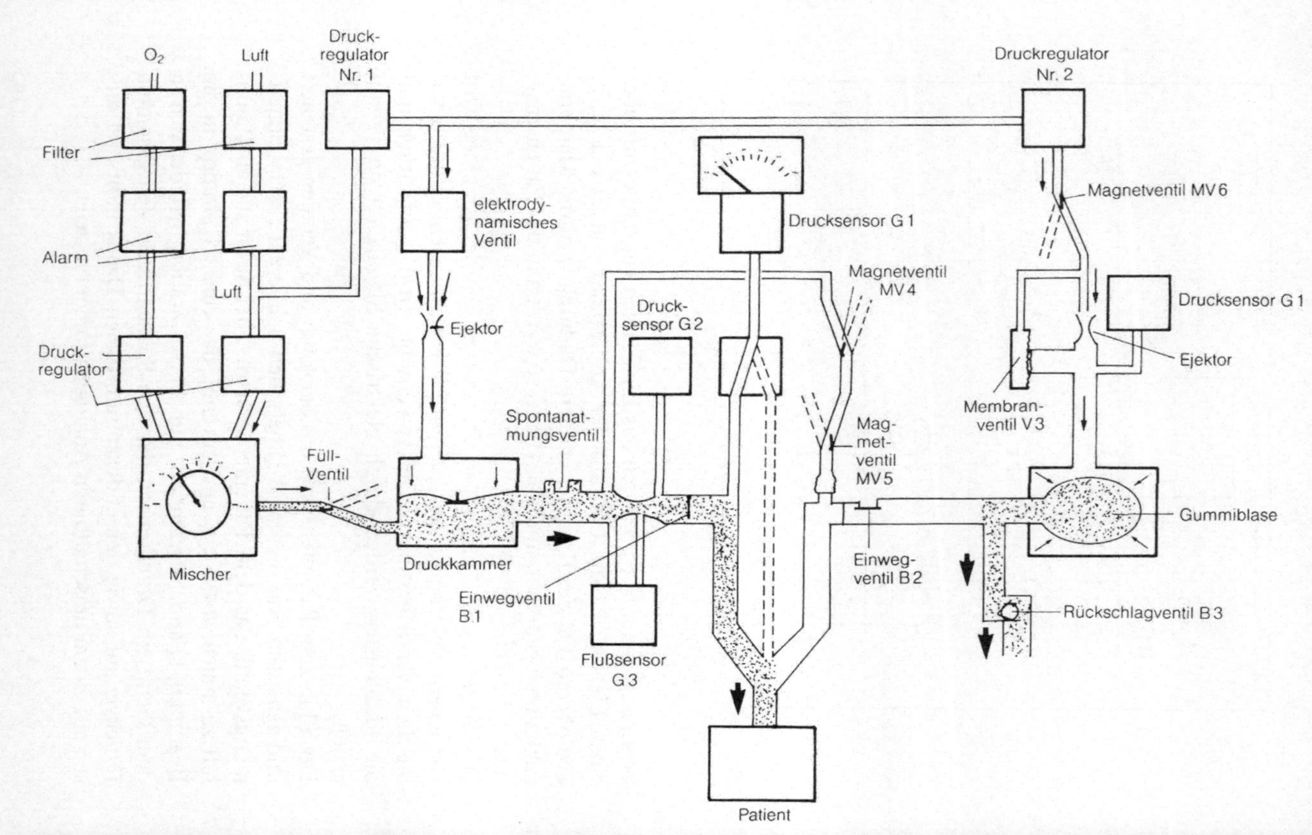

O$_2$
Luft
Druck-
regulator
Nr. 1
Druckregulator
Nr. 2
Filter
Alarm
Luft
Druck-
regulator
elektrody-
namisches
Ventil
Ejektor
Drucksensor G 1
Magnetventil MV 6
Magnetventil
MV 4
Drucksensor G 1
Ejektor
Druck-
sensor G 2
Membran-
ventil V 3
Spontanat-
mungsventil
Füll-
Ventil
Mag-
met-
ventil
MV 5
Gummiblase
Mischer
Druckkammer
Einweg-
ventil B 2
Einwegventil
B 1
Rückschlagventil B 3
Flußsensor
G 3
Patient

Monitoring

Die Volumenmessung erfolgt durch 2 unabhängige Systeme im Respirator. Auf der Inspirationsseite wird das Atemzugvolumen und das Minutenvolumen bei Spontanatmung gemessen. Auf der Exspirationsseite wird das exspiratorische Minutenvolumen gemessen. Das inspiratorische Volumen wird in einem Venturi-Rohr mit einem Flußsensor, der aus einem Differentialdrucksensor besteht, gemessen.
Die Größe der Druckdifferenz zwischen der weitesten und der engsten Stelle des Rohres verhält sich proportional zum Fluß. So ist es möglich, das Volumen in l/s exakt zu berechnen.
Dieser Flußsensor registriert auch die Einatembemühungen des Patienten und leitet bei den Betriebsarten mit Trigger die Impulse an das elektrodynamische Ventil weiter.
Das ausgeatmete Gas strömt über ein Einwegventil in eine Gummiblase, die von einer Kammer umgeben ist. Während der nächsten darauffolgenden Inspiration öffnet sich ein Ejektor und bläst einen konstanten Luftfluß von 2 l/s in die Kammer. Dadurch wird die Blase leergedrückt und das darin befindliche Gas entweicht über ein Rückschlagventil in die Atmosphäre. Aus den Werten der Druckveränderungen in der Kammer, der Entleerungszeit und dem Konstantfuß von 2 l/s wird das ausgeatmete Atemhubvolumen errechnet. Aus dem Durchschnitt mehrerer Atemhubvolumina wird dann das Atemminutenvolumen errechnet.
Die Frontplatte ist in vertikale und horizontale Felder eingeteilt:
- vertikal: Volumeneinstellung und Anzeige, Druckeinstellung und Anzeige,
- horizontal: Patientenmonitor, Grundeinstellung von Zugvolumen und Frequenz sowie die Triggerfreundlichkeit des Inspirationshilfesystems (IHS), Alarmanzeige.

Jede Beatmungsform kann ebenso wie die Spontanatmung mit einem einzigen Regler eingestellt werden. Dabei ist besonders zu beachten, daß das voreingestellte Zugvolumen und die Frequenz auch bei Umschaltung von CMV und SIMV bleibt.

Alarme

Zur besseren Übersicht der Frontplatte hat der Hersteller für die obere und untere Alarmgrenze von Volumen und Druck, ebenso für PEEP, CPAP und IHS eine Druckgrenze mit einem Doppelfunktionsregler eingebaut. Hierdurch werden 3 Regler eingespart. Diese Doppelfunktionsregler sind mit Sperren versehen, die verhindern, daß die untere Grenze versehentlich höher eingestellt wird als die obere.

Der Respirator besitzt Wahlschalter für alle Betriebsarten. Zwischen den Beatmungsformen und „Aus" ist eine Sperre eingebaut, die ein versehentliches Ausschalten verhindert. Der Drehregler für die Gasmischung ist stufenlos zwischen 21% und 100% regelbar. Der Regler für die Atemfrequenz ist zwischen 0,8-60 stufenweise einstellbar.

Der Regler für das Atemzugvolumen kann von 0,1-2,0 l eingestellt werden. Die Skala an diesem Regler stimmt nur annähernd. Genauere Einstellung durch Drehen des Reglers ist durch Digitalanzeige möglich. Die Fehlerabweichung beträgt ±7%.

Die Einstellung des unter der Digitalanzeige für die Volumenangabe angebrachten Wahlschalters mit 3 verschiedenen Einstellpositionen bestimmt, welcher Wert auf der Volumenanzeige erscheint. Dabei können von oben nach unten exspiratorisches Minutenvolumen (bis 60 l), O_2-Anteil der Inspirationsluft in % und das inspiratorische Atemzugvolumen bis 2,5 l angewählt werden.

Der Respirator verfügt über einen Doppelfunktionsregler für die Alarmgrenze des Minutenvolumens. Mit dem schwarzen Regler wird die untere Alarmgrenze eingestellt, mit dem grauen die obere. Die Minimumeinstellung liegt bei 2 l/min (alarmiert deshalb auch bei Diskonnektion der Patientenschläuche).

Der Respirator verfügt weiter über einen Doppelfunktionsregler für PEEP/CPAP und für die Inspirationshilfe (IHS der Spontanatmung). Mit dem schwarzen Regler ist ein PEEP- oder CPAP-Niveau von 0-30 cm H_2O (0-2,9 kPa) wählbar (Sperre bei 20 cm $H_2O \triangleq 1{,}9$ kPa). Der graue Regler dient zum Einstellen der Inspirationshilfe (IHS) von 0-30 cm H_2O (0-2,9 kPa). Die tatsächliche Größe ist die Differenz zwischen voreingestelltem PEEP und der

gewählten Inspirationshilfe. Zu dieser Einstellung muß auch der darüberliegende Schalter für das Inspirationshilfesystem (IHS) geschaltet werden.
Die Beatmungsdruckanzeige ist ein elektrisches Analogmanometer. Mittels eines darunter befindlichen Wahlschalters kann man den Spitzen- und Mitteldruck, den Gesamtdruckverlauf und den endexspiratorischen Druckverlauf anwählen. Ein externer Anschlußnippel an der linken Seite des Respirators ermöglicht eine patientennahe Druckmessung.
Mit dem Regler für das Inspirations-Exspirations-Verhältnis kann das Inspirations-Exspirations-Verhältnis der maschinellen Atemzüge bei den Betriebsarten CMV, CMV + Seufzer und assistierter CMV auf jeden der folgenden Werte eingestellt werden 1:3, 1:2, 1:1, 2:1 und 3:1.
Bei der Beatmungsform EMMV und „Spontan“ ist die Einstellung des Reglers unwesentlich. Dagegen bestimmt die Einstellung bei SIMV-Beatmung die maximale Dauer der Inspirationszeit. Aus diesem Grunde sollte der Regler bei SIMV-Beatmung auf die Stellung 3:1 gebracht werden.
Zwischen dem Einstellknopf zur Einstellung des Inspirations-Exspirations-Verhältnisses und dem Einstellknopf für den inspiratorischen Fluß befindet sich ein Wahlschalter für ein akzelerierendes konstantes und ein dezelerierendes Flußmuster. Darüber ist eine Alarmanlage angebracht, die dann aufleuchtet, wenn das eingestellte Volumen nicht geliefert wird. Der Regler für den inspiratorischen Fluß sollte mindestens so weit im Uhrzeigersinn gedreht werden, bis die Alarmlampe nicht mehr aufleuchtet.
Der auf der Frontplatte integrierte sog. Patientenmonitor besteht aus 2 Digitalanzeigen, 3 Wahlschaltern und 2 Anzeigenlampen. Bei richtiger Stellung der Wahlschalter werden die aktuellen Parameter von spontanem Minutenvolumen, spontaner Frequenz, Compliance und inspiratorischem Widerstand digital angezeigt, ebenso die Mittelwerte dieser Parameter von den letzten 15 min bzw. den letzten beiden Stunden. Bei jedem spontanen Atemzug leuchtet die Lampe „Spontan“ und bei einem Plateau von mehr als 0,3 s die Lampe „Plateau“ auf.
Ein Schalter für die Dichtigkeitsprüfung befindet sich neben dem Wahlschalter für die Betriebsarten. Bei gleichzeitigem Drücken die-

ses Schalters und Verschließen des Y-Stücks ist die Dichtigkeit des Patientensystems am Druckmanometer ablesbar.

In einem horizontalen Feld sind die Alarmlampen für untere Volumengrenze, obere Volumengrenze, Apnoe, untere und obere Druckgrenze, O_2, Luft und Netz gruppiert. Daneben befindet sich ein Alarmrückstellknopf. Beim Auftreten eines Alarms blinkt die entsprechende Lampe schnell und ein akustischer Alarm (Summer) ertönt.

Durch Drücken des Alarmrückstellknopfs wird der akustische Alarm abgeschaltet. Wenn ein neuer Alarmzustand eintritt, ertönt er wieder. Wird der Rückstellknopf länger als 4 s gedrückt, sind alle Alarme für 2 min ausgeschaltet.

Tritt mehr als eine Alarmsituation ein, reagiert die Lampe, die zum ersten Alarm gehört, durch schnelles Blinken, während die folgenden Lampen langsam blinken. Auf diese Weise kann der zuerst ausgelöste Alarm leicht identifiziert werden. Wenn sich ein Alarm von selbst aufhebt, leuchtet die Lampe ständig, bis der Alarmrückstellknopf gedrückt wird. Die Netzlampe leuchtet ebenfalls ständig, wenn der Beatmungsschalter auf „Aus“ steht und der Netzschalter nicht ausgeschaltet wurde.

Durch das Umstellen bestimmter Schalter im Gerät (nur von Servicetechnikern möglich), kann Alarm ausgelöst werden, wenn eine Hypoventilation durch Hechelatmung entstanden ist, obwohl das gemessene exspirierte Minutenvolumen ausreichend erscheint. Wenn eine zu hohe Atemfrequenz eintritt, ertönt ein akustischer Alarm (Summer), und die Alarmlampen für die obere und die untere Minutenvolumengrenze leuchten auf.

Auf der Rückseite des Geräts befindet sich neben dem Netzschalter zum Ein- und Ausschalten des Respirators, den Sicherungen und den verschiedenen Analogausgängen unter einer abnehmbaren Platte die O_2-Sensorzelle. Daneben befindet sich ein Regler, mit dem der Alarmgrenzwert der O_2-Konzentration eingestellt werden kann.

Die Patienteneinheit, durch die das ausgeatmete Gas in die Volumenmeßeinheit strömt, ist links am Gerät montiert und mit einer einzigen handlichen Schraube leicht abzulösen. Diese Einheit enthält das Exspirationsventil und das Rückschlagventil. Hinter der Patienteneinheit steckt die Silikongummiblase auf einem Halter,

der in die Volumenmeßkammer mit einer Drehung eingerastet wird.
Mit dem *Engström*-Erica-Respirator sind außer den mit dem Wahlschalter anwählbaren Betriebsarten noch 2 andere Beatmungsverfahren möglich:
- HFPPV,
- die Möglichkeit der selektiven Ventilation beider Lungen.

Bei HFPPV arbeitet der Respirator im EMMV-Bereich und ist dabei druckbegrenzt. Dadurch erhöht sich die Frequenz, da der Patient das eingestellte Volumen nicht geliefert bekommt. Somit wird eine hochfrequente Ventilation von 60-150 Atemzügen mit einem Zugvolumen von 50-320 ml möglich. Für diese Beatmungsform ist eine Neueineichung der Minutenvolumenanzeige vom Anwender auf genaue Anweisung des Herstellers unumgänglich. Die Eichung erfolgt mit Potentiometern auf der Rückseite des Gerätes.
Bei der selektiven Ventilation beider Lungenflügel wird eine Synchronisationseinheit benötigt, die dann 2 *Engström*-Erica-Respiratoren miteinander verbindet. Diese Einheit synchronisiert die maschinellen Atemzüge je nach Einstellung des Reglers von genau phasengleich bis völlig phasenverschoben.

Wartung

Das Patientenschlauchsystem, der Anfeuchter und die Patienteneinheit sind leicht zu reinigen und steril aufzubereiten. Alle Teile der Patienteneinheit und der Volumenmeßeinheit sind leicht auseinanderzunehmen, zu reinigen und bei 140° sterilisierbar. Alle 6 Monate müssen die Ventilmembranen, die Dichtungsringe und die Gummiblasen erneuert werden.

Bewertung

Alle Bedienungselemente auf der Frontplatte sind logisch aufgebaut und leicht verständlich beschriftet. Die Digitalanzeigen und die Analoginstrumente sind aus 80–100 cm gut ablesbar. Mit einem Regler sind alle heute für die Langzeitbeatmung erforderlichen Betriebsarten anwählbar. Ein versehentliches Ausschalten des Geräts ist nicht möglich, da vorher eine Sperre ausgeschaltet werden müßte. Danach leuchtet immer noch die Netzalarmlampe, wenn nicht der Netzversorgungsschalter auf der Rückseite des Geräts ausgeschaltet wird.

Die Volumenanzeige ist umschaltbar von exspiratorischem Minutenvolumen auf inspiratorische O_2-Konzentration und Atemzugvolumen. Durch die Umschaltbarkeit von mehreren Vitalwerten auf jede der 3 Digitalanzeigen und den Analogdruckinstrumenten sowie durch die Doppelfunktionsregler hat man einige Digitalanzeigen und Regler zugunsten der besseren Übersicht eingespart.

Der Respirator ist von seinen Ausmaßen her (310·470·460 mm) als mittelgroß zu bezeichnen. Auf seinem Stativ ist er auf einer Höhe angebracht, die das Ablesen der Anzeigen und der Regeleinstellungen aus einem Abstand von 80–100 cm ermöglicht, ohne daß man sich dabei bücken müßte.

Wesentlich ist, daß eine Alarmlampe aufleuchtet, wenn das gewählte Volumen durch falsche Einstellung der Regler nicht verabreicht werden kann. Der Patientenmonitor, der die spontane Atemleistung des Patienten sowie Compliance und Widerstand anzeigt, ermöglicht eine rechtzeitige Modifizierung der Beatmung.

Die Dichtigkeitsprüfung des Patientensystems mit verschlossenem Y-Stück ist auf Knopfdruck möglich. Dies wird als sehr übersichtlich und hilfreich empfunden.

Besonders hervorzuheben ist das ausgereifte Alarmsystem, bei dem sich der zuerst aufgetretene Alarm optisch durch ein schnelles Blinken der Alarmlampe von den Folgealarmen unterscheiden läßt. Der untere Minutenvolumenalarm ist nicht unter 2 l einstellbar. Eine Diskonnektion der Patientenschläuche wird daher sofort und frühzeitig erkannt.

Die tatsächliche Größe des Inspirationshilfesystems (IHS) geht nicht aus der Beschriftung am Regler hervor und gibt somit zur Verunsicherung Anlaß. Dies wird als Nachteil empfunden.

Bei einem Strom- oder Gasausfall hat der Patient immer noch die Möglichkeit, über ein Spontanatmungsventil Raumluft zu atmen.

Die Anschlußmöglichkeiten für Drucker und Analogschreiber sind vorhanden und entsprechen heutigen Anforderungen.
Zur Berechnung des Gasaustausches und Energieverbrauches kann der *Engström*-Respirator mit einem Grundumsatzcomputer, mit einem externen CO_2-Analyzer nachgerüstet werden. Dieser Grundumsatzcomputer kann an den Respirator adaptiert werden.
Direkte aktionsbezogene Veränderungen sind an diesem Respirator jederzeit möglich. Nachteilig hat sich erwiesen, daß am Gerät keine Handbeatmung vorhanden ist. Ebenso wird als nachteilig empfunden, daß das Schlauchsystem nicht auf beiden Seiten des Geräts anschließbar ist.
Die Plateaulampe leuchtet auch bei Diskonnektion auf, selbst wenn kein Plateau vorhanden ist.
Die Preise für die elektrische Sicherheitsüberprüfung und für die Inspektion sind im Vergleich zu anderen Firmen relativ hoch veranschlagt. Sie belaufen sich auf DM 858 bzw. DM 1400. Der Strom- und Gasverbrauch des Respirators ist als minimal zu betrachten.

Die neue Version des *Engström*-Erica-Respirators ist um einige Punkte gegenüber der vorherigen Version verbessert worden.
So ist z.B. beim Modell 1986 die Flußtriggerempfindlichkeit wesentlich verbessert worden. Während sie beim alten Modell auf 100 ml/s fest eingestellt war, ist sie jetzt mit einem zusätzlichen Knopf von 40-200 ml/s stufenlos wählbar, wobei 100 ml markiert und die Endanschläge des Knopfes mit „min" und „max" (Empfindlichkeit) gekennzeichnet sind.
Zusätzlich wurden durch Verwendung von größeren Ventilquerschnitten die Werte von in- u. exspiratorischer Resistance um ca. 25% gesenkt.
Dies bedeutet für den Patienten in den Entwöhnungsphasen der Beatmung (SIMV, EMMV und „Spontan" - alle mit IHS möglich) eine wesentliche Reduzierung der beim spontanen Atemzug aufzubringenden Atemarbeit.
Digitale Anzeigen von Compliance und spontanem Minutenvolumen im Trend sowie der spontanen Atemfrequenz und der Resistance (beim alten Modell auch vorhanden) erleichtern die Beurteilung der Beatmungseffektivität.

Damit zählt das neue Modell Engström Erica zu einem der besten Langzeitbeatmungsgeräte.
Zu den Frequenzeinstellungen ist noch anzumerken, daß sie in den Bereichen von 0,8-1 in Stufen von 0,2, von 1-30 in Stufen von 2,0 und von 30-60 in Stufen von 5,0 anwählbar sind.
Die Triggerempfindlichkeit ist stufenlos zwischen 40 und 200 ml/s einstellbar, wobei 100 ml/s makiert sind.
Der Inspirationsflow ist zwischen 20 und 120 l/min regelbar.
Das Gerät hat einen selbstkalibrierenden O_2-Mischer, bei dem die Alarmgrenzen zwischen 5% und 20% vom gewählten Wert eingestellt werden können. Sie gehen dann bei Konzentrationsveränderungen automatisch mit (optischer und akustischer Alarm). Die Anschlußmöglichkeiten für Drucker und Analogschreiber sind vorhanden und entsprechen heutigen Anforderungen.
Zur Berechnung des Gasaustausches und Energieverbrauchs kann der Engström-Respirator mit einem Grundumsatzcomputer mit einem externen CO_2-Analyzer nachgerüstet werden. Dieser Grundumsatzcomputer wird an den Respirator adaptiert. Direkte aktionsbezogene Veränderungen sind an diesem Respirator jederzeit möglich. Als nachteilig hat es sich erwiesen, daß am Gerät keine Handbeatmung vorhanden ist. Ebenso wird als nachteilig empfunden, daß das Schlauchsystem nicht auf beiden Seiten des Gerätes anschließbar ist.
Die Plateaulampe leuchtet auch bei Diskonnektion auf, selbst wenn kein Plateau vorhanden ist.
Digitale Anzeigen von Compliance und spontanem Minutenvolumen im Trend, sowie der spontanen Atemfrequenz und der Resistance erleichtern die Beurteiung der Beatmungseffektivität.
Geräteeigene Resistance bei Spontanatmung:
Inspiration: 2 mbar (196,1 Pa) bei 60 l/min;
Exspiration: 3 mbar (294,2 Pa) bei 60 l/min,
1,3 mbar (172,4 Pa) bei 30 l/min.

Der Hersteller empfiehlt einmal jährlich eine kleine Wartung und einmal jährlich eine große Wartung. Die Preise dafür betragen für die kleine Wartung: DM 290 Arbeitslohn und DM 320 Wartungssatz, für die große Wartung: DM 590 Arbeitslohn und DM 688 Wartungssatz.

Folgende Übersicht zeigt noch einmal die wichtigsten Unterschiede zwischen den beiden Modellen:

Erica-Modell 1986	*Erica-Modell 1980*
Frequenz von 0,8-1 in Stufen von 0,2,	Frequenz von 0,4-1 in Stufen von 0,2,
Frequenz von 1-30 in Stufen von 2,0,	Frequenz von 1-30 in Stufen von 2,0,
Frequenz von 30-60 in Stufen von 5,0,	Frequenz von 30-40 in Stufen von 5,0,
Triggerempfindlichkeit stufenlos einstellbar von 40-200 ml/s; 100 ml/s sind markiert,	Triggerempfindlichkeit ist im Gerät fest auf 100 ml/s eingestellt; kein externer Regler vorhanden,
Inspirationsfluß von 20-120 l/min,	am Regler keine Kontrolle der Flußgröße; der Normbereich ist optisch stilisiert;
selbstkalibrierender O_2-Mischer; Alarmgrenzen können zwischen 5 und 20% Abweichung vom gewählten Wert eingestellt werden; sie gehen bei Konzentrationsveränderungen automatisch mit (optischer und akustischer Alarm);	den selbstkalibrierenden O_2-Mischer gab es nur auf Wunsch;
Resistance bei Spontanatmung: Inspiration: 2 mbar (196,1 Pa) bei 60 l/min Exspiration: 3 mbar (294,2 Pa) bei 60 l/min 1,3 mbar (127,4 Pa) bei 30 l/min	Resistance bei Spontanatmung: Inspiration: 2 mbar (196,1 Pa) bei 60 l/min Exspiration: 4 mbar (392,2 Pa) bei 60 l/min 1,8 mbar (176,5 Pa) bei 30 l/min

Bewertungstabelle s. S. 246.

Gallacchi Turbo-PEEP-Weaner

Allgemeine Funktionsbeschreibung

Der Turbo-PEEP-Weaner ist ein kontinuierliches High-flow-CPAP-Atemhilfegerät, das ausschließlich für den Einsatz von kontinuierlich positivem Atemwegsdruck auf Intensiv- und Allgemeinstationen entwickelt wurde. Der Antrieb erfolgt elektromechanisch durch eine Luftturbine. Das Atemgas ist Zimmerluft.
Die gefilterte Zimmerluft gelangt in eine Luftturbine, die eine Luftleistung von 50 l/min hat. Das Gerät setzt die Spontanatmungsfähigkeit des Patienten voraus. Die Luft gelangt mittels einer festsitzenden Gesichtsmaske über das Schlauchsystem zum Patienten. Stromabwärts befindet sich im Gerät ein 4-l-Reservoir (Anästhesiegummibeutel), welches unter einem Federzug steht. Die Frischgasmenge der Turbine und das Atemgas im Reservoir kompensieren den Individuellen Peakflow des Patienten. Über ein eigenes justierbares Sicherheitsmagnetventil gelangt die Luft nach außen. Der positive Atemwegsdruck wird innerhalb des Systems von einem Analogmanometer in mbar angezeigt.
Zur Verdüsung von Medikamenten bedient ein zusätzlicher kleiner Kompressor die Medikamentensteuerleitung zum Medikamentenvernebler. Dieser läßt sich in den zuführenden Schenkel des Atemschlauchsystems zwischenschalten. Die Dauer der Medikamentenverdüsung läßt sich über eine Zeituhr zwischen 0 und 15 min steuern.

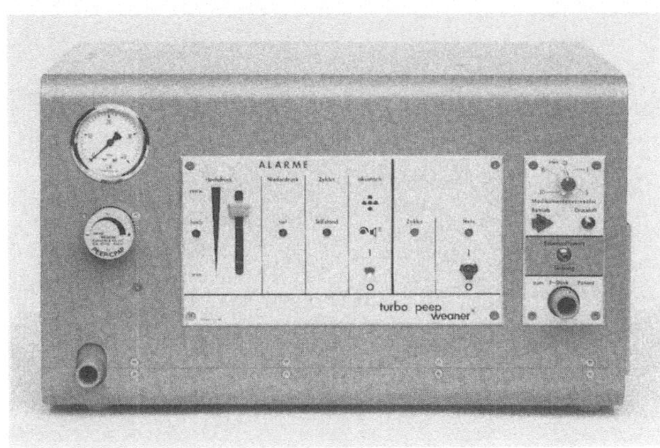

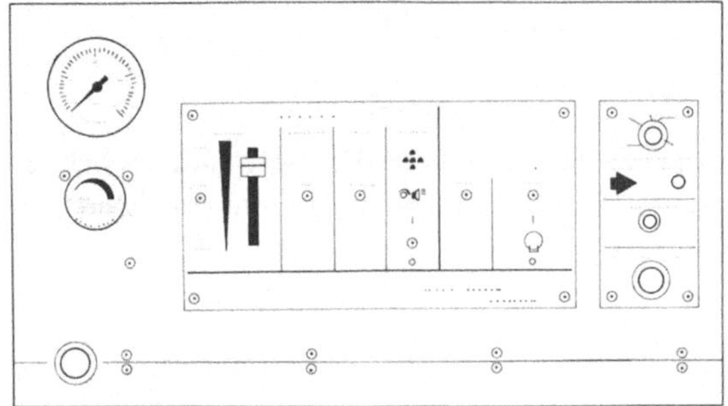

Monitoring Alarme

Auf der in Funktionsabschnitte gegliederten Frontplatte befindet sich unter dem Anschlußstutzen für die Medikamentenverneblerleitung eine zusätzliche Tülle zur externen O_2-Supplementierung. Je 1 Alarm für Atemstillstand, Nieder- und Hochdruck sind vorhanden und zeigen optisch und akustisch an, wenn der Patient die angestrebten Grenzen verläßt. Der Hochdruckalarm läßt sich zum individuellen gewünschten PEEP-Wert justieren.

Die Konnektoren innerhalb der Maschine sind farbkodiert und tra-

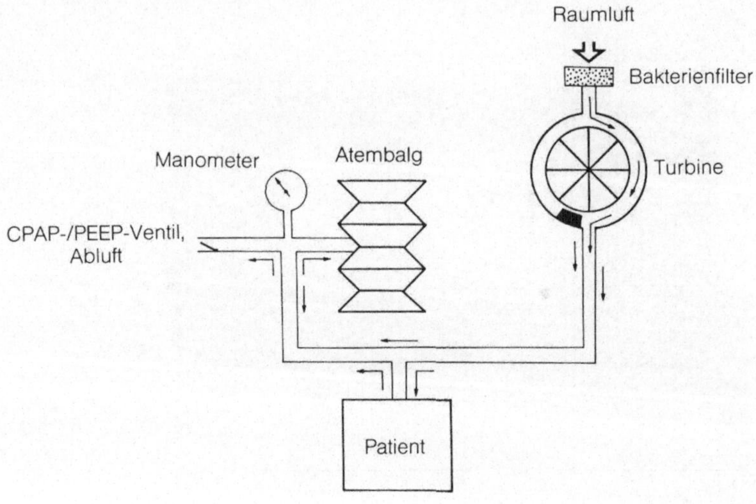

gen verwechslungssichere Steckkontakte. Die verwendeten Schläuche sind aus Plastikeinmalmaterial und haben entsprechend ISO 22 mm Innendurchmesser.

Wartung

Sämtliche im Patientenkreis befindlichen Teile sind gassterilisierbar. Das Sicherheitsmagnetventil arbeitet zwischen 0 und 25 mbar (0 und 2,5 kPa) und entlastet bei Drucken > 30 mbar (> 3 kPa) in die Atmosphäre.

Zusammenbau und Einsatz des Geräts sind simpel und auch von wenig trainiertem Personal schnell erlernbar. Die Maschine hat ein Gewicht von 18 kg. Sie kann am Schienensystem mit abgestützter Konsole verwendet werden oder mittels kleinem Wagen (gehört nicht zum Zubehör) am Patienten auf der Normalstation.

Die Wartung des Geräts mit Wechsel des Bakterienfilters wird vom Hersteller nach 2000 Betriebsstunden empfohlen. Nach eigener Erfahrung sind die Geräte wenig störanfällig.

Als PEEP-Weaner ist eine kleinere Version erhältlich, bei der die Turbine fehlt, so daß eine von außen zugeführte Frischgasquelle primär bereitgestellt werden muß. Das Prinzip und die Alarme sind bei beiden Geräten identisch.

Bewertung

Es handelt sich um ein Gerät das ausschließlich für die CPAP-Applikation entwickelt wurde. Dank seiner geringen Störanfälligkeit und seines einfachen Aufbaus wird es von den Schwestern schnell akzeptiert und geschätzt. Die Arbeit mit dem Gerät ist problemlos. Aufgrund seines Konstruktionsprinzips arbeitet es triggerfrei, was sich entlastend auf die Atemarbeit des Patienten auswirkt.
Die 3 Grundalarme warnen, wenn der Patient mit seiner Atmung von den vorgegebenen Grenzen abweicht.
Als Nachteil wird die Größe und das Gewicht des Geräts empfunden. Aufgrund des hier realisierten Konzepts wird die Anwendung von kontinuierlich positivem Atemwegsdruck nicht nur auf die Intensivstationen beschränkt, sondern läßt sich auch auf Allgemeinpflegestationen durchführen. Bei solider Verarbeitung und Robustheit des Geräts ist die Preisleistungsrelation als günstig zu beurteilen.

Bewertungstabelle s. S. 248.

Allgemeine Funktionsbeschreibung

Der Hamilton Amadeus gilt als der „kleine Bruder" des Hamilton Veolar und baut auf dessen bewährter Technologie auf. Wie der Hamilton Veolar handelt es sich um ein Beatmungsgerät für die Intensiv- bzw. Wachstation; für Anästhesiezwecke ist das Gerät ungeeignet. Der Hamilton Amadeus wird durch 3 Mikroprozessoren gesteuert, die für eine präzise Gasmischung, Gasdosierung, verschiedene Beatmungsmodi und das respiratorische Monitoring sorgen. Die Mikroprozessoren arbeiteten unabhängig voneinander und überwachen sich teilweise gegenseitig; hierdurch weist dieses Gerät eine hohe Sicherheit gegenüber dem Ausfall von elektronischen Bauelementen auf. Der Hamilton Amadeus ist konstruktiv und logisch in die 3 Funktionsbereiche Gasmischung, elektropneumatische Ventilsteuerung und den Frontalplattenprozessor untergliedert.

Gasmischung

Der Gasmischer basiert auf dem Prinzip einer Impulsmischung. O_2 und Druckluft (2-6 bar) werden nach Filterung (0,1 μm) mit Hilfe von 2 Magnetventilen abwechselnd über einen Flußsensor in ein 8 l großes Reservoir bei einem Druck von 350 mbar geleitet. Der 1. Mikroprozessor kontrolliert anhand der Flußmessung und der gewünschten inspiratorischen O_2-Konzentration die beiden Magnetventile. Die gewünschte inspiratorische O_2-Konzentration wird auf

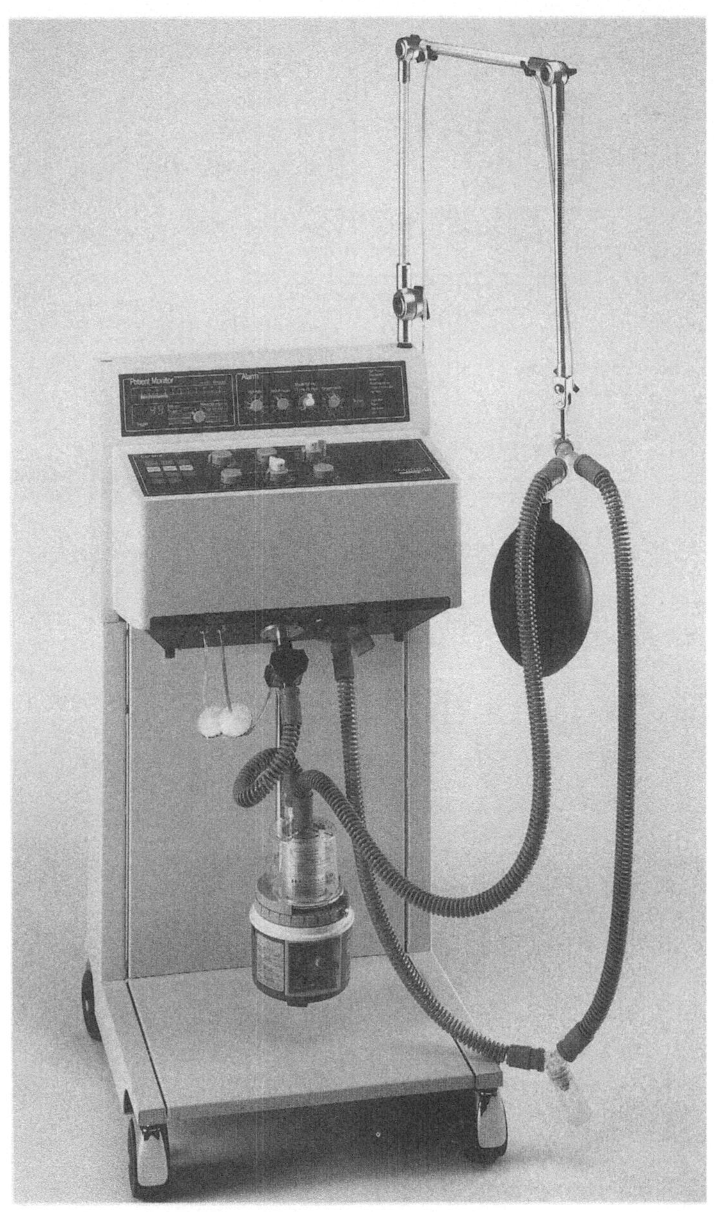
Patient Monitor
Alarm

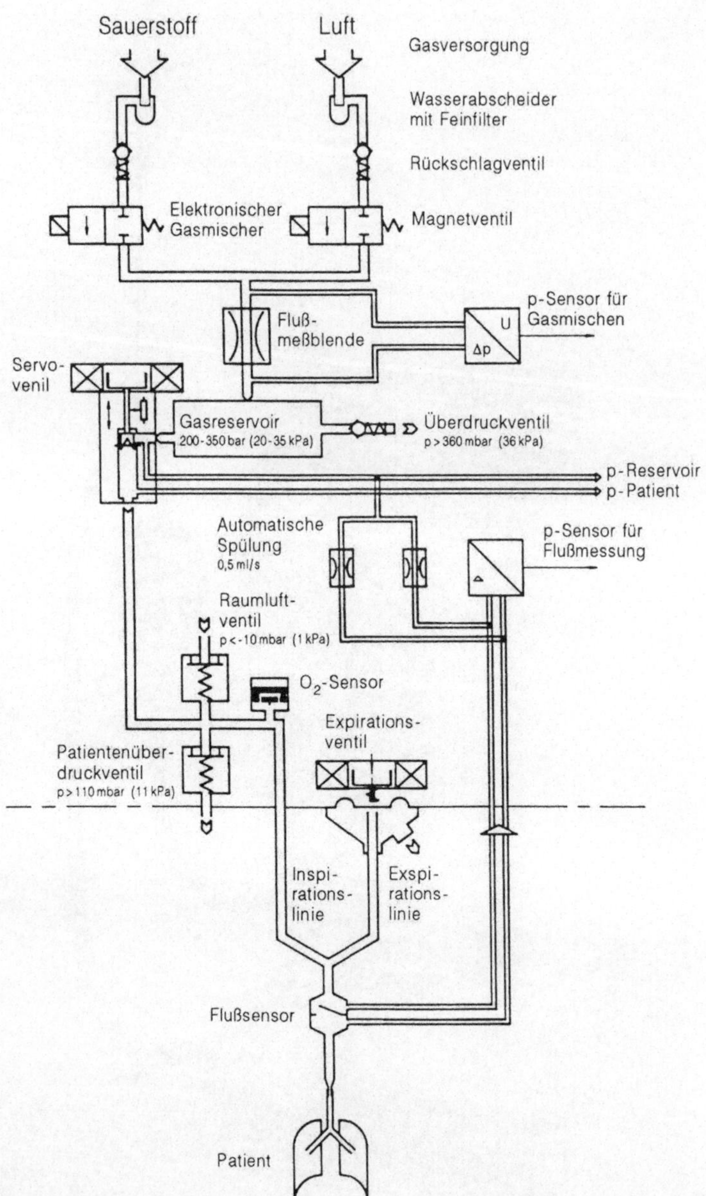
Sauerstoff
Luft
Gasversorgung
Wasserabscheider
mit Feinfilter
Rückschlagventil
Elektronischer
Gasmischer
Magnetventil
Fluß-
meßblende
p-Sensor für
Gasmischen
U
Δp
Servo-
venil
Gasreservoir
200-350 bar (20-35 kPa)
Überdruckventil
p > 360 mbar (36 kPa)
p-Reservoir
p-Patient
Automatische
Spülung
0,5 ml/s
p-Sensor für
Flußmessung
Raumluft-
ventil
p < -10 mbar (1 kPa)
O2-Sensor
Expirations-
ventil
Patientenüber-
druckventil
p > 110 mbar (11 kPa)
Inspi-
rations-
linie
Exspi-
rations-
linie
Flußsensor
Patient

diese Weise auf $\pm 3\%$ genau erreicht. Durch das relativ große Reservoir von 8 l ist der Hamilton Amadeus praktisch unabhängig von Schwankungen des Versorgungsdrucks der Betriebsgase. Nachteilig bei diesem Verfahren ist, daß plötzliche Änderungen der gewünschten O_2-Konzentration nur durch eine Spülung des Reservoirs möglich sind. Beim Amadeus ist eine solche Spülung bei plötzlichem Bedarf von 100% O_2 („O_2-Flush") realisiert.

Ventilsteuerung und Gasfluß

Die Dosierung des inspiratorischen Gasgemisches erfolgt durch ein servogesteuertes Flußventil. Dieses ist mit dem entsprechenden Ventil des Hamilton Veolar identisch, so daß der Hamilton Amadeus hinsichtlich der Gasdosierung die gleichen technischen Daten wie der Hamilton Veolar aufweist (s. Bewertungstabelle). Ein Überdruckventil (Öffnungsdruck bei $p > 110$ mbar), ein Raumluftventil und eine integrierte O_2-Meßzelle vervollständigen den inspiratorischen Teil.
Im Patiententeil ist der für Hamilton-Geräte typische Flußsensor hervorzuheben, der zwischen Y-Stück und Tubus angebracht wird und zur patientennahen Messung des Beatmungsdrucks und des in- und exspiratorischen Atemgasflusses dient.
Das Exspirationsventil besteht aus einer Silikonmembran, die getrieben von einem Linearmotor („elektrische Feder") den Ausatemschenkel des Schlauchsystems verschließt. Je nach der Höhe der elektrischen Federkraft schließt dieses Ventil ganz oder dient zur Erzeugung von PEEP bzw. in Zusammenarbeit mit dem inspiratorischem System zur Realisierung einer inspiratorischen Druckunterstützung.

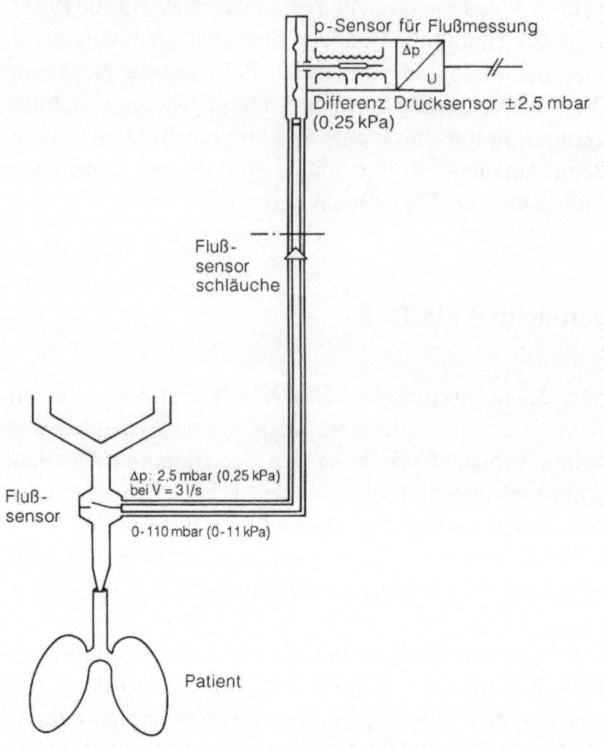

Frontplattenprozessor

Dieser Prozessor steuert und überwacht 3 verschiedene Betriebsarten: CMV, SIMV und SPONTAN. Sie werden durch Tastenfelder angewählt und die jeweils aktuelle Betriebsart durch Leuchtpunkte angezeigt. Das Bedienungspanel ist in 3 Hauptbereiche untergliedert: Einstellbereich, Alarmbereich und Patientenmonitor. Die Haupteinstellparameter bei CMV sind die Frequenz, das Atemzugvolumen, die relative Dauer der Inspirations- und Plateauphase (ein für Hamilton-Geräte typischer Doppeldrehknopf), die Triggerempfindlichkeit (unabhängig vom PEEP), der PEEP und die inspiratori-

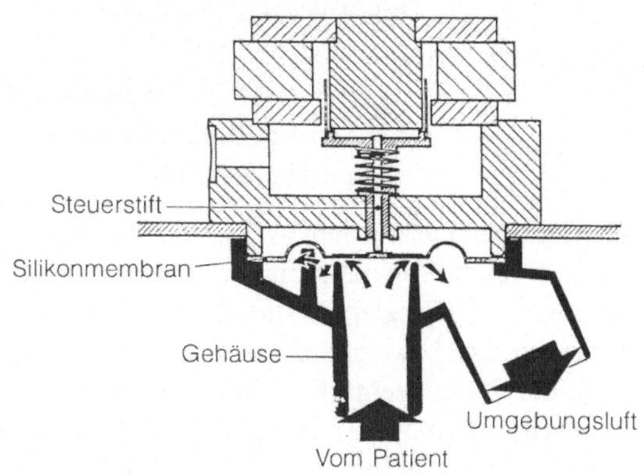

sche O_2-Konzentration. Der PEEP-Knopf ist mit einer doppelten Funktion versehen, mit der in den Betriebsarten SIMV und SPONTAN neben dem entsprechenden PEEP/CPAP-Wert auch die Höhe einer inspiratorischen Druckunterstützung eingestellt wird. In diesem Bereich sind weiterhin noch Tastenfelder für die Auslösung einer Kalibrierung des O_2- bzw. Flußsensors, eines Dichtigkeitstests sowie einer kurzfristigen Beatmung mit 100% O_2 vorhanden. Die Möglichkeit einer Beatmungsinhalation fehlt, soll jedoch möglichst bald nachrüstbar sein.

Wie beim Hamilton Veolar ist die Bedienung mit Hilfe der Doppeleinstellknöpfe etwas gewöhnungsbedürftig. Durch die Konzentration auf die wesentlichen Bedienfunktionen tritt dieser Umstand beim Hamilton Amadeus jedoch eher in den Hintergrund. Der Respirator ist insgesamt als einfach bedienbar einzustufen.

Einstellbare Parameter:

Frequenz:	0,5-120/min
Zugvolumen:	20-2000 ml
Atemzyklus:	1 : 9 bis 4 : 1
	(Inspiration und Plateau in % des Zyklus)
Trigger:	Off, −1 bis −10 mbar unter PEEP
PEEP/CPAP:	0-100 mbar (0-10 kPa)

Pinsp (inspiratorische Druckunterstützung): 0-100 mbar (0-10 kPa)

O_2: 21-100% O_2

Drucktasten für:

CMV, SIMV, SPONTAN, Kalibrierung des O_2-Sensors, Kalibrierung des Flußsensors, Dichtigkeitstest, O_2-Flush

Im Alarmbereich werden 10 Geräteparameter (z. B. Diskonnektion, Gasversorgung usw.) optisch und akustisch angezeigt. Ferner finden sich hier Einstellregler für die obere Frequenzgrenze, obere Druckgrenze, untere bzw. obere exspiratorische Minutenvolumengrenze sowie die O_2-Konzentration. Wie heute allgemein üblich, kann der akustische Alarm für 2 min stumm geschaltet werden.

Der Patientenmonitor zeichnet sich durch eine lineare Analoganzeige des Beatmungsdrucks aus. Darüberhinaus kann man an einem Wahlschalter einen von 8 Parametern für ein digitales Display auswählen (Compliance, Resistance, O_2 (%), Frequenz, exspiratorisches Minutenvolumen, Atemzugvolumen, PEEP und maximaler inspiratorischer Fluß).

Mit Hilfe einer Zusatzkarte können die verschiedensten Meß- und Geräteparameter kontinuierlich in ein externes Computersystem (PC) übernommen werden und dort in Form verschiedener Trendkurven angezeigt werden. Die Firma stellt für den MS-DOS-Bereich ein Programmpaket zur Verfügung. Schließlich kann ein Bildschirm zur grafischen Anzeige aller Respiratorkurven an das Gerät adaptiert werden.

Wartung

Aufgrund der eingebauten Testmöglichkeiten können Wartungsarbeiten durchweg vom Stationspersonal selbst vorgenommen werden. Hierbei wird man durch ein übersichtliches Bedienungsmanual unterstützt. Nach einem Intervall von 5000 h ist eine ausgiebige Wartung erforderlich.

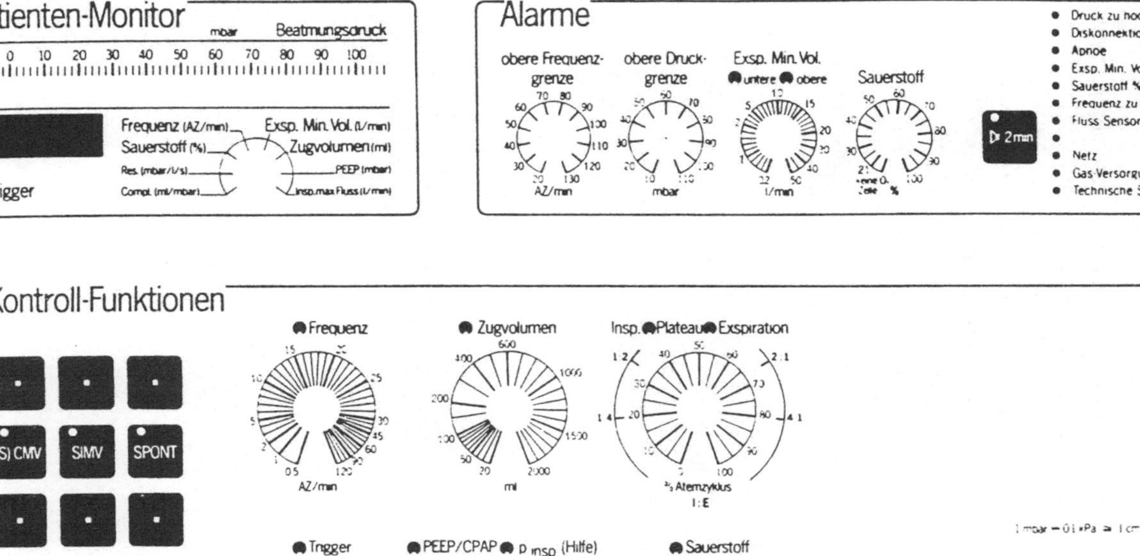

Patienten-Monitor
mbar
Beatmungsdruck
0 10 20 30 40 50 60 70 80 90 100
Frequenz (AZ/min)
Sauerstoff (%)
Res. (mbar/l/s)
Compl. (ml/mbar)
Exsp. Min. Vol. (l/min)
Zugvolumen (ml)
PEEP (mbar)
Insp. max Fluss (l/min)
Trigger
Alarme
obere Frequenz-grenze
AZ/min
obere Druck-grenze
mbar
Exsp. Min. Vol.
untere obere
l/min
Sauerstoff
%
2 min
Druck zu hoch
Diskonnektion
Apnoe
Exsp. Min. Volumen
Sauerstoff %
Frequenz zu hoch
Fluss Sensor/Bediener
Netz
Gas-Versorgung
Technische Störung
Kontroll-Funktionen
(S) CMV
SIMV
SPONT
Kal. O₂
Kal. Fluss
Dichtigkeitstest
O₂ Flush
Frequenz
AZ/min
Zugvolumen
ml
Insp. Plateau Exspiration
Atemzyklus
I:E
Trigger
mbar (unter PEEP)
PEEP/CPAP P insp (Hilfe)
mbar
Sauerstoff
O₂ %
AMADEUS
HAMILTON
MEDICAL

Bewertung

Der Hamilton Amadeus ermöglicht alle Standardbeatmungsformen. Durch den Verzicht auf zusätzliche Funktionen läßt er sich übersichtlich und einfach bedienen; die Einarbeitungszeit ist sehr kurz. Die Gasdosierung erfolgt sehr präzise; das Ausatemventil weist einen geringen Widerstand auf. Positiv zu bewerten ist die tubusnahe Messung von Beatmungsdruck und Gasfluß, da so Fehler durch das Beatmungsschlauchsystem gegenüber anderen Beatmungsgeräten vermieden werden.
Negativ zu bewerten ist der Verzicht auf eine Inhalationsmöglichkeit sowie das Fehlen einer Einrichtung zur Handbeatmung.

Bewertungstabelle s. S. 250.

Hamilton Veolar

Allgemeine Funktionsbeschreibung

Der Veolar ist ein mikroprozessor- und zeit-/flußgesteuerter Respirator für die Beatmung von Intensivpatienten; er soll nicht für Anästhesiezwecke eingesetzt werden. Elektronische Steuerung mittels zweier Mikroprozessoren und geeigneter Software erlauben präzise Zusammensetzung der Gasgemische und korrekte Einstellung des zur Beatmung gewünschten Gasflusses. Entsprechend ist der Respirator aus den beiden Hauptsystemen „pneumatisches Flußsystem“ und „elektronisches System“ aufgebaut, ergänzt durch das „Patientensystem“.

Gasfluß

Im pneumatischen Flußsystem strömen die beiden Gase Luft und O_2 mit einem konstanten Druck von 1,5 bar (150 kPa) in den Gasmischer und weiter über ein Reglerventil mit einem Druck von 350 mbar (35 kPa) in ein großes, 6 l umfassendes und somit „flußunabhängiges“ Gasreservoir.
Ein nachfolgendes Servoventil (bis 3 l/s) erlaubt verschiedene Flußprofile zur Beatmung, bei Spontanbetriebsarten funktioniert es als Demandventil. Zum Schutz des Patienten folgt im pneumatischen System ein Überdrucksicherheitsventil (10–70 mbar ≙ 1–7 kPa). Die Sicherheit wird zusätzlich durch ein anschließendes Raumluftventil erhöht, das bei Netzunterbrechung oder unterbro-

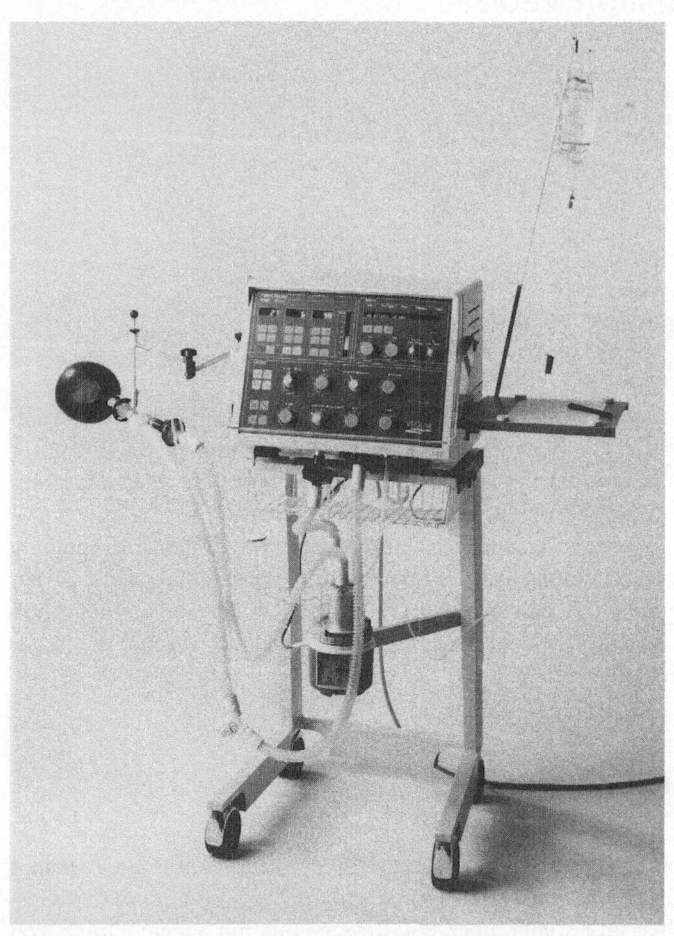

chener Gaszufuhr den Weg zur Umgebungsluft für eine Spontanatmung freigibt.

Im Patientensystem sind Schlauchsystem, Flußsensor, Exspirationsventil (PEEP/CPAP), Verneblerausgang sowie externer Druckeingang (optional) enthalten.

Das elektronische System besteht aus 2 sich ergänzenden Mikroprozessoren, wodurch die Geschwindigkeit der Daten- und Be-

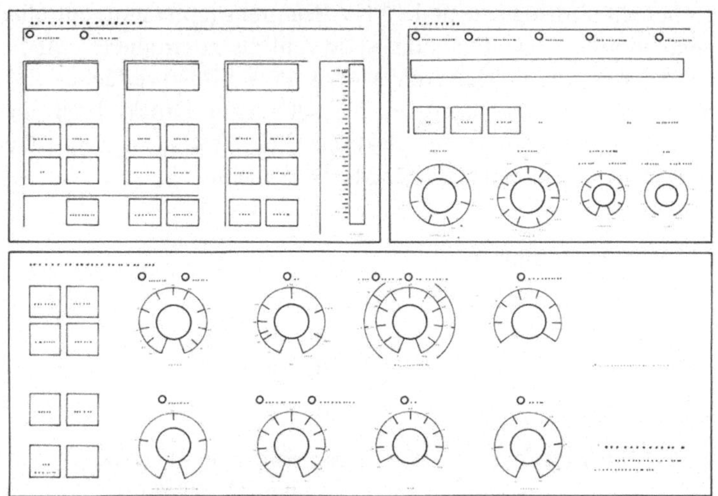

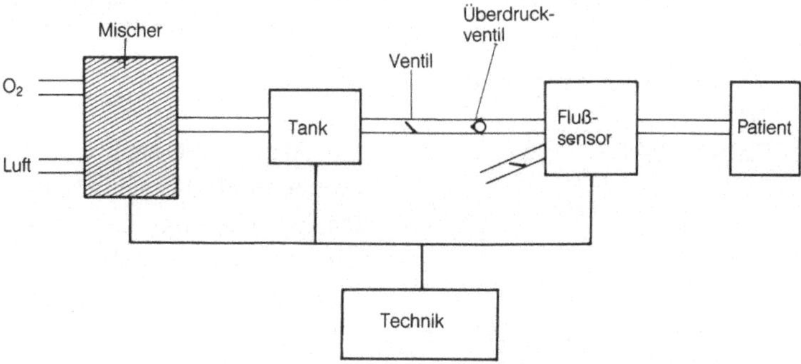

fehlsübertragung erhöht wird. Entsprechend werden die Steuerung des pneumatischen Systems und das Monitoring beinahe simultan betrieben.

Es werden 4 Betriebsarten unterschieden: CMV, SIMV, SPONT und MMV; die jeweilige Wahl erfolgt durch Tastendruck und führt gleichzeitig zur Lichtmarkierung der mittels Drehknöpfen einzustellenden Bedienungselemente.

Es besteht die Möglichkeit der PCV-Beatmung („pressure controlled ventilation"). Diese Funktion ist sowohl als kontrollierter Modus (PCV-CMV) wie auch als IMV-Modus (PCV, SIMV) verfügbar.
Es besteht die Möglichkeit der Darstellung von Druck-, Fluß- und Volumenkurven sowie der elektronischen Beatmungsprotokollierung (Software „Leonardo" für MS-DOS-Geräte).

Einstellbare Parameter:

- Frequenz f:
  CMV: 5 -50 min,
  SIMV: 0,5-30 min,
- Atemzugvolumen V_T: 20-2000 ml,
- Verhältnis I:E: stufenlos von 4:1-1:4,
- Plateau: in % des Atemzyklus,
- Fußprofil: konstant, akzelerierend, dezelerierend, sinusförmig,
- Triggerempfindlichkeit: -1 bis -15 mbar ($-0{,}1$ bis $-1{,}5$ kPa),
- Maximaler Fluß für SPONT, MMV: 3 l/s,
- PEEP/CPAP: 0-50 mbar (30 nach Entsicherung) (0-5 kPa; 3 kPa nach Entsicherung)
- p-Hilfe: 0- 50 mbar (0-5 kPa),
- O_2-Konzentration: 21-100%,
- Atemzugvolumen bei MMV: 1- 25 l/min.

Zusätzliche Funktionstasten betreffen das rasche Durchspülen des Gasreservoirs („flush"), die Aktivierung des Medikamentenverneblers für 15 min und das manuelle Auslösen einer Inspiration.

Monitoring, Alarme

Die Anzeigefelder, Drucktasten und Drehknöpfe zur Parametereinstellung sind auf der Frontplatte angebracht und in Patientenmonitor, Alarme und Kontrollfunktionen gruppiert. Nicht immer ganz konsequent und praxisnah sind Reihenfolge und Anordnung der Datenanzeigen angeordnet; die zeitliche Latenz der Digitalanzeigen nach Tastendruck ist zu groß. Günstig hingegen sind abrufbare Trenddarstellungen verschiedener Parameter (Mittelwerte für 15 min bzw. 2 h).

Die 2teiligen Drehknöpfe zur Parametereinstellung mit z.T. ungewohnten Zahlenmarkierungen sind noch ungünstig, z.T. verwirrend, jedoch korrigierbar.

Die Einstellungsmöglichkeit des minimalen Minutenvolumens (MMV) scheint in der Praxis bereits überholt zu sein.

Alarmgrenzen sind wie üblich für Frequenz, Druck, Volumen und O_2-Konzentration einstellbar; Netzstrom- und Gaszufuhrunterbrechungen wie technische Gerätestörungen werden ebenfalls durch Alarm angezeigt; für zusätzliche Hinweise ist ein „Message"fenster vorhanden.

Die Bedienung des Respirators ist durch die spezielle Art der Drehknöpfe mit Doppelfunktion und der Beschriftung etwas ungewohnt, aber erlernbar. Aus ergonomischer Sicht sind die Anzeigen auf der Frontplatte aus einer Distanz von 80–100 cm gut lesbar.

Der Haltearm für das Patientenschlauchsystem kann auf beiden Seiten des Geräts angebracht werden. Eine Einrichtung zur direkten Handbeatmung ist nicht vorgesehen.

Die Außenmaße des Respirators betragen 52·42·43 cm bzw. 56·36·90 cm mit Fahrgestell, das Gewicht ca. 35 kg.

Wartung

Wartungsarbeiten, wie periodische Reinigung und Kalibrierung, können durch stationseigenes Personal gut vorgenommen werden, eine Gesamtwartung durch geschultes Servicepersonal wird jeweils nach 5000 Betriebsstunden bzw. einmal jährlich empfohlen.

Bewertung

Dieser neue, mikroprozessorgesteuerte Respiratortyp ermöglicht alle heute gewünschten Beatmungsformen.
Positiv sind die durch elektronische Steuerung rasch und vielseitig erhältlichen Beatmungsmuster.
Raffiniertes Monitoring und Dokumentation müssen positiv erwähnt werden. Negativ zu werten sind die nicht klar voneinander zu trennenden Farbunterschiede einzelner Funktionen und das Fehlen einer Einrichtung zur direkten Handbeatmung.

Bewertungstabelle s. S. 252.

Ohmeda CPU 1

Allgemeine Funktionsbeschreibung

Der ATM/Ohmeda-Respirator (Modell CPU 1 ist ein mikroprozessor- und zeitgesteuertes Beatmungsgerät, welches aus 2 übereinandergeordneten Gehäusen besteht: Das obere Gehäuse enthält die elektronische Steuerung sowie die Leuchtzifferanzeigen auf der Frontplatte; im unteren Gehäuse befinden sich getrennt die pneumatischen Steuerelemente für die verschiedenen Beatmungsfunktionen mit den entsprechenden horizontal aufgesetzten Einstellknöpfen.

Gasfluß

Im pneumatischen Kreis wird das über einen extern angebrachten Mischer mit kontrollierter O_2-Konzentration gelieferte Gas zunächst druckreguliert (20 kPa). Nach diesem Druckregler sind 2 parallele Flußerzeugungssysteme angeordnet:

1) Für die kontrollierte Beatmung erfolgt eine Durchflußkontrolle und Regulation mit Erhaltung eines konstanten Flusses während der Inspiration.
2) Für alle spontanen Atmungsformen ist ein Demandventil zwischengeschaltet, über welches der Patient mit einem Durchfluß (0-200 l/min) proportional zur Inspirationsanstrengung (0,8-1,2 mbar ≙ 0,08-0,12 kPa) und unter Berücksichtigung des endexspiratorischen Druckes versorgt wird.

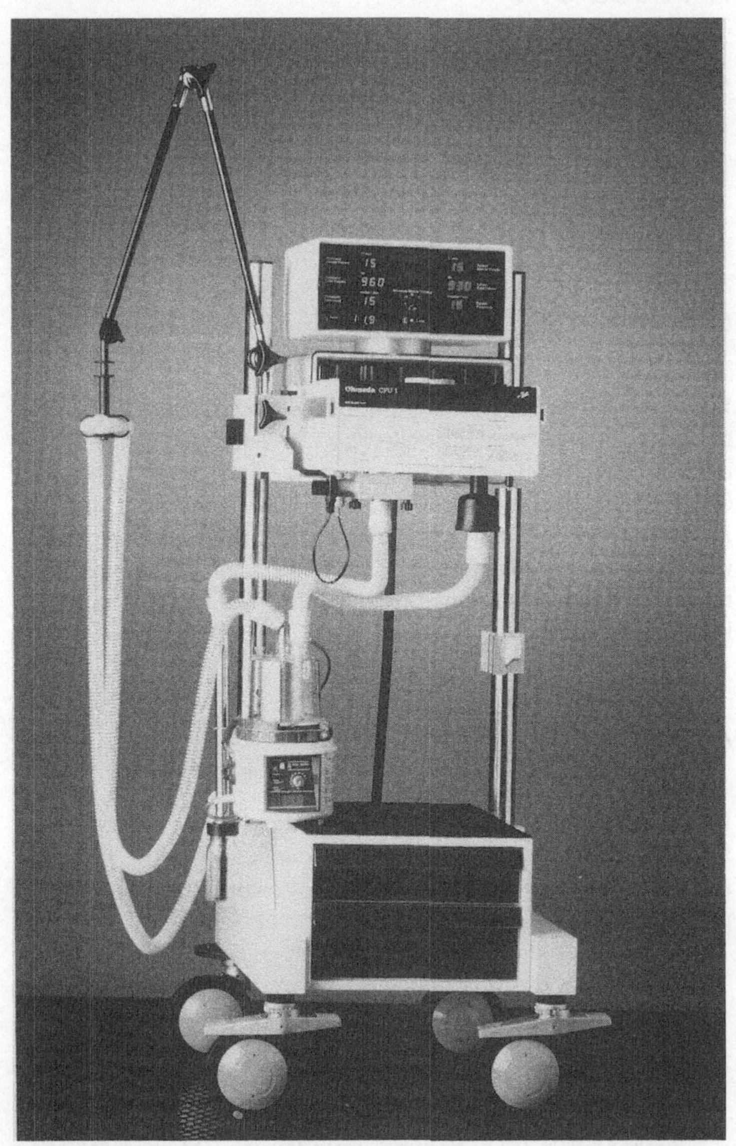

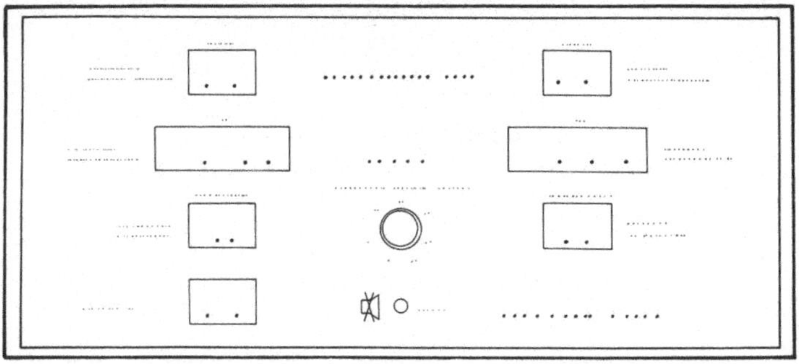

Nach diesen flußbestimmenden Vorrichtungen folgt ein Detektor, der einerseits ein synchronisierendes Signal für die Gaszufuhr abgibt, andererseits für das Feststellen einer eventuellen Apnoe benutzt wird. Nachgeschaltet ist eine Notluftöffnung, die es zur Spontanatmung fähigen Patienten ermöglicht, bei Respiratorausfall Zimmerluft zu atmen. Ein Triggerempfindlichkeitsventil öffnet gegen eine einstellbare magnetische Kraft bei den Betriebsarten SIMV und assistierte, druckgesteuerte Beatmung.

Als nächste Elemente im pneumatischen Kreis folgen ein mechanisches Sicherheitsventil (Maximaldruck 100 mbar = 10 kPa) und schließlich ein den Patienten vom Respirator trennendes Bakterienfilter.

Im anschließenden Inspirationskreis zwischen Gerät und Patient sind ein beheizter Befeuchter und, wahlweise, ein Vernebler angeordnet; im Exspirationskreis: Exspirationsventil, Bedarfsventil für PEEP/CPAP und Flußsensor für das Monitoring.

Die mit dem Gerät möglichen Betriebsarten umfassen kontrollierte Beatmung, SIMV, MMV, druckgesteuerte Beatmung, assistierte druckgesteuerte Beatmung und CPAP-Spontanatmung.

Die verschiedenen Bedienungselemente mit den entsprechenden horizontal auf dem unteren Gehäuse angeordneten Einstellknöpfen erlauben die Einstellung von:

- Inspirationszeit (0,3-3 s), inspiratorischer Pause (0-1 s) und Exspirationszeit (0,6-30 s),
- stufenlos einstellbarer Triggersensitivität (0-10 mbar = 0-1 kPa in Abhängigkeit vom eingestellten PEEP),

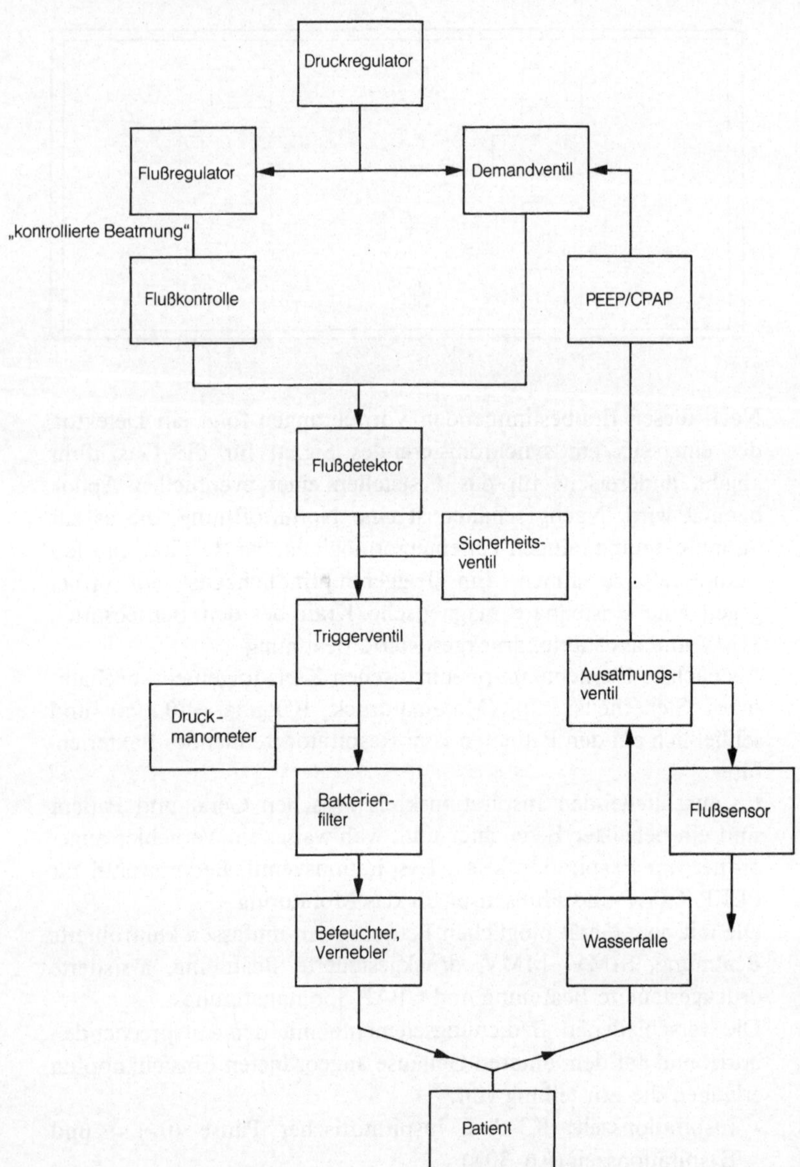
Druckregulator
Flußregulator
Demandventil
„kontrollierte Beatmung"
Flußkontrolle
PEEP/CPAP
Flußdetektor
Sicherheits-
ventil
Triggerventil
Ausatmungs-
ventil
Druck-
manometer
Bakterien-
filter
Flußsensor
Befeuchter,
Vernebler
Wasserfalle
Patient

- Inspirationsfluß (3-120 l/min),
- PEEP/CPAP (stufenlos einstellbar) 0-30 mbar (0-3 kPa),
- Seufzer (1 mal pro 100 Respiratorzyklen)

Verschiedene Flußmuster können nicht eingestellt werden, eine direkte Handbeatmung ist nicht vorgesehen.

Die Anzeigeinstrumente befinden sich auf der Vorderseite des oberen, drehbaren Gehäuses. Die Digitalanzeigen sind gruppiert nach den eingestellten Maschinenwerten (Atemminutenvolumen, Atemzugvolumen, Frequenz und Verhältnis I:E), den gleichen, effektiv am Patienten gemessenen Parametern und den Alarmen. Die 4 Maschinenwerte (gelb leuchtend) und die entsprechenden Patientenwerte (rot leuchtend) sind zum Vergleich ergonomisch günstig auf gleicher Höhe angebracht und aus Distanz gut sichtbar.

Monitoring, Alarme

Optische (z.T. blinkend) und akustische (vorübergehend ausschaltbare) Alarmsignale betreffen Betriebsausfall des Respirators, Apnoe, minimales Minutenvolumen und das Überschreiten von Druckgrenzen.

Seit kurzem steht ein ergänzender CPU-Monitor zur Verfügung, der als Zusatzgehäuse auf den Respirator aufgesetzt werden kann. In Form von Säulengraphiken, Kurven und Tabellen können auf einem Bildschirm Momentanwerte und Trends bei Atemwegsdruck, Atemminutenvolumen und Atemzugvolumen sowie exspiratorischem CO_2 dargestellt werden.

Die Bedienung des Respirators ist einfach und eindeutig; die durch Unterbringen in 2 verschiedenen Gehäusen erreichte Trennung von pneumatischem und elektronischem Teil mit entsprechend zugeordneten Einstellknöpfen bzw. Anzeigeinstrumenten erhöht die Bedienungssicherheit. Die Lesbarkeit in 80-100 cm Distanz ist gut.

Gasmischer und Haltearm für Patientenschlauchsystem können auf beiden Seiten des Geräts auf Schienen fixiert werden.

Das Gerät ist mit Außenmaßen von 34·45·50 cm (ohne Zusatzmotor) eher klein und nach Wunsch auf ein zugehöriges Fahrgestell montierbar.

Wartung

Wartungsarbeiten durch erfahrenes Servicepersonal sind alle 2500 Betriebsstunden vorzusehen; periodische Reinigung und Funktionsprüfung nach Wiedermontage sowie Eichung der Spirometrie sind durch das stationseigene Betriebspersonal gut möglich.

Bewertung

Das Gerät darf als relativ raffinierter „Kleinrespirator" betrachtet werden, die wesentlichsten Operation modes sind erfüllt.
Positiv sind die klare (auch räumliche) Trennung von pneumatischem und elektronischem Betriebsteil, die einfache Bedienbarkeit des Geräts, die unkomplizierte Darstellung der Datenanzeigen und die guten ergonomischen Ausführungen (drehbares Anzeigegehäuse, große Digitalzahlen, je nach Beatmungsmodus aktivierte Einstellknöpfe sind beleuchtet, räumliche und farbliche Trennung von Zahlengruppen unterschiedlicher Bedeutung, Patientenschlauchsystem und Gasmischer beidseitig anbringbar, Außenmaße). Ebenfalls positiv ist die modulare Ausbaumöglichkeit mit einer Monitoreinheit. Zudem ist das servicefreundliche Gerät relativ preisgünstig.
Die vorhandenen Betriebsarten „MMV" und „Seufzer" sind inzwischen weitgehend „aus der Mode gekommen".
Negativ sind das Fehlen einer Möglichkeit zur direkten Handbeatmung, etwas zu undifferenzierte Alarmanzeigen, die häufige und dann verwirrende Diskrepanz zwischen Anzeigen der Maschinen- und Patientenwerte, die noch ungenügend vorhandene Betriebsanleitung und die noch nicht überall gesichert erscheinende Serviceunterstützung.

Bewertungstabelle s. S. 254.

Salvia Lifetec CPAP Beta 160

Allgemeine Funktionsbeschreibung

Das System ist ein CPAP-Atemhilfsgerät, das ausschließlich für den Einsatz von kontinuierlich positivem Atemwegsdruck auf Intensiv-, Wach- und Allgemeinstationen entwickelt wurde. Zusätzlich ist der Einsatz im pädiatrischen Bereich vorgesehen.
Dieses CPAP-System besteht aus einem pneumatischen System und einem zentralen elektronischen Steuersystem. Die Druckerfassung des CPAP-Ist-Wertes sowie der in- und exspiratorischen Titalvolumina erfolgt patientennah zwischen dem Y-Stück des Schlauchsystems und dem Tubus mittels eines speziellen Sensors. Druckverluste im Schlauchsystem können schnell ausgeglichen werden, da ein nahezu verzögerungsfreier elektrodynamischer linearer Antrieb ein Druckstellventil nachreguliert. Kurzzeitig hohe Spitzenflows, vom Patienten initiiert, können durch die elektronisch gesteuerten Proportionalventile des O_2-Mischers bis zu 160 l/min innerhalb von 10 ms abgedeckt werden. Die Konstanthaltung des CPAP ist damit garantiert.
Im Bedarfsfall können die Werte für den CPAP von 15 auf 25 mbar (1,5 auf 2,5 kPa) erhöht, die untere Alarmgrenze des Atemminutenvolumens von 7 auf 2 l/min erniedrigt, die obere Grenze des Atemminutenvolumens von 3 auf 25 l/min erhöht werden. Die Grenze des Zugvolumens kann von 200 ml auf 50 ml erniedrigt bzw. von 2500 ml auf 3000 ml erhöht werden. Die Alarmgrenzen des Zugvolumens können von 200 auf 50 ml erniedrigt bzw. von 2500 auf 3000 ml erhöht werden. Die Alarmgrenze der Atemfrequenz kann nach unten von 6 auf 4/min erniedrigt bzw. nach oben von 40 auf 120/min erhöht werden.

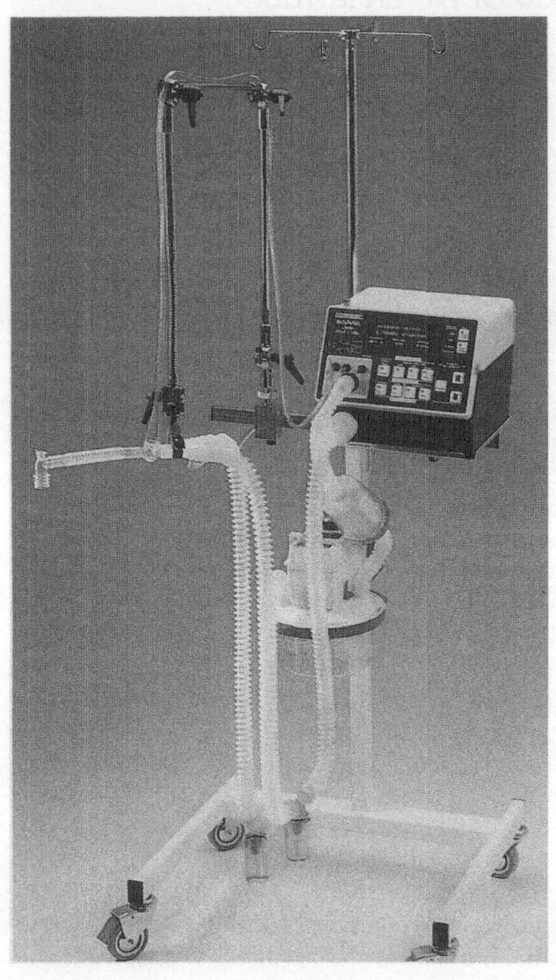

Die Erhöhung bzw. Erniedrigung der Grenzwerte geschieht durch wiederholtes Drücken der Vorwahltasten.

Der Einsatz des Gerätes setzt die spontane Atmungsfähigkeit des Patienten voraus. Sollte es während der CPAPA-Therapie einmal zu einem Atemstillstand kommen, geht ein vorher einprogrammiertes und gespeichertes Apnoeprogramm in Funktion. Dabei werden die

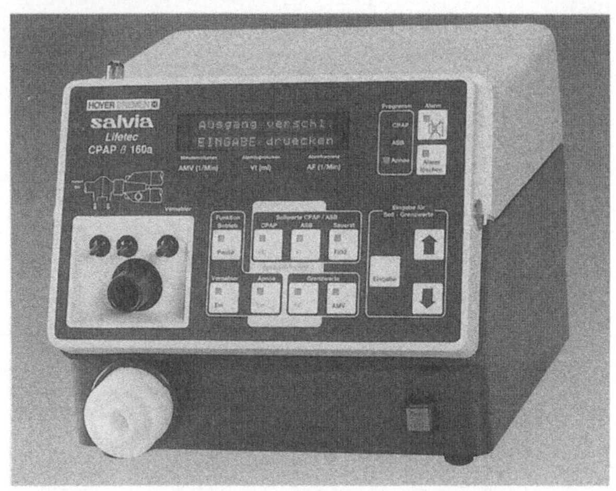

CPAP-Werte in der eingegebenen Frequenz hoch- und heruntergefahren, und somit wird eine kontrollierte Beatmung erreicht. Luft gelangt über einen Bakterienfilter und einen Anfeuchter durch den Inspirationsschlauch zum Patienten, der entweder über einen Tubus oder über eine Maske atmet. Die hohe Frischgasmenge kompensiert den individuellen Peak flow des Patienten. Über ein sich selbst justierendes Ventil gelangt die Luft nach außen. Der positive Atemwegsdruck innerhalb des Systems wird digital angezeigt. Aufgrund der vorliegenden Konstruktion und des Meßprinzips des Flowsensors ist es möglich, Atemzugvolumen, Frequenz und CPAP im High flow zu messen.
Zur Verdüsung von Medikamenten dient ein zusätzlicher kleiner Düsenvernebler, der zwischen Flowsensor und Tubus adaptiert werden kann. Der Vernebler kann jederzeit abgeschaltet werden, oder aber er schaltet sich automatisch nach 10 min ab.

Monitoring, Alarme

Auf der in Funktionsabschnitte gegliederten Frontplatte befindet sich eine Reihe von alphanumerisch optischen Anzeigen (Vakuumfluoreszenztechnik) in 2 Zeilen und mit 20 Zeichen je Zeile. Nach

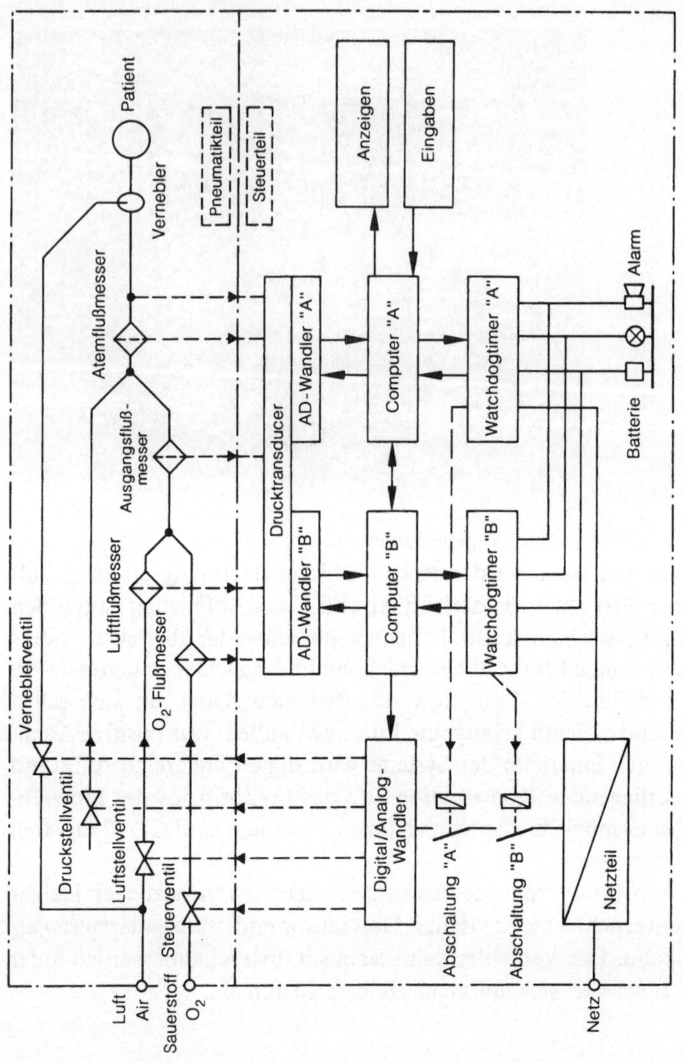

dem Einschalten des Gerätes läuft ein pneumatischer und elektronischer Selbsttest ab.

Anschließend sind die Werte für die O_2-Konzentration (21–100%) und den CPAP (3–25 mbar bzw. 0,3–2,5 kPa) einzugeben und zu

quittieren. Die Werte für eine Beatmung bei Apnoe (Frequenz, endexspiratorischer Druckwert von 3 bis 25 mbar und der eninspiratorische Druckwert von 3 bis 25 mbar) sind ebenfalls nach dem Selbsttest einzugeben und zu quittieren. Mit den Pfeiltasten und den jeweils angewählten Parametertasten kann man dann individuell die oberen und unteren Alarmgrenzwerte für Zugvolumen, Minutenvolumen und Frequenz angeben und quittieren. Abweichungen vom CPAP-Wert von mehr als 1,5 mbar für 8 s werden automatisch alarmiert. Der Grundflow ist auf 30 l/min festeingestellt und regelt sich automatisch nach den Bedürfnissen des Patienten (bis maximal 160 l/min).
Im Dauerbetrieb werden die Werte für die O_2-Konzentration, den CPAP-Wert, das Minutenvolumen, das Zugvolumen und die Atemfrequenz angezeigt. Durch Bedienen der entsprechenden Tasten können jederzeit die oberen und unteren Grenzwerte zur Anzeige gebracht werden. Zusätzlich gibt das Gerät in folgenden Fällen Alarm:

- Ausfall der O_2- und Luftversorgung,
- Stromausfall/Netzstörung,
- Ausfall des Sensors,
- Ausfall eines Stellgliedes,
- Ausfall des Steuerrechners.

Bei den ersten beiden Störungen kann der Betrieb nach Beseitigung der Ursache wieder aufgenommen werden. Bei den übrigen Störungen geht das Gerät in den sicheren Zustand, d.h. in den CPAP=O über und ermöglicht dem Patienten, spontan zu atmen (Sicherheitsventilblock).
Bei Apnoe gibt das Gerät bereits nach 20 s Alarm. Sämtliche Alarme sind durch das Ertönen der Alarmhupe und das Aufleuchten der roten externen Lampe sowie der Alarmleuchte gekennzeichnet (akustischer und optischer Alarmgeber). Durch Bedienen der Taste „Alarm löschen" kann der Alarm nach Beheben der Ursache gelöscht werden.
Der Aufbau der Frontplatte ist logisch und in der Bedienung übersichtlich und unverwechselbar angeordnet, die Lesbarkeit in 80-100 cm Distanz ist gut, Alarme sind optisch und akustisch vorhanden, die Überwachung ist somit eindeutig. Die Frontplattenbe-

schriftung ist in deutscher Sprache, Installationen für den Patiententransport sind allerdings nicht vorgesehen. Das Gerät ist bei der Fa. Hoyer/Bremen in Vertrieb.

Wartung

Nach dem Einsatz mit einem Patienten soll die äußere Oberfläche des Gerätes gereinigt und desinfiziert werden. Nicht wiederverwendbare Patientenschlauchsysteme sind gemäß Anstaltsvorschrift nach der Behandlung zu entsorgen. Die wiederverwendbaren Teile des Salvia Lifetec CPAP Beta 160-Gerätes sind zu reinigen und zu sterilisieren.

Das Gehäuse des Salvia Lifetec CPAP Beta 160 wird mit einem Tuch, das mit einem desinfizierenden Mittel befeuchtet ist, abgerieben. Es ist darauf zu achten, daß keine Flüssigkeit in das Gehäuseinnere eindringen kann. Die für den Betrieb vorgeschriebenen Bakterienfilter verhindern eine Kontamination des Geräteinneren durch eindringendes Atemgas. Folgende Reinigungs- bzw. Sterilisationsverfahren werden empfohlen:

Teile	Intervall	Methode
1. Gehäuseoberfläche	24 h	feucht reinigen
2. Bakterienfilter	24 h	Einmalartikel
3. Siliconpatienten-schlausystem	24 h	Autoklavieren
4. Atemflußsensor	24 h	Gassterilisieren
5. Druckstellventilgehäuse	24 h	Autoklavieren/Sterilisieren
6. Druckstellventilmembran	24 h	Autoklavieren/Sterilisieren

Die Membran des Druckstellventils ist einem gewissen Verschleiß unterworfen und soll - zur Vermeidung von Ausfällen - vor jeder Behandlung auf Beschädigung geprüft und gegebenenfalls ausgetauscht werden. Der Atemflußsensor ist nach einer Betriebsdauer von 30 Tagen auszutauschen.

Die Partikelfilter in den Gaszuleitungen sind regelmäßig oder bei Störungen des Atemgasmischers zu kontrollieren bzw. zu reinigen.

Das Salvia Lifetec CPAP Beta 160 ist nach einer Betriebszeit von

1500 h, jedoch spätestens nach 6 Monaten einer sicherheitstechnischen Kontrolle durch geschultes und autorisiertes Personal zu unterziehen.

Bewertung

Bei dem Salvia Lifetec CPAP Beta 160 der Salvia Medizintechnik handelt es sich um ein Gerät, das ausschließlich für die CPAP-Applikation entwickelt wurde. Wegen seiner geringen Störanfälligkeiten und seines einfachen Aufbaus wird es von den Schwestern und Pflegern der Wachstation schnell akzeptiert und geschätzt. Die Arbeit mit dem Gerät ist problemlos. Aufgrund seines Konstruktionsprinzips arbeitet es triggerfrei, was sich entlastend auf die Atemarbeit des Patienten auswirkt.
Anfängliche Schwierigkeiten traten insofern auf, als daß die Durchführung der CPAP-Maskenatmung zur postoperativen Atemtherapie an wachen Patienten zu subjektiven Unannehmlichkeiten für den Patienten führte. So ist es auch erklärlich, daß in diesem Zusammenhang Undichtigkeiten des Systems nicht immer zu vermeiden waren. Dies führt folgerichtig zu einer häufigen optischen und akustischen Anzeige von Alarmen. Der Umstand, daß die unteren Alarmgrenzen nur bis zu vorgegebenen Mindestwerten möglich sind, erweist sich in diesem Zusammenhang als störend und lästig und mindert etwas die Akzeptanz durch das Personal.
Hervorzuheben ist, daß der Salvia Lifetec CPAP Beta 160 das einzige eigenständige CPAP-Gerät ist mit ASB, variablem Apnoebeatmungsprogramm, Medikamentenvernebler, umfangreichem Monitoring und Alarmsystem sowie Atemzugvolumenmessung im High flow.
Aufgrund des hier realisierten Konzeptes bleibt die Anwendung von kontinuierlich-positivem Atemwegsdruck (CPAP) nicht nur auf die Intensivstation beschränkt, sondern läßt sich auch auf Wachstationen und Allgemeinstationen mit großem Erfolg durchführen. Bei der soliden Verarbeitung und Robustheit des Gerätes ist die Preis-Leistungs-Relation als günstig zu beurteilen.

Bewertungstabelle s. S. 256.

Siemens Servo Ventilator 900 B, C und D

Allgemeine Funktionsbeschreibung

Der *Siemens*-Servoventilator 900 C ist ein zeitgesteuerter volumenkonstanter Respirator; Arbeitsweise und Steuerung elektronisch.
Zur Beschreibung der einzelnen Teilfunktionen läßt sich der Servoventilator analog zu seiner funktionellen Gliederung in 2 Einheiten unterteilen:
- pneumatische Einheit,
- elektronische Einheit.

Gasfluß

Aus der Gasquelle (wahlweise Hoch- oder Niederdruckeingang) wird der Atembalg in der Pneumatikeinheit des Servoventilators über ein bedarfsgesteuertes Ventil gespeist. Das Gas wird bei Überdruck durch ein Sicherheitsventil abgelassen. Der erforderliche Arbeitsdruck im Atembalg ist durch Veränderung der Federspannung einstellbar (0-120 mbar = 0-12 kPa; SV 900 B: 0-100 mbar = 0-10 kPa; SV 900 D: 0-120 mbar = 0-12 kPa). Die Einstellschraube befindet sich in der Mitte der Vorderseite der Pneumatikeinheit. Der eingestellte Druck (Arbeitsdruck) kann an einem Manometer abgelesen werden.
Der Faltenbalg dient als Reservoir und als Reduzierventil (Druck in Höhe des eingestellten Arbeitsdrucks).
Hieraus ergibt sich, daß während Inspiration kein momentaner

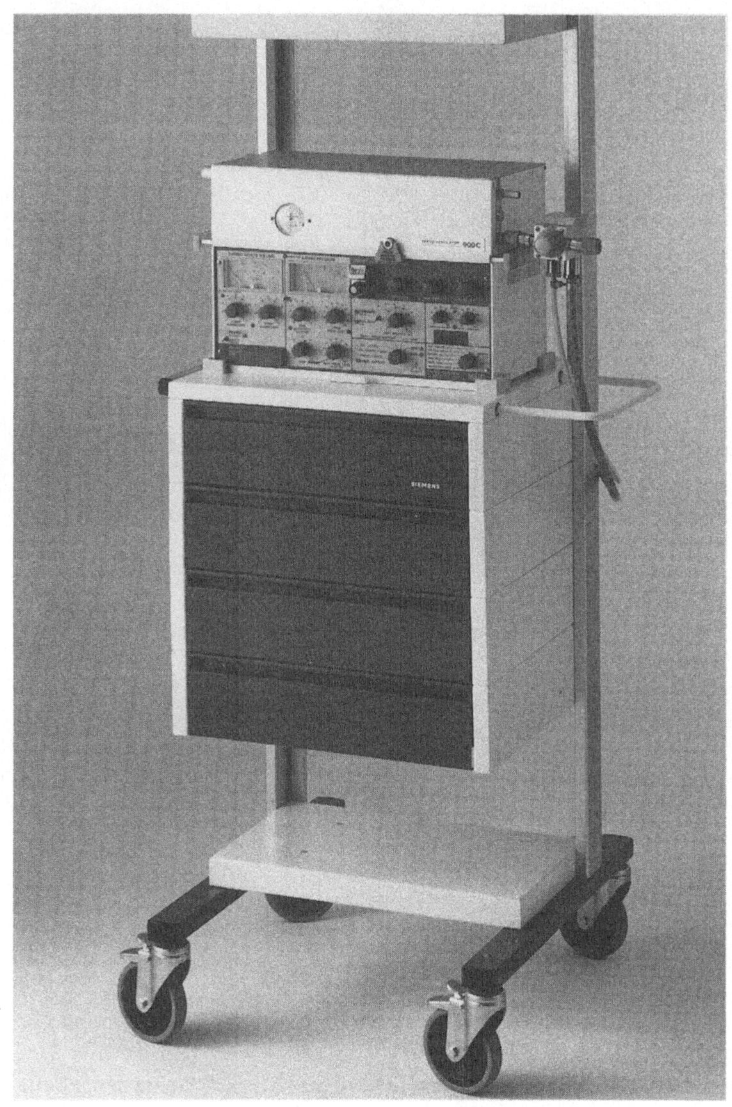

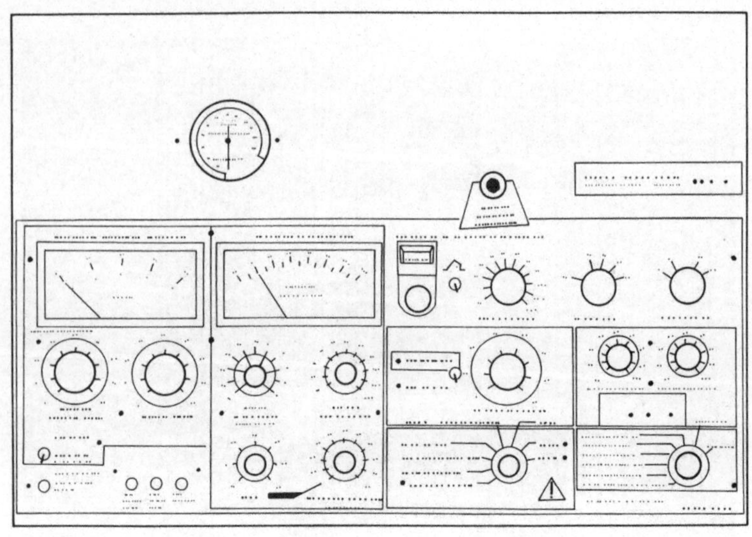

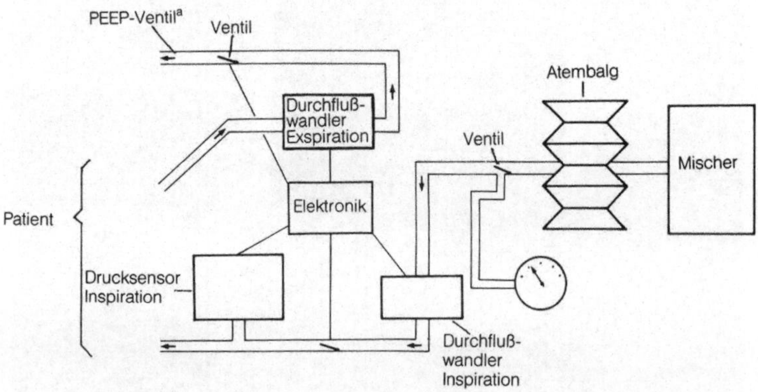

Gaszufluß aus der Gasquelle erforderlich ist und die Mischung von Gasen erfolgen kann.

In der Pneumatikeinheit sind Meß- und Regelsysteme eingebaut, die der elektronischen Steuerung und Regelung dienen. Die primäre Steuerung erfolgt mittels der Einstellknöpfe an der Vorderseite des unteren Teils (Elektronikeinheit). Das Atemgas strömt durch einen Durchflußwandler und ein elektronisch gesteuertes Inspirationsventil zum Patienten. Der Durchflußwandler (Sensor) ist über einen Regelkreis mit den Steuerknöpfen für das Atemminutenvolumen und die Atemfrequenz an der Vorderseite des Respirators (elektronische Einheit) elektronisch gekoppelt. Ist nach Ablauf der vorgegebenen Inspirationszeit ein gewünschtes Zugvolumen erreicht, wird der Fluß durch das genannte Klemmventil unterbrochen.

Sowohl die inspiratorischen als auch die exspiratorischen Ventile ermöglichen eine inspiratorische bzw. exspiratorische Steuerung. Das ausgeatmete Gas verläßt über einen weiteren Durchflußwandler und ein weiteres Klemmventil den Respirator. Dieser Durchflußwandler mißt das exspiratorische Volumen, welches separat angezeigt wird. Der inspiratorische Fluß wird in Abhängigkeit von Zeit, Volumen und Druckluft (je nach Beatmungssystem) geregelt. Dem Regler werden die elektrischen Signale durch den Funktionsgenerator (Zeit, Volumen und Druck, gewünschtes Flußmuster) und den Durchflußwandler im Inspirationsfluß zugeführt.

Die beiden Signale werden verglichen. Jede Abweichung führt zu einem Regelimpuls an das Servoventil. Hieraus resultiert eine Übereinstimmung zwischen eingestelltem und erbrachten Fluß- und Volumenmuster.

Die maximale endinspiratorische Pause („inflation hold") kann zwischen 0% und 20% für ein 5-s-Intervall (beim SV 900 C) eingestellt werden (SV 900 D: 10%).

Am Ende des Ausatmungsteils befindet sich ein exspiratorisches Klemmventil, mit dem über eine regelbare Öffnungsbegrenzung die Einstellung eines positiv endexspiratorischen Druckes bis zu 50 mbar (5 kPa) möglich ist (bis zu 50 mbar ≙ 5 kPa beim SV 900 D; bis zu 20 mbar ≙ 2 kPa beim SV 900 B). Beim SV 900 B ist bei Verwendung eines Auslaßrohrs mit einem Außendurchmesser von 28 mm das Aufstecken eines PEEP-Ventils möglich, das ein PEEP bis zu 50 mbar (5 kPa) erlaubt.

Der Respirator ermöglicht die Einstellung von unteren und oberen Alarmgrenzen für das exspiratorische Atemminutenvolumen und für den oberen Atemwegsdruck.

Die Bedienungselemente an der Vorderseite des Servoventilators können entsprechend ihrer räumlichen Anordnung in eine linke

Seite (Stellknöpfe zur Überwachung) und in eine rechte Seite (Stellknöpfe zur Einstellung des Respirators) unterteilt werden. Die räumliche Anordnung ist allerdings in 2 Fällen nicht ganz durchgängig: PEEP-Einstellknopf bei SV 900 B und Überwachungseinstellung zur O_2-Messung (Zuordnung zur Einstellmöglichkeit: Mischer). Das Atemzugvolumen ist stufenlos zwischen 0,5 und 30 l/min einstellbar (minimales Atemminutenvolumen bei assistierter, kontrollierter Beatmung), die Frequenz zwischen 6 und 60 Atemzügen/min bei SV 900 B, 5 und 120 Atemzügen/min bei SV 900 C und D. Aus Atemminutenvolumen und Frequenz ergibt sich das Atemzugvolumen. Einstellmöglichkeiten, Genauigkeit und die zeitliche Unterteilung des Atemzyklus wird durch die Einstellung der Inspiration bzw. der Pausendauer variiert.
Mittels eines Kippschalters kann zwischen akzelerierendem und konstantem Inspirationsfluß gewählt werden. Bei Anwahl der Seufzereinstellung wird mit jedem 100. Atemzug das doppelte Atemzugvolumen abgegeben (SV 900 D besitzt keine Seufzerfunktion). Eine Begrenzung des maximalen exspiratorischen Flusses ist nur beim SV 900 B vorhanden. Durch sie werden maximale Strömungsgeschwindigkeiten zu Beginn der Ausatmung verhindert.
Ein System zur Applikation von SIMV ist ebenfalls (mit Ausnahme des SV 900 D) in den Servoventilator integriert. Die SIMV-Steuerung wird durch Unterteilung der stufenlos einstellbaren SIMV-Frequenz erreicht.
Beim SV 900 C beträgt die SIMV-Frequenz 0,4–4 Atemzüge/min bzw. ist auf 4–40 Atemzüge/min umschaltbar; bei SV 900 B: 0,6–30 Atemzüge/min (f ½, f ⅕, f ⅒). Bei Einstellung von SIMV sollte die Triggerschwelle dem Einatmungsbemühen des Patienten angepaßt werden. Hierbei ist anzustreben, daß die Triggerschwelle möglichst nahe dem Unterdruck bei einem Spontanatemzug eingestellt wird. Die maximale Sensitivität beträgt bei den Geräten SV 900 C und D −0,5 bis −20 mbar (−0,05 bis −2 kPa) bei einer Antwortzeit von 0,04 s (SV 900 B: −1 bis −20 mbar ≙ −0,1 bis −2 kPa bei einer Antwortzeit von 0,08 s). Das gewählte Zugvolumen bei SIMV-Schaltung resultiert aus eingestelltem Atemminutenvolumen dividiert durch die eigentliche Grundfrequenz der Beatmung.

Monitoring, Alarme

Beatmungsdruck und exspiratorisches Atemminutenvolumen werden auf 2 Anzeigeninstrumenten angezeigt. Ein Über- bzw. Unterschreiten der entsprechenden Alarmgrenzen für das exspiratorische Atemminutenvolumen löst ein optisches und akustisches Warnsignal aus.
Der Atemwegsdruck läßt sich zwischen 15 und 120 mbar (1,5 und 12 kPa) begrenzen. Bei Erreichen der eingestellten Druckgrenze erscheint ein akustisches und optisches Warnsignal. Gleichzeitig schaltet das Gerät in die Exspiration um.
Bei dem Gasmischer handelt es sich um externe Mischertypen mit Schnellkupplung.
Über den Niederdruckeingang kann dem Servoventilator über einen Rotameterblock (Flowmeter) wahlweise gemischtes Gas zugeführt werden. Die den Servoventilatoren 900 C und D angeschlossene Handbeatmung gestattet durch Umschalten eines Bedienelements an der Frontplatte des Respirators einen sofortigen Einsatz. Die Höhe des Frischgaszuflusses wird jetzt durch die Minutenvolumenstellschraube bestimmt.
Die dem Servoventilator 900 B angeschlossene Handbeatmung gestattet ebenso durch Umschalten eines Einstellknopfs den sofortigen Einsatz. Die Höhe des Frischgaszuflusses wird durch einen weiteren kleinen Einstellknopf mit grober ungefährer Mengenangabe geregelt. Beim Austausch der Beatmungsschläuche gegen kleinlumigere zur Beatmung von Säuglingen und Kleinkindern müssen Adapter verwendet werden. Das Anbringen der Befeuchtereinheit ist nur auf einer Seite des Respirators möglich. An den seitlichen Halterungsschienen können die meisten auf dem Markt erhältlichen Sekretabsaugvorrichtungen befestigt werden.
Das Monitoring der inspiratorischen und exspiratorischen Zugvolumina und des exspiratorischen Minutenvolumens erfolgt bei SV 900 C und bei SV 900 D digital (SV 900 B analog). Spitzendruck, Mitteldruck, Pausendruck und Atemfrequenz sind ebenso wie die Anzeige der inspiratorischen O_2-Konzentration digital ablesbar (SV 900 B bietet für den Atemwegsdruck und den Pausendruck eine Analoganzeige).

Auf der Rückseite des Ventilators befinden sich Ausgänge, an denen die Signale für Druck und Fluß abgegriffen werden können.
Der Diskonnektionsalarm („leckage") erfolgt über die Überwachung und den Alarm des exspiratorischen Atemminutenvolumens.
Die Sicherheit gegen O_2-Mangel ist über einen nicht abschaltbaren O_2-Mangelalarm gewährleistet, der an den Mischer gebunden ist. Zusätzlich ist bei SV 900 C und bei SV 900 D ein Alarm im Bereich von 0–100% für die inspiratorische O_2-Konzentration einschaltbar (SV 900 B: Grenzwertüberwachung des F_IO_2 nur über Zusatzgerät).
Die Bedienung des Respirators ist eindeutig, direkt aktionsbezogen und auch durch externen Signalinput unabhängig zugänglich. Die Lesbarkeit auf eine Distanz von 80–100 cm ist gut. Alarme sind optisch und akustisch vorhanden. Es besteht eine klare Trennung von Steuerung und Pneumatik. Die Überwachung ist eindeutig; das Vorkommen von Mehrfachalarmen ist allerdings nicht zu vermeiden. Die auslösende Alarmursache kann nicht ohne weiteres von Folgealarmen abgegrenzt werden.
Die Größe des Respirators beträgt 50·23·32 cm, das Gewicht 18 kg.

Wartung

Als Servicearbeit (durch Betriebspersonal möglich) ist der Austausch von Bakterienfiltern und Verschleißteilen nach 1000 Betriebsstunden durchzuführen. Verträge über Betriebswartung und Inspektion - 2mal jährlich - können laut Medizingeräteverordnung empfohlen werden. Darüber hinaus besteht die Möglichkeit einer Schulung und Einweisung durch die Firma; umfangreiches Schulungsmaterial ist vorhanden.
Wiederkehrende sicherheitstechnische Überprüfungen einschließlich der Betriebswartung kosten ca. DM 450,- (ohne Material). Die Frontplattenbeschriftung ist in 6 Sprachen verfügbar. An zusätzlichen Ausrüstungen stehen Vaporizer, Mischer, Rotameter und in Planung auch Kreissysteme und CO_2-Absorber zur Verfügung.

Die Flowtransducer müssen in 70%igem Äthanol, andere Teile in Desinfektionslösung gereinigt werden. Danach wird bei maximal 150 °C autoklaviert.
Eine Wartung des Geräts sollte 2mal im Jahr durchgeführt werden. Nach 1000 Betriebsstunden werden eine vollständige Reinigung, Ersetzen von Verschleißteilen und Kalibrieren des Ventilators (durch Betriebspersonal jederzeit auszuführen) empfohlen. Die empfohlenen Reinigungen und Wartungsintervalle entsprechen den heutigen Möglichkeiten und sind als Voraussetzung einer Sicherheitsgarantie unentbehrlich.

Bewertung (SV 900 C)

Die an einen Respirator gestellten Anforderungen werden vom Servoventilator 900 C im wesentlichen erfüllt. Er ermöglicht alle wesentlichen Betriebsarten bei geringer Ausfallquote. Die jetzige Vorrichtung zur Handbeatmung ist beim SV 900 B etwas unübersichtlich in der Bedienung und bedarf zu vieler (2) Veränderungen der Einstellknöpfe. Eine Modifizierung ist vom Hersteller für den SV 900 B vorgesehen. Die neue Handbeatmung für SV 900 C und D mit Einknopfbedienung ist ab 1987 lieferbar. Bei ausgeschaltetem Respirator ist die Handbeatmung nicht einsetzbar.
Die Leistung der manuellen Beatmung ist ausreichend. Als günstig erweist sich, daß bei eingeschaltetem Respirator das Monitoringsystem und die Alarmfunktionen bei Handbeatmung erhalten bleiben.
Lobenswert ist, daß man den Servoventilator auch sehr gut in der Funktion eines sog. Transportrespirators einsetzen kann (z.B. Transport von Patienten mit ARDS innerhalb der Klinik). Hierbei erweist sich sein Gewicht von nur 18 kg als günstig. Er beansprucht wenig Platz und bedarf nur einer außerordentlich geringen Energiequelle (nur 40 W). Die an ihn anschließbare Power-pack-Einheit 160 ermöglicht eine einwandfreie Funktion des SV 900 C während des Transports. Das Gewicht der Power-pack-Einheit beträgt 9 kg ohne Batterien.

Zusätzlich muß eine 3-l-Druckluft- und/oder eine 3-l-O_2-Flasche am Mischer angeschlossen werden; der zusätzliche Gasverbrauch ist außerordentlich gering. Er entspricht dem eingestellten Minutenvolumen, wenn der *Siemens*-Mischer 961 verwendet wird. Eine spezielle Flaschenvorrichtung genügt als Reserveeinheit. Als vorteilhaft erweist sich, daß immer gleiche Grundkomponenten durch eine zusätzliche Ausrüstung erweitert werden können (Lungenwertrechner 930, CO_2-Analyzer 930). Die Einstellbereiche des Servoventilators entsprechen den heutigen Anforderungen. Die direkte Einstellung des Atemzugvolumens ist leider nicht möglich. Sie wird allein wegen der Bedeutung dieser Größe für die Behandlung des ateminsuffizienten Patienten als wünschenswert betrachtet.
Für die geforderten Alarmsysteme und das Monitoring fehlt beim SV 900 B die Anzeige und Überwachung der inspiratorischen O_2-Konzentration, wie sie beim SV 900 C und D in das System integriert ist. Für den SV 900 B müssen Zusatzgeräte bzw. Erweiterungen vorgenommen werden.
Die Anzeige des inspiratorischen Zugvolumens beim SV 900 B wird vermißt, die von Compliance und endexspiratorischer CO_2-Konzentration ist bei allen 3 Gerätetypen mit zusätzlicher Einheit möglich, erlaubt aber keine Einstellung von Alarmgrenzen. Fluß- und Druckkurven sind mit Zusatzeinrichtungen (Monitoringsystem, Schreiber) darstellbar.
Die Schnittstellenanschlußmöglichkeiten der Geräte SV 900 C und D entsprechen den heutigen Standards. Hervorzuheben ist, daß IBM-PC-kompatible Interfaces zur Verfügung stehen. Damit sind Ansätze für eine computergestützte Ventilation (CAV, „computeraided ventilation") gegeben. Die schnell veränderlichen Größen Fluß und Druck können auf jedem beliebigen Oszilloskop dargestellt werden. Die Präsentation der Digitalwerte beim SV 900 C und D sind auf dem Sirecust 404 mit Ventilationseinschub möglich.
Die Lesbarkeit der Beschriftung ist auch in einer Distanz von 80–100 cm ohne Mühe möglich.
Der Servoventilator ist von seinen Maßen her gesehen ein relativ kleiner Respirator.
Unter ergonomischen Gesichtspunkten muß kritisiert werden, daß der früher serienmäßig zum Servoventilator 900 angebotene Stellwagen zu niedrig und instabil ist (Stolpern über am Boden liegende

Versorgungsleitungen). Der jetzt standardmäßig angebotene Stellwagen (Cart 100) entspricht den gewünschten Anforderungen.
Besonders hervorzuhebende Vorteile des Cart-100-Systems sind eine höher gelegene Abstellfläche für den Servoventilator mit besserer Sicht auf das Bedienungsfeld.
Der Respirator ist klein und handlich genug, um in greifbarer Nähe aufgestellt werden zu können. Durch diese Handlichkeit eignet er sich besonders zur seitengetrennten Ventilation mittels zweier Respiratoren.
Ein Leck im Patientensystem wird durch den Minutenvolumenalarm erkannt. Aus Sicherheitsgründen ist der Respirator bei O_2-Mangel nicht betriebsbereit. Es wird ein nichtabschaltbarer optischer, aber akustisch unterbrechbarer Alarm ausgelöst. Beim Einsatz des Mischers 960 ist ein weiterer Betrieb mit Druckluft möglich.
Die Rückmeldungen sind unzureichend, insbesondere führen ähnliche akustische Alarme zu Verwechslungen. Die angebotenen Unterschiede sowohl der optischen als auch der akustischen Alarmsignale sind unzureichend.
Insbesondere wird in diesem Zusammenhang eine eindeutige Unterscheidung von auslösender Alarmursache und Folgealarmen beim Auftreten von Mehrfachalarmen vermißt.
Vorteilhaft ist die Trennung der räumlichen Anordnung von Überwachung und Steuerung an der Vorderseite der elektronischen Einheit des Respirators. Dies könnte z. B. durch Farbsymbole verdeutlicht werden.
Hinsichtlich des Einsatzgebiets der verschiedenen Servoventilatoren ist folgendes anzufügen:
Der Servoventilator 900 B ist seit 2 Jahren ausverkauft. Die im Betrieb befindlichen Geräte eigenen sich ausgezeichnet zur Langzeitbeatmung von Patienten.
Der Servoventilator 900 C stellt in einigen Punkten eine Verbesserung gegenüber dem B-Modell dar. Primär einzusetzen ist er aufgrund seiner sehr differenzierten Bedienungselemente und Überwachungsmöglichkeiten auf der Intensivpflegestation sowie in der Langzeitbeatmung.
Der SV 900 D eignet sich ebenso wie der SV 900 C zur Langzeitbeatmung. Er bietet allerdings nicht alle heute möglichen Betriebsar-

ten an. Es ist durchaus vorstellbar, daß der SV 900 D als einfacheres Grundmodell Verwendung findet, wohingegen der SV 900 C den Bedarf nach differenzierteren Betriebsarten abdeckt. Zusätzlich ist der SV 900 D als Narkoserespirator vorgesehen.

Bewertungstabellen s. S. 258 (SV 900 B), S. 260 (SV 900 C), und S. 262 (SV 900 D).

Tabellarischer Vergleich der Siemens-Geräte SV 900

	900 B	900 C	900 D
Zeitgesteuertes volumenkonstantes Beatmungsgerät	x	x	x
Gasanschluß	Beatmung: Sauerstoff Druckluft Narkose: Sauerstoff Druckluft, Lachgas		
Netzanschluß	220 V, 50 Hz		
Arbeitsdruck (Betriebsdruck)	100 mbar (10 kPa)	120 mbar (12 kPa)	
Beatmungsfrequenz (Atemzüge/min)	bis 60	bis 120	
Inspirationsdauer	15/20/25/30/ 33%	20/25/33/50/ 67/80%	25/33/50%
Pausendauer	0/5/10/15/20%	0/5/10/20/ 30%	10%
„Inversed ratio"		x	
Inspirationsminutenvolumen (l)	0,5-25	0,5-40	
Begrenzung der maximalen exspiratorischen Strömung	x		
Volumenkontrollierte Beatmung	x	x	x
Volumenkontrollierte assistierte Beatmung	x	x	x
Volumenkontrollierte und Seufzerbeatmung		x	
Druckkontrollierte Beatmung		x	

	900 B	900 C	900 D
Druckunterstützte Beatmung		x	x
SIMV	x	x	
SIMV-Frequenz	f/2, f/5, f/10	0,4-4 Atemzüge/min 4-40 Atemzüge/min	
SIMV und Druckunterstützung		x	
CPAP	x	x	
Seufzerfunktion	x	x	x
Manuelle Beatmung	x	x	x
Überwachung des exspiratorischen Minutenvolumens	x	x	x
Überwachung Beatmungsdruck	x	x	x
Apnoealarm		x	x
Gasversorgungsalarm		x	x
Inspirationsdauer, Halt		x	x
Exspirationspause, Halt		x	x
Gaswechsel		x	x
PEEP	mechanisch 0-20 mbar (0-2 kPa) oder 0-50 mbar (0-5 kPa)	elektronisch −10 bis 50 mbar (−1 bis 5 kPa)	
Triggerempfindlichkeit mbar (≙ kPa)	−20 bis +40 (−2 bis +4)	0 bis −20 (0 bis −2)	
Analoganzeige exspiratorisches Minutenvolumen mit Überwachung (Grenzwerte)	x	x	x

	900 B	900 C	900 D
Analoganzeige Beatmungsdruck mit Überwachung/ Druckbegrenzung	x	x	x
Digitalanzeige Beatmungsfrequenz		x	x
Digitalanzeige O_2-Konzentration mit Überwachung (Grenzwerte)		x	x
Digitalanzeige Inspirationstidalvolumen		x	x
Digitalanzeige Exspirationstidalvolumen		x	x
Digitalanzeige Exspirationsminutenvolumen		x	x
Digitalanzeige Spitzendruck		x	x
Digitalanzeige Pausendruck		x	x
Digitalanzeige Mitteldruck		x	x
Narkoseanschluß Anästhesiegasverdampfer und -zerstäuber	nachrüstbar x	nachrüstbar x	 x
Anschluß Dreigasmischer (O_2/N_2O-O_2-Druckluft)	x	x	x
Analogausgänge für Druck-Fluß-Kurven zur Registrierung (Scopedarstellung)	x	x	x
Anschluß „Computer-aided ventilation“ (SCM 990)		x	x

	900 B	900 C	900 D
Seitengetrennte Beatmung		x	x

Siemens Servo Ventilator 300

Allgemeine Funktionsbeschreibung

Der Servo Ventilator 300 von Siemens gilt als Nachfolgemodell bzw. „großer Bruder“ des Jahrzehnte bewährten Siemens Servo Ventilator 900 in den verschiedenen Baustufen. Die Grundprinzipien des Siemens Servo Ventilator 900 wurden komplett überarbeitet und finden sich nur noch in einigen wenigen Details des neuen Modells wieder. Der überwiegende Teil des Gerätes entspricht dagegen einer völligen Neukonstruktion und weist einige Besonderheiten auf. Hervorstechend ist zunächst die Trennung von Gasmechanik und Bedienanzeigenpanel in 2 Geräteeinheiten. Diese sind durch ein bis zu 2 m langes Kabel getrennt voneinander aufzustellen: der Gasmechanikteil in der Nähe des Patienten, der Bedienteil in ergonomisch guter Reichweite der Pflegekraft bzw. des Arztes. Will man die Funktionsweise des Siemens Servo Ventilator 300 grob charakterisieren, so ist am ehesten ein Vergleich mit dem Bennett 7200 angezeigt. Bei Siemens hat man jetzt auch auf ein Niederdruckreservoir verzichtet. Die Gasmischung erfolgt nun direkt durch elektronische Ventile für Druckluft und O_2 (s. unten). Lediglich das Ausatemteil des Gerätes weist große Ähnlichkeiten mit dem Vorläufer auf: auch hier wird ein Silikonschlauch mechanisch zusammengedrückt.

Der Siemens Ventilator 300 kann auf 3 Altersstufen eingestellt werden: Erwachsene, Kinder und Neugeborene. Hierbei werden automatisch die verschiedenen Druck- und Frequenzbereiche für die unterschiedlichen Altersklassen vorgewählt.

In das Gerät ist ein Akkumulator integriert, der den Betrieb ohne Netzversorgung für etwa 30 min aufrechterhalten kann. Damit eig-

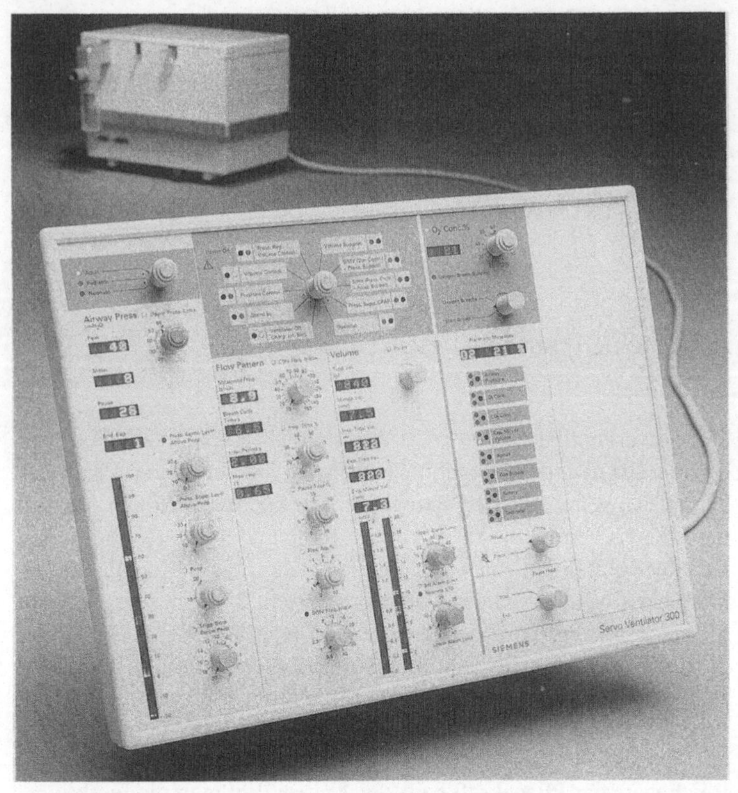

net sich der Siemens Servo Ventilator 300 für kurze Transporte. Darüberhinaus ist die Versorgung aus einer 12-V-Quelle oder mit einem optionalen Zusatzakkumulator auch über einen längeren Zeitraum netzunabhängig möglich.

Das Wartungsintervall wurde von der Firma auf derzeit 2500 Betriebsstunden festgesetzt. Bei der Wartung werden einige Verschleißteile in den Ventilen gewechselt.

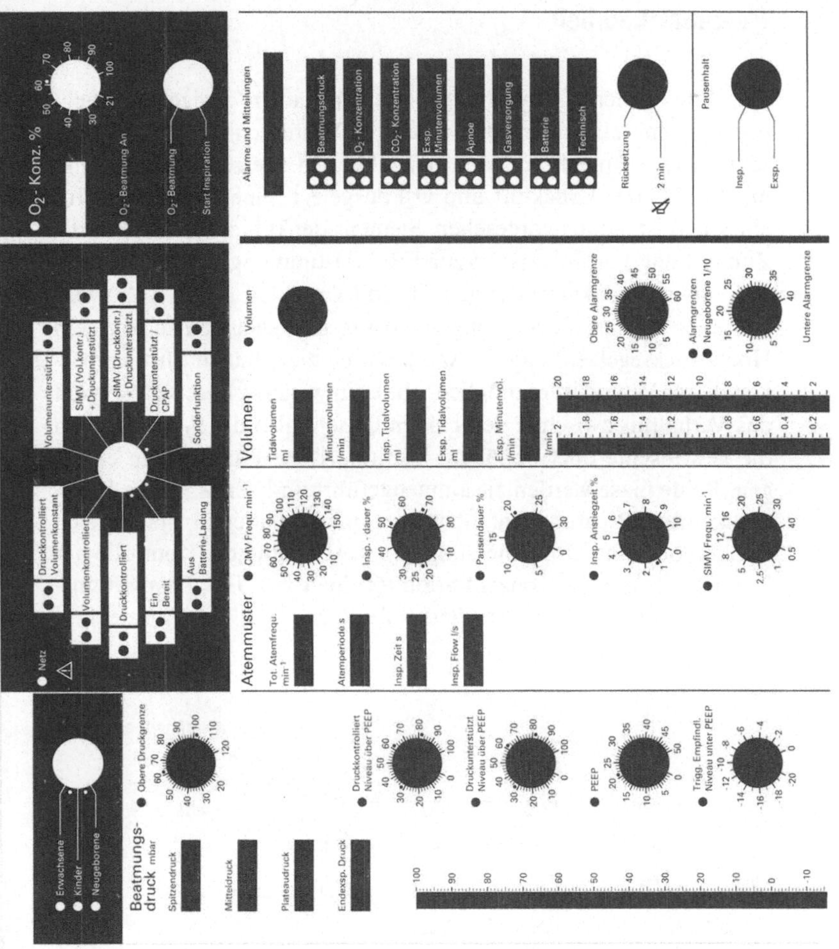

Neu ist auch das Triggerprinzip des Siemens Servo Ventilator 300. Die Triggerung kann dabei konventionell druckgesteuert erfolgen (für den unempfindlichen Bereich). Wird eine hochempfindliche Triggerung gewünscht, so verwendet das Gerät eine flußsensitive Triggerung.

Pneumatikeinheit

Das Prinzip der Gasmischung besteht in einem geregelten Hochdrucksystem. Hierzu wurden neuartige Ventile entwickelt, die eine sehr kurze Ansprechzeit (ca. 6 ms) aufweisen. Derzeit ist das System nur für 2 Gase (Druckluft und O_2) ausgelegt; eine Erweiterung für ein 3. Gas ist jedoch vorgesehen. Siemens denkt hier offenbar an die Zumischung von Inertgasen zur FRC-Bestimmung, möglicherweise auch an andere Anwendungen. O_2 und Druckluft (① in Abb.) werden über Normschläuche angeschlossen und gelangen zu je einem Hochdruckregelventil (② in Abb.). Durch die schnelle Ansteuerbarkeit dieser Ventile ist es möglich, ohne ein weiteres Reservoir sowohl das Verhältnis zwischen den beiden Gasen (also die F_IO_2) als auch die gewünschte oder benötigte inspiratorische Flußform zu erzeugen. Beide Gase werden zusammengeführt und verlassen die Pneumatikeinheit Richtung Anfeuchtersystem und Patient. Inspiratorisch erfolgt noch eine Druckmessung (③ in Abb.) und die Kontrolle der inspiratorischen O_2-Konzentration (④ in Abb.). Der Exspirationsteil ähnelt dem des Siemens Servo Ventilator 900: Das Ausatemgas

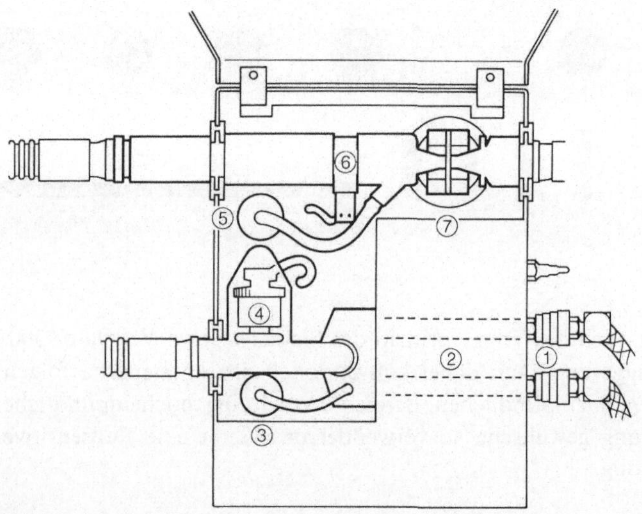

passiert einen Flußwandler (⑥ in Abb.; gleiche Bauart wie beim Siemens Servo Ventilator 900) und das scherenartige Ausatemventil (⑦ in Abb.; gegenüber dem Siemens Servo Ventilator 900 etwas modifiziert). Die Gaseinheit ist leicht zu wechseln und kann sterilisiert werden (gleiches Verfahren wie beim Siemens Servo Ventilator 900).

Bedienanzeigenpanel

Das Bedienanzeigenpanel kann in 5 Bereiche unterteilt werden:
- Funktionswähler,
- Beatmungsdruck,
- Flowmuster,
- Volumen,
- Alarme und Mitteilungen.

Die Bedienung ist in allen Bereichen einheitlich. Einstellungen und Meßwerte werden zusätzlich über Analog- oder Digitalanzeigen dargestellt. Folgende Beatmungsformen sind möglich:
- druckkontrolliert,
- volumenkontrolliert,
- druckgeregelt / volumenkontrolliert,
- volumenunterstützt,
- SIMV volumenkontrolliert und druckunterstützt,
- SIMV druckkontrolliert und druckunterstützt,
- druckunterstützt / CPAP,
- Optionen (?).

Hierunter sind sicherlich einige neue Beatmungsformen, die besonders in der Weaningphase eine Hilfe sein könnten. Erfahrungen lagen bei Drucklegung noch nicht in ausreichender Zahl vor. Hervorzuheben ist die übersichtliche und logische Art und Weise, mit der der Anwender durch die verschiedenen Funktionen geführt wird. Mehrfarbige Anzeigen signalisieren dabei auch Unterschiede zwischen eingestellten und gemessenen Werten, so daß hiermit leicht eine Überprüfung der Parameter erfolgen kann.
Schnittstellen für externe Bildschirme und Datenübertragung sind

vorhanden. Über die vorgesehenen Funktionen konnte bei Erstellung des Manuskriptes noch kein klares Bild gewonnen werden.

Einstellbare Parameter:

Frequenz: 0,5-150/min,
Zugvolumen: 0-4000 ml,
Atemzyklus: 1 : 9 bis 4 : 1
(Inspiration und Plateau in % des Zyklus),
Trigger: Off, −1 bis −20 mbar (−0,1 bis −2 kPa) unter PEEP, Flowtriggerung,
PEEP/CPAP: 0-50 mbar (0-5 kPa),
Obere Druckgrenze: 15-120 mbar (1,5-12 kPa),
O_2: 21-100% O_2,
sowie Sonderfunktionen.

Wartung

Aufgrund der eingebauten Testmöglichkeiten können Wartungsarbeiten durchweg vom Stationspersonal selbst vorgenommen werden. Hierbei wird man durch ein übersichtliches Bedienmanual unterstützt. In einem Intervall von 2500 h ist eine ausgiebige Wartung erforderlich.

Bewertung

Der Siemens Servo Ventilator 300 ermöglicht alle Standardbeatmungsformen. Er läßt sich übersichtlich und einfach bedienen. Die Gasdosierung erfolgt sehr präzise, das Ausatemventil weist einen geringen Widerstand auf. Insgesamt dürfte eine neue Generation von Beatmungsgeräten mit dem Siemens Servo Ventilator 300 starten, nicht zuletzt aufgrund der vielen neuen Beatmungsmodi.

Bewertungstabelle s. S. 264.

2. Transportrespiratoren

Ambumatic (Ambu), Oxylog (Dräger),
Medumat Variabel (Weinmann),
Medumat Elektronik (Weinmann),
Penlon Nuffield Anaesthesia Ventilator Series 200

Allgemeine Funktionsbeschreibung

Transportrespiratoren werden überwiegend zur kontrollierten Beatmung im gesamten Bereich des Rettungsdienstes sowie bei innerklinischen Transporten eingesetzt. Aufgrund dieses Einsatzgebietes müssen sie klein, leicht zu tragen und unabhängig von einer elektrischen Energiequelle zu betreiben sein (Ausnahme: Medumat Elektronik: Akkumulatorenbetrieb). Die Gasversorgung erfolgt bei allen Geräten mit einer Druckquelle für O_2 in der Regel aus einer 2- bis 5-l-O_2-Flasche. Der Oxylog und der Medumat Variabel sind nur für eine kontrollierte IPPV-Beatmung ausgelegt. Mit dem Ambumatic ist eine manuelle assistierte IPPV-Beatmung möglich; der Medumat Elektronik weist als einziges der beschriebenen Geräte eine elektronische Triggereinrichtung auf und erlaubt so eine „echte" assistierte IPPV-Beatmung.
Die Antriebsart der Geräte ist peumatisch im Sinne eines „Flowzerhackers" (s. Kap. 2). Obwohl konstruktiv Unterschiede zwischen den vorgestellten Geräten bestehen, sind Ventilsteuerung und Gasfluß prinzipiell gleich; O_2 als Antriebsgas wird gefiltert und auf einen konstanten Druck geregelt. Das Inspirationsventil wird zeitgesteuert, wobei die Einstellung an allen Geräten in Form der Atemfrequenz geschieht. Die Einstellung des Atemminutenvolumens erfolgt durch die sich anschließende Flußregelung. Mit Hilfe eines Venturimechanismus können alle Geräte O_2 und gefilterte Umgebungsluft zu etwa gleichen Teilen mischen, so daß eine inspiratorische O_2-Konzentration von etwa 60% resultiert. Abschalten des Venturi-Mischers erzeugt eine Beatmung mit 100% O_2. Bevor das Atemgas das Gerät

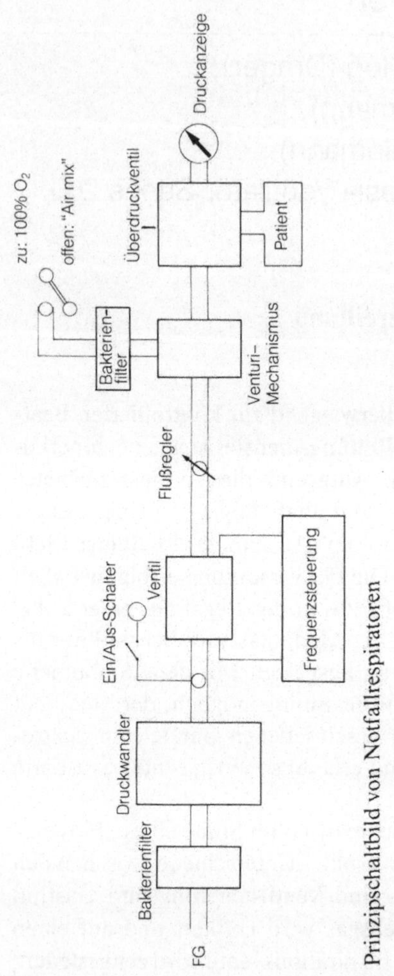

Prinzipschaltbild von Notfallrespiratoren

verläßt und zum Patienten gelangt, befindet sich in den Transportrespiratoren noch ein fest eingestelltes Überdruckventil (Ausnahme Medumat-Geräte: variabel). Alle Geräte sind mit einem Beatmungsdruckmanometer ausgestattet, weitere Beatmungsparameter (z. B. exspiratorisches Minutenvolumen) werden jedoch nicht überwacht.

Das Patientenschlauchsystem besteht aus einem einzigen Faltenschlauch. In- und Exspirationsluft werden durch ein passives Umschaltventil direkt am Tubus- bzw. Maskenansatz getrennt. Auf die Exspirationsseite dieses Umschaltventils kann ein federbelastetes PEEP-Ventil bei Bedarf aufgesteckt werden.
Aufgrund dieser Konstruktionsmerkmale können an einen Transportrespirator nicht die gleichen Anforderungen bezüglich der Genauigkeit der Volumendosierung und Gasmischung wie bei stationären Beatmungsgeräten gestellt werden. Prinzipiell wird der inspiratorische Fluß in den Geräten nicht aktiv geregelt, so daß er in einem gewissen Umfang vom Gegendruck (Beatmungsdruck) abhängt. Dieser Effekt tritt besonders stark auf, wenn der Venturi-Mischer eingeschaltet ist (sog. Stellung „Airmix“ oder 60% O_2).
Hieraus resultiert folgendes Verhalten, welches bei allen Geräten mehr oder weniger stark ausgeprägt ist:

1) Beatmung in der Einstellung 100% O_2:
   Die O_2-Konzentration ist konstant 100%. Bei kleinem Atemminutenvolumen und niedrigen inspiratorischen Drücken (Kinder!) wird bis zu 20 und 50% mehr als eingestellt abgegeben. Bei hohem Minutenvolumen und hohen Beatmungsdrücken (Patienten mit schwerem ARDS!) werden bis zu 40% weniger als eingestellt abgegeben.
2) Beatmung in der Einstellung 60% O_2 bzw. Airmix:
   Die O_2-Konzentration beträgt zwischen 60 und 80%. Die höheren Werte treten bei niedrigem Atemminutenvolumen bzw. bei hohen Beatmungsdrücken auf. Die Abhängigkeit des tatsächlichen Minutenvolumens vom eingestellten Wert und dem inspiratorischen Druck ist stärker ausgeprägt: Bei kleinem Atemminutenvolumen und niedrigen inspiratorischen Drücken wird bis zu 100% (Oxylog) mehr als eingestellt abgegeben. Bei hohem Minutenvolumen und hohen Beatmungsdrücken werden wiederum bis zu 40% weniger als eingestellt abgegeben.

Es gibt diesbezüglich erhebliche Unterschiede zwischen den Geräten, die im folgenden bei den Einzelvorstellungen kurz erwähnt werden.

Ambumatic (Ambu)

Der Ambumatic ist ein sehr kleines und leichtes Gerät (615 g) mit den Abmessungen von 160 · 90 · 40 mm. Es handelt sich um ein zeitgesteuertes Gerät, welches mit pneumatischen Logikelementen arbeitet. Der Gasverbrauch für die Steuerung beträgt maximal 0,5 l/min.

Dieses Gerät weist als Besonderheit die kombinierte Einstellung von Atemminutenvolumen und Frequenz auf. Dies geschieht mit Hilfe eines Schiebers (s. Abb.). So wird das AMV von 4 bis 14 l/min variiert. Die Beatmungsfrequenz wird bei 4 bis 6 l/min zwischen 20 und 12/min variiert, bei höherem AMV ist sie konstant 12/min. Das Atemzeitverhältnis ist fest und beträgt ca. I : E = 1 : 1,5.

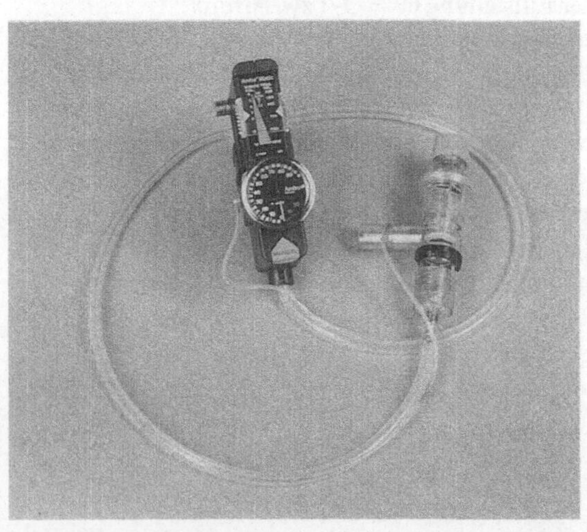

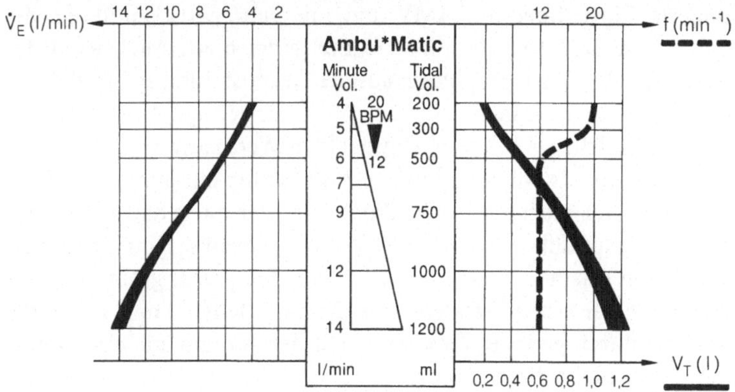

Der maximale Beatmungsdruck ist bei diesem Gerät fest eingestellt und beträgt etwa 52 mbar (5,2 kPa), die momentanen Beatmungsdrücke sind an einem Manometer direkt zur optischen Atemwegskontrolle abzulesen (–20 bis 100 mbar bzw. –2 bis 10 kPa).
Die Umschaltung zwischen 100% O_2 und 60% O_2 geschieht mit einem selbstverriegelnden Drehschalter. Zusätzlich weist dieses Gerät noch einen Druckknopf für eine manuelle Inspirationsauslösung auf. Hiermit kann eine manuelle assistierte Beatmung mit dem Gerät durchgeführt werden. Ferner ist es möglich, besonders große Atemhubvolumina durch wiederholtes Drücken dieses Knopfes auszulösen.
Aufgrund der praktischen Erfahrungen kann das Gerät als nahezu wartungsfrei angesehen werden.

Bewertung

Das Gerät zeichnet sich durch ein besonders geringes Gewicht bei kleinen Abmessungen aus. Es kann ohne weiteres auf den Patienten gelegt werden. Transporte und Umlagerungsmaßnahmen werden so erleichtert. Die Abhängigkeit des abgegebenen Volumens vom eingestellten Wert ist bei allen Betriebsarten sehr gering. Der maximale Fehler wurde mit 15% gemessen. Dieser Wert ist sicher auf die kom-

binierte Einstellung von AMV und Frequenz zurückzuführen, die die interne Konstruktion offensichtlich erleichtert. Auch wirkt der Schalter 100% / 60% O_2 intern auf die Gasdosierung ein, so daß bei diesem Gerät auch in der Stellung 60% nur geringe Abweichungen des tatsächlichen AMV vom eingestellten Wert auftreten.
Zu diskutieren ist, ob die spärliche Ausstattung mit nur einem einzigen Einstellelement ein Nachteil darstellt. Für die gedachte Anwendung im Notfallbereich werden jedoch relevante Kombinationen angeboten (kleines Volumen mit höherer Frequenz, größeres Volumen mit einer festen Frequenz von 12/min). Bedenkt man ferner die Vorteile durch geringes Gewicht, stellt der Ambumatic ein interessantes Notfallbeatmungsgerät dar.
Der Ambumatic weist wie der Oxylog keinerlei Alarme auf. Es gelten die gleichen Einschränkungen wie dort erwähnt.

Bewertungstabelle s. S. 266.

Oxylog (Dräger)

Der Oxylog wiegt 2 kg mit den Abmessungen 200 · 80 · 200 mm. Es handelt sich um ein zeitgesteuertes Gerät, welches mit pneumatischen Logikelementen arbeitet. Der Gasverbrauch für die Steuerung beträgt 0,8 l/min. Die Beatmungsfrequenz ist stufenlos einstellbar von 10 bis 35/min, das Atemzeitverhältnis ist fest und beträgt I : E = 1 : 1,5. Das Atemminutenvolumen ist über den Fluß von 3 bis 20 l/min stufenlos einstellbar.

Der maximale Beatmungsdruck ist vom Hersteller auf 45-75 mbar (bei den meisten Geräten ca. 55 mbar bzw. 5,5 kPa) fest eingestellt, die momentanen Beatmungsdrücke sind an einem Manometer direkt zur optischen Atemwegskontrolle abzulesen (– 10 bis 80 mbar bzw. – 1 bis 8 kPa).

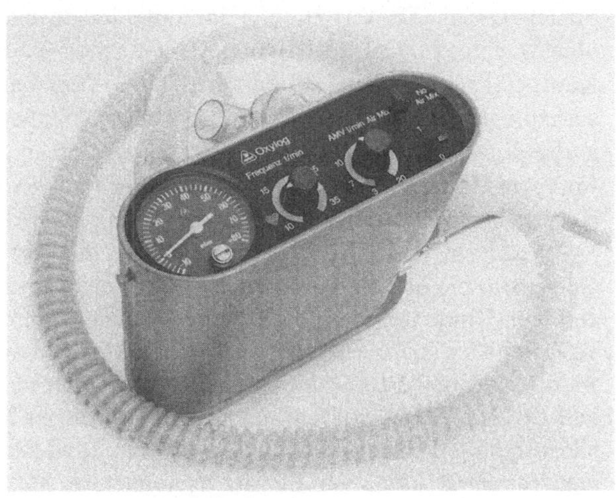

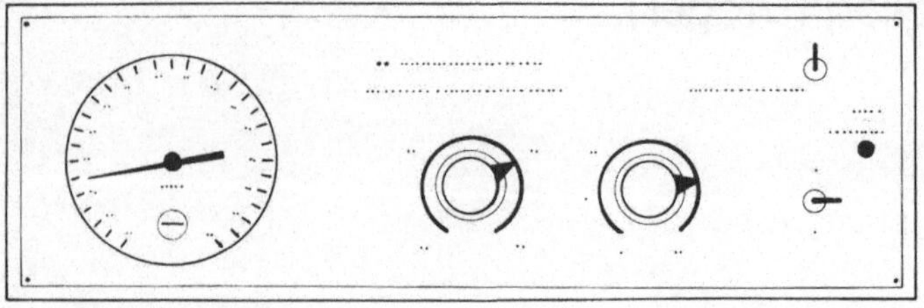

Die genannten Einstellungen werden mit 4 Einstellknöpfen auf der Frontseite bewerkstelligt. Neben den Schaltern für „Airmix“ bzw. „no Airmix“ sowie dem pneumatischen Ein/Aus-Schalter befinden sich farbkodierte Drehknöpfe zur Einstellung der Beatmungsfrequenz und des AMV, welche einen annähernden Bereich für Kleinkinder, Kinder und Erwachsene angeben.
Aufgrund der praktischen Erfahrungen ist das Gerät nahezu wartungsfrei; vom Hersteller wird eine Wartung alle 5 Jahre empfohlen. Der Oxylog darf nur desinfiziert werden.

Bewertung *(Bewertungstabelle s. S. 268)*

Niedriges Gewicht, Robustheit und relativ geringer Eigengasverbrauch lassen die Verwendung im notfallmedizinischen Bereich ohne weiteres zu. Der Respirator besteht aus stoß- und schlagfestem Kunststoff und ist wenig störanfällig. Der Oxylog weist jedoch eine ausgeprägte Abhängigkeit des abgegebenen Volumens vom Beatmungsdruck und vom eingestellten Minutenvolumen auf.
Im Extremfall gibt das Gerät nahezu doppelt so viel Volumen wie eingestellt ab (5,7 l/min; Einstellung 3 l/min). Da dieser Effekt nur bei niedrigem AMV beobachtet wurde, ist die Verwendung des Gerätes für die Beatmung von Kleinkindern nicht zu empfehlen; bei größeren Kindern sollte unbedingt das Minutenvolumen mit einem externen Monitor überwacht werden. Der Oxylog weist keinerlei Alarme auf: der Ausfall der Gasversorgung (z. B. leere O_2-Flasche) beendet den Betrieb still und unauffällig; klinisches Monitoring ist hier kontinuierlich erforderlich. Aus diesem Grund kann der Oxylog nicht für einen stationären Einsatz verwendet werden (MedGV).

Medumat Variabel (Weinmann)

Der Medumat Variabel wiegt 3,6 kg mit den Abmessungen von 322 · 85 · 120 mm. Es handelt sich um ein zeitgesteuertes Gerät, welches mit pneumatischen Logikelementen arbeitet. Der Gasverbrauch für die Steuerung beträgt ca. 1 l/min. Die Beatmungsfrequenz ist stufenlos einstellbar von 8 bis 40/min, das Atemzeitverhältnis ist fest und beträgt I : E = 1 : 1,7. Das Atemminutenvolumen ist über den Fluß von 3 bis 20 l/min stufenlos einstellbar.
Der maximale Beatmungsdruck ist bei diesem Gerät von 20 bis 60 mbar (2 bis 6 kPa) einstellbar; die momentanen Beatmungsdrücke sind an einem Manometer direkt zur optischen Atemwegskontrolle abzulesen (– 20 bis 80 mbar bzw. – 2 bis 8 kPa).
Die genannten Einstellungen werden mit 5 Einstellknöpfen auf der Frontseite bewerkstelligt. Neben den Schaltern für „50 % Sauerstoff" bzw. „100 % Sauerstoff" sowie dem pneumatischen Ein/Aus-Schalter befinden sich farbkodierte Drehknöpfe zur Einstellung der Beatmungsfrequenz und des AMV, welche einen annähernden Bereich für Kleinkinder, Kinder und Erwachsene angeben. Mit Hilfe eines weiteren Einstellknopfes mit neutraler Skala kann das Drucklimit eingestellt werden.
Das Gerät weist darüber hinaus (je nach Ausführung) eine integrierte Vakuumeinrichtung auf, die mit einem weiteren pneumatischen Schalter an der Frontseite aktiviert werden kann.
Aufgrund der praktischen Erfahrungen ist das Gerät nahezu wartungsfrei; vom Hersteller wird eine Wartung alle 5 Jahre empfohlen.
Der Medumat Variabel darf nur desinfiziert werden und sollte nach jedem Einsatz, mindestens 2mal pro Jahr, einer Funktionskontrolle unterzogen werden.

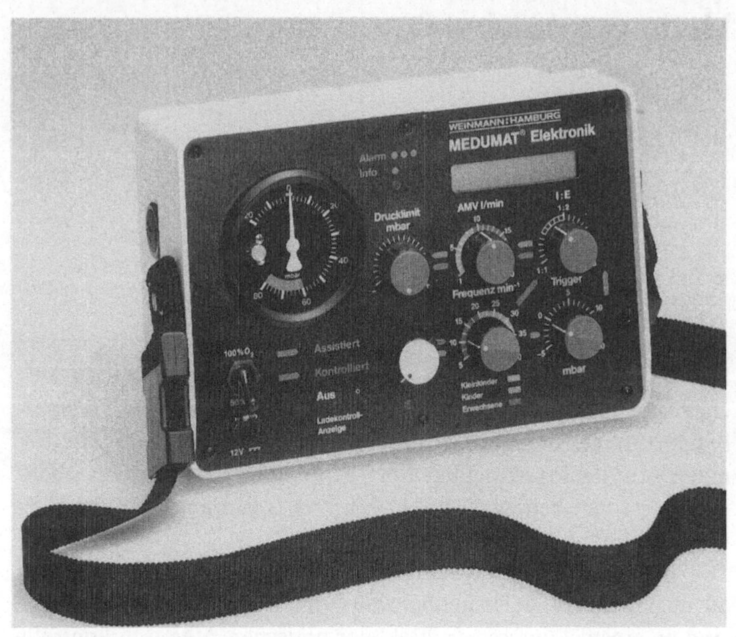

Bewertung

Niedriges Gewicht, Robustheit und relativ geringer Eigengasverbrauch lassen die Verwendung im notfallmedizinischen Bereich ohne weiteres zu. Der Respirator ist in ein stabiles Gehäuse eingebaut und wird in der Regel auf besonderen Wandplatten zusammen mit einer O_2-Flasche fest montiert. Diese können dann vor Ort getragen werden. Die Abhängigkeit des abgegebenen Volumens vom eingestellten Wert ist geringer als beim Oxylog. Bei Messungen fiel auf, daß im hohen Volumenbereich (10–20 l/min) und bei Beatmungsdrücken von mehr als 40 mbar (4 kPa) das tatsächliche Volumen teilweise weniger als 60% des eingestellten Wertes betrug. Diese Eigenschaft limitiert eine Anwendung bei Patienten mit erheblich reduzierter Compliance, wenn diese gleichzeitig ein großes Minuten-

volumen benötigen. Für Kinder ist der Medumat Variabel durchweg gut geeignet.
Die Schalterstellung „50% Sauerstoff" ist irreführend, da der Respirator in dieser Stellung wie alle anderen Notfallrespiratoren ca. 60% O_2 in Luft abgibt. Auch der Medumat Variabel weist wie der Oxylog keinerlei Alarme auf. Es gelten die gleichen Einschränkungen wie dort erwähnt.

Bewertungstabelle s. S. 270.

Medumat Elektronik (Weinmann)

Beim Medumat Elektronik handelt es sich um eine Weiterentwicklung des Medumat Variabel. Das Gerät wiegt 3,2 kg mit den Abmessungen von 220 · 150 · 132 mm. Es handelt sich um ein zeitgesteuertes Gerät, welches von einem Mikroprozessor gesteuert wird. Der Gasverbrauch für die Steuerung beträgt bei 100% O_2 ca. 10% des AMV. Die Beatmungsfequenz ist stufenlos einstellbar von 5 bis 40/min, das Atemzeitverhältnis I : E von 1 : 1 bis 1 : 3. Das Atemminutenvolumen ist über den Fluß von 1 bis 20 l/min stufenlos einstellbar. Der Wert wird auf einem alphanumerischen Display angezeigt.

Der maximale Beatmungsdruck ist bei diesem Gerät von 20 bis 60 mbar einstellbar, die momentanen Beatmungsdrücke sind an einem Manometer direkt zur optischen Atemwegskontrolle abzulesen (– 20 bis 80 mbar bzw. – 2 bis 8 kPa).

Als einziges der vorgestellten Notfallrespiratoren weist der Medumat Elektronik eine elektronische Triggereinrichtung auf, die eine echte synchronisierte Beatmung gestattet. Der Trigger arbeitet druckgesteuert und kann mit Hilfe eines separaten Einstellreglers von – 5 bis 20 mbar (– 5 bis 2 kPa) eingestellt werden. Diese Einstellung muß sehr aufmerksam erfolgen, da sonst die Gefahr einer Selbsttriggerung des Gerätes besteht.

Einige Besonderheiten resultieren aus der elektronischen Steuerung:

- Die Gasversorgung wird überwacht.
- Alarme sind in das Gerät integriert.
- Das Gerät arbeitet im Einsatz mit Hilfe eines eingebauten Akkumulators, der in den Einsatzpausen am Netz oder am 12-V-Autonetz in Ladebereitschaft gehalten werden muß. Die Kapazität des Akkumulators reicht für einen 5- bis 10stündigen Betrieb aus.

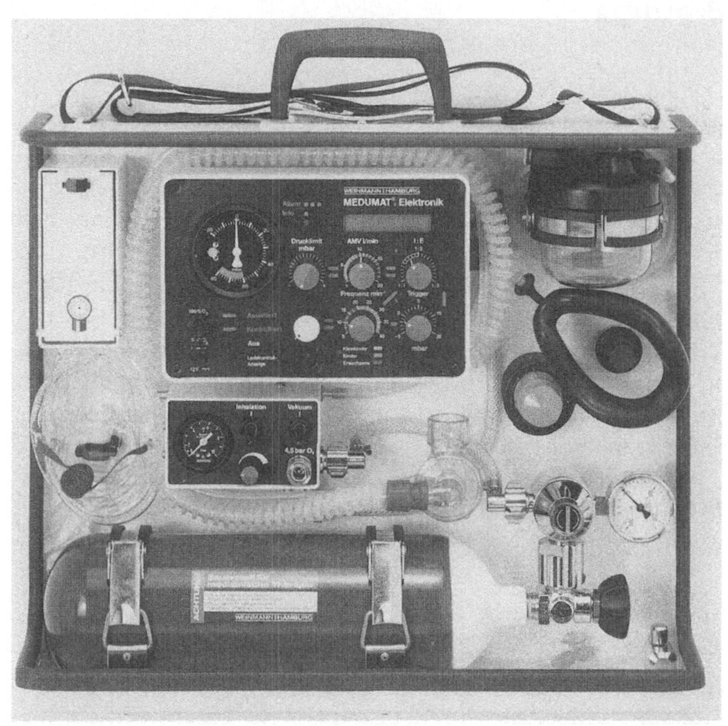

- Wichtige Daten werden auf einem alphanumerischen Display im Klartext angezeigt.

Der Medumat Elektronik darf nur desinfiziert werden und sollte nach jedem Einsatz, mindestens 2mal pro Jahr, einer Funktionskontrolle unterzogen werden. Eine Wartung gemäß MedGV ist alle 2 Jahre erforderlich.

Bewertung

Die allgemeine Bewertung ist der des Medumat Variabel vergleichbar. Positiv zu erwähnen sind die integrierte Triggereinrichtung (assistierte Beatmung) und die integrierte Alarmfunktionen (z. B. Ausfall der O_2-Versorgung). Bei der Überprüfung der tatsächlich abgegebenen Volumina blieb der Medumat Elektronik durchweg innerhalb der auch im Datenblatt angegebenen Toleranzgrenzen von ±20 %. Somit ist dieses Gerät für einen weiten Einsatzbereich vom Kleinkind bis zum übergewichtigen Erwachsenen gut geeignet.
Die Schalterstellung „50% Sauerstoff" ist wie beim Medumat Variabel irreführend, da der Respirator in dieser Stellung wie alle anderen Notfallrespiratoren ca. 60% O_2 in Luft abgibt. Dies sollte vom Hersteller geändert werden.

Bewertungstabelle s. S. 272.

Einstellbare Parameter

	Oxylog	Ambumatic	Medumat Variabel	Medumat Elektronic
Frequenz [1/min]	10-35	12-20	8-40	5-40
AMV [l/min]	3-20	4-14	3-20	1-20
F_IO_2 [%]	60 / 100, bei allen Geräten vergleichbar			
I : E	1 : 1,5 (fest)	1 : 1,5 (fest)	1 : 1,7 (fest)	1 : 1-1 : 3 (variabel)
Trigger [mbar]	-	(manuell)	-	−5 bis 20 (−0,5 bis 2 kPa)
Drucklimit [mbar]	ca. 55 (fest) (ca. 5,5 kPa)	ca. 53 (fest) (ca. 5,3 kPa)	20-60 (variabel) (2-6 kPa)	20-60 (variabel) (2-6 kPa)
PEEP [mbar]	mit externem PEEP-Ventil bei allen Geräten 0-20 mbar (0-2 kPa)			

Penlon Nuffield Anaesthesia Ventilator Series 200

Allgemeine Funktionsbeschreibung

Gasfluß

Der Nuffield-Ventilator 200 ist ein für die Anästhesie wie für Beatmungstransporte konzipiertes Gerät. Es ist handlich und übersichtlich gegliedert. Der Antrieb erfolgt pneumatisch, die innere Logik besteht aus Fluidicbausteinen. Der Vordruck zum Betrieb der Maschine sind 3-6 bar (0,3-0,6 kPa). Das Antriebsgas bestimmt das F_IO_2, d.h. will man mit regelbaren O_2-Konzentrationen arbeiten, so muß man das Gerät mit einem vorgeschalteten O_2-Mischgerät betreiben.

Der Nuffield-Ventilator ist ein zeitgesteuertes Beatmungsgerät mit regelbarem inspiratorischem Fluß. Das Gerät ist nur zur kontrollierten Beatmung konzipiert. Auf einer übersichtlichen Frontplatte sind alle Knöpfe und Regler mit den dazugehörigen Funktionen eindeutig beschriftet. Die linksseitig zu regelnde Inspirationszeit ist für 0,2-2 s ausgelegt. An der rechten Seite des Geräts befindet sich der Regler für die Exspirationszeit, der zwischen 0,5 und 6 s frei variiert werden kann. Ebenso rechts unten an der Frontplatte ist der inspiratorische Flußregler angebracht (0,25-1 l/s). Das rechts oben in der Frontplatte eingelassene Manometer gibt den Beatmungsdruck in cm H_2O im System an.

Die Atemfrequenz ergibt sich aus der Summe von In- und Exspirationszeit. Das Atemzugvolumen ist das Produkt aus inspiratori-

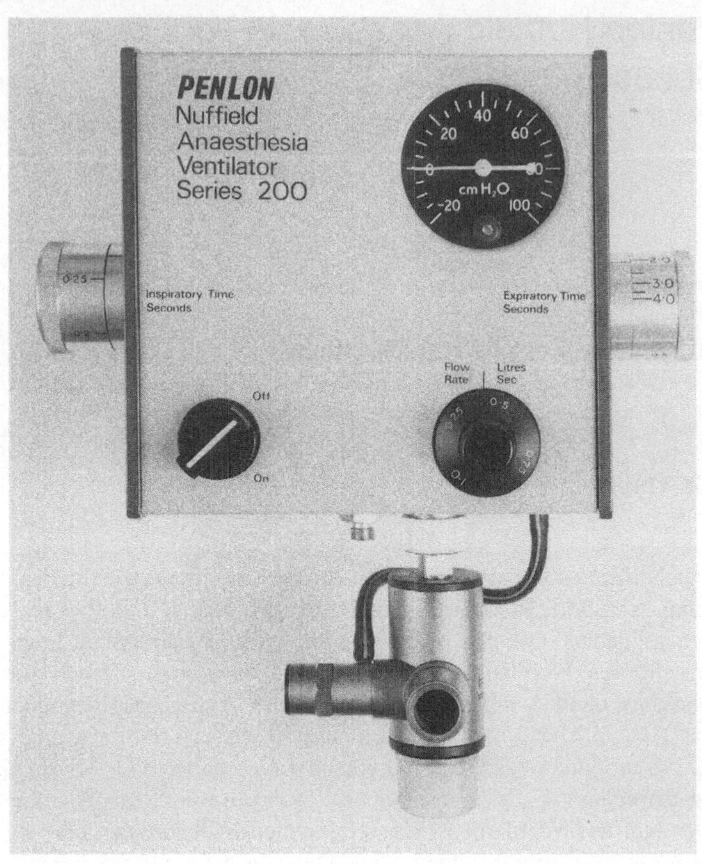

schem Fluß und Inspirationszeit, so daß sich Werte zwischen 50 und 2000 ml herstellen lassen.

Die Maschine läßt aufgrund ihres Konzepts eine große Variationsbreite von völlig frei wählbaren Atemzeitverhältnissen zu.

An der Unterseite der Maschine befinden sich das Patientenein- und -ausatemventil, welches mit einer Überdrucksicherung ausgestattet ist. Diese Sicherung reagiert bei Drücken >60 mbar (6 kPa). Dieses Patientenventil ist voll autoklavierbar.

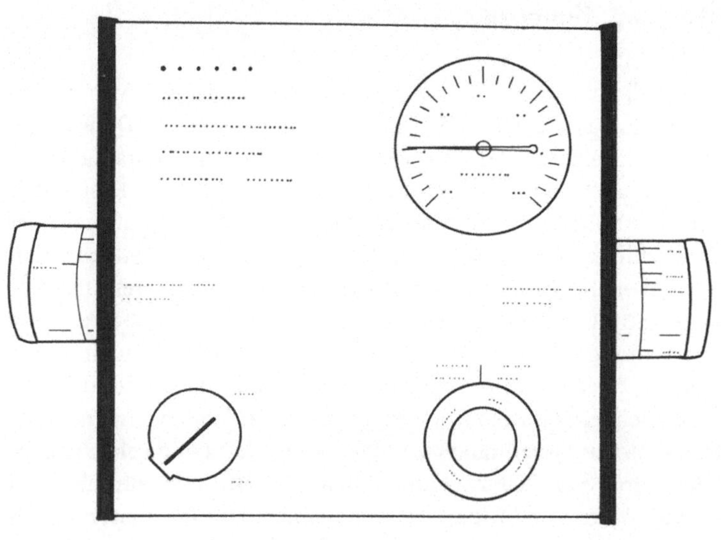

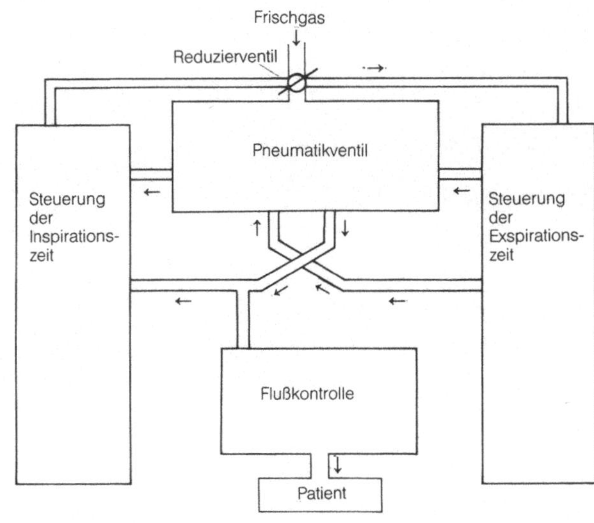
Frischgas
Reduzierventil
Pneumatikventil
Steuerung der Inspirationszeit
Steuerung der Exspirationszeit
Flußkontrolle
Patient

Wartung, Bewertung

Die Bedingungen zur kontrollierten Beatmung werden von diesem Respirator erfüllt. Die Maschine ist kompakt und als Transportrespirator geeignet. Der Respirator ist sehr wenig störanfällig, er arbeitet auch bei Vibrationsbeanspruchung (z. B. im Helikopter) einwandfrei. Die Arbeit mit dem Gerät ist einfach. Aufgrund der übersichtlich angeordneten Einstellknöpfe ist auch wenig geschultes Personal schnell mit der Bedienung des Geräts vertraut. Die Regelknöpfe haben eindeutige Funktionen. Die Lesbarkeit der Beschriftung ist aus 1 m Abstand zu klein. Eine Atemzugmessung fehlt, ist aber durch die Inspirationszeit und den inspiratorischen Fluß leicht errechenbar. Eine Möglichkeit zur Handbeatmung fehlt. Der Antriebsgasverbrauch zur Steuerung der Fluidicelemente ist relativ groß (ca. 200 ml/Atemzyklus). Die Betriebsgeräusche sind zu laut. Alarm- und Monitorsysteme fehlen. Der Respirator hat am Patientenventil eine fest eingestellte Überdrucksicherung bei 60 mbar (6 kPa). Das Patientenventil ist autoklavierbar, der Respirator selbst darf nur durch Abwischen desinfiziert werden. Ein O_2-Mischgerät fehlt, folglich kann nur mit Druckluft oder reinem O_2 beatmet werden. Als Option läßt sich ein O_2-Blender vorschalten.

Bewertungstabelle s. S. 275.

Anhang
Bewertungstabellen

1. Respiratoren (stationär)

Fabrikat/Typ	Bennett MA 2 B
Einführungsjahr	1978
Listenpreis	nicht mehr im Handel
MedGV 86	ja
Noch im Handel	nein
Gesamteindruck[a]	befriedigend
Anwendungsbereich	
Patientenalter	ab 5 Jahre
Stationsgerät	ja
Transportgerät	nein
Umschaltung auf manuelle Beatmung	ja Verabreichung des eingestellten Volumens durch Knopfdruck)
Langzeitbeatmung	ja
Ausstattung/Einstellmöglichkeiten	
Steuerung	Volumen
Inspiratorischer Fluß (l/min)	20–125
Atemzugvolumen (ml)	300–2200
Atemminutenvolumen (l/min)	(ohne Angabe)
Beatmungsfrequenz (/min)	
Atemzyklus	variabel
PEEP (mbar) (≙ kPa)	0–45 (0–4,5)
SIMV	ja
MMV	nein
CPAP (mbar) (≙ kPa)	bis 45 (bis 4,5)
Demand-flow-Sensitivität (mbar) (≙ kPa)	−0,5 bis −20
Assistierte Beatmung, Trigger (mbar) (≙ kPa)	−0,5 bis −20 (−0,05 bis −2)
Inspiratorische Atemhilfe (ASB, IHS, EMMV etc.)	nein
Arbeitsdruck (mbar) (≙ kPa)	
O_2-Konzentration	stufenlos einstellbar

Monitoring (M)/Alarmanzeigen (A)

	M	A
F_IO_2	+	+
Atemzugvolumen	–	+ (E)
Atemminutenvolumen	–	–
Atemwegsspitzendruck	+	+
Atemmitteldruck	–	–
Plateaudruck	–	–
PEEP	+	–
Atemfrequenz	+	+
Fluß (I/E)	–	–
Compliance	–	–
Resistance	–	–
Endexspiratorische CO_2-Messung	–	–
Schnittstellen	nein	

Ergonomische Aspekte	Beurteilung
Bedienung[b]	leicht
Lesbarkeit[c]	gut
Geräuschentwicklung[d]	laut
Handlichkeit	nein
Reparaturanfälligkeit[e]	selten
Schulungsmöglichkeit	ja
Wartung	2mal/Jahr

* Bewertungs-/Beurteilungskategorien:
[a] Gesamteindruck: sehr gut/gut/befriedigend/unzureichend
[b] Bedienung: leicht/umständlich
[c] Lesbarkeit: gut/schlecht
[d] Geräuschentwicklung: leise/mittel/laut
[e] Reparaturanfälligkeit: häufig/mittel/selten

Fabrikat/Typ	Bennett 7200 a/7200 aE
Einführungsjahr	1983
Listenpreis (März 1992)	DM 49000
MedGV 86	ja
Noch im Handel	ja
Gesamteindruck[a]	sehr gut
Anwendungsbereich	
Patientenalter	ab 3 Jahre
Stationsgerät	ja
Transportgerät	nein
Umschaltung auf manuelle Beatmung	nein
Langzeitbeatmung	ja
Ausstattung/Einstellmöglichkeiten	
Steuerung	Volumen
Inspiratorischer Fluß (l/min)	10-120
Atemzugvolumen (ml)	100-2500
Atemminutenvolumen (l/min)	0-60
Beatmungsfrequenz (/min)	0,5-70
Atemzyklus	variabel
PEEP (mbar) (≙ kPa)	0-45 (0-4,5)
SIMV	ja
MMV	nein
CPAP (mbar) (≙ kPa)	bis 45 (bis 4,5)
Demand-flow-Sensitivität (mbar) (≙ kPa)	−0,5 bis −20 (−0,05 bis −2)
Assistierte Beatmung, Trigger (mbar) (≙ kPa)	−0,5 bis −20 (−0,05 bis −2)
Inspiratorische Atemhilfe (ASB, IHS, EMMV etc.) (mbar) (≙ kPa)	0-30 (0-3)
Arbeitsdruck (mbar) (≙ kPa)	bis 120 (12) variabel
O_2-Konzentration	stufenlos einstellbar

Monitoring (M)/Alarmanzeigen (A)

	M	A
F_IO_2	–[1]	–
Atemzugvolumen	+	+
Atemminutenvolumen	+	+
Atemwegsspitzendruck	+	+
Atemmitteldruck	+	+
Plateaudruck	+	–
PEEP	+	+
Atemfrequenz	+	+
Fluß (I/E)	+	–
Compliance	+	–
Resistance	–	–
Endexspiratorische CO_2-Messung	–[1]	–
Schnittstellen	RS 232 (optional)	

Ergonomische Aspekte	Beurteilung
Bedienung[b]	umständlich
Lesbarkeit[c]	gut
Geräuschentwicklung[d]	leise
Handlichkeit	nein
Reparaturanfälligkeit[e]	selten
Schulungsmöglichkeit	ja
Wartung	alle 6 Monate (nach 3000 Betriebsstunden)

* Bewertungs-/Beurteilungskategorien:
[a] Gesamteindruck: sehr gut/gut/befriedigend/unzureichend
[b] Bedienung: leicht/umständlich
[c] Lesbarkeit: gut/schlecht
[d] Geräuschentwicklung: leise/mittel/laut
[e] Reparaturanfälligkeit: häufig/mittel/selten

[1] Nur über Zusatzeinrichtung.

Fabrikat/Typ	Bird Mark 7
Einführungsjahr	1970
Listenpreis (März 1992)	DM ca. 6800
MedGV 86	Altgerät, keine Zulassung
Noch im Handel	ja, nur als Notfallgerät[1]
Gesamteindruck[a]	unzureichend
Anwendungsbereich	
Patientenalter	ab 5 Jahre
Stationsgerät	ja
Transportgerät	ja
Umschaltung auf manuelle Beatmung	ja
Langzeitbeatmung	nein
Ausstattung/Einstellmöglichkeiten	
Steuerung	Druck
Inspiratorischer Fluß (l/min)	45
Atemzugvolumen (ml)	–
Atemminutenvolumen (l/min)	–
Beatmungsfrequenz (/min)	2–60
Atemzyklus	variabel
PEEP (mbar) (≙ kPa)	–
SIMV	nein
MMV	nein
CPAP (mbar) (≙ kPa)	nein
Demand-flow-Sensitivität (mbar) (≙ kPa)	nein
Assistierte Beatmung, Trigger (mbar) (≙ kPa)	0 bis −10 (0 bis −1)
Inspiratorische Atemhilfe (ASB, IHS, EMMV etc.)	nein
Arbeitsdruck (mbar) (≙ kPa)	variabel bis 59 (5,9 kPa)
O_2-Konzentration	–

Monitoring (M)/Alarmanzeigen (A)

	M	A
F_IO_2	–	–
Atemzugvolumen	–	–
Atemminutenvolumen	–	–
Atemwegsspitzendruck	+[2]	–
Atemmitteldruck	–	–
Plateaudruck	–	–
PEEP	–	–
Atemfrequenz	–	–
Fluß (I/E)	–	–
Compliance	–	–
Resistance	–	–
Endexspiratorische CO_2-Messung	–	–
Schnittstellen	nein	

Ergonomische Aspekte	Beurteilung
Bedienung[b]	umständlich
Lesbarkeit[c]	gut
Geräuschentwicklung[d]	laut
Handlichkeit	ja
Reparaturanfälligkeit[e]	selten
Schulungsmöglichkeit	ja
Wartung	

* Bewertungs-/Beurteilungskategorien:
[a] Gesamteindruck: sehr gut/gut/befriedigend/unzureichend
[b] Bedienung: leicht/umständlich
[c] Lesbarkeit: gut/schlecht
[d] Geräuschentwicklung: leise/mittel/laut
[e] Reparaturanfälligkeit: häufig/mittel/selten

[1] Nach MedGV nur zur Inhalationstherapie zugelassen.
[2] Manometer.

Fabrikat/Typ	Bird 6400 ST
Einführungsjahr	1988
Listenpreis (März 1992)	ca. DM 32600
MedGV 86	MedGV 89
Noch im Handel	ja
Gesamteindruck[a]	befriedigend
Anwendungsbereich	
Patientenalter oder kg KG	ab 10 kg KG
Stationsgerät	ja
Transportgerät	nein
Umschaltung auf manuelle Beatmung	nein
Langzeitbeatmung	ja
Ausstattung/Einstellmöglichkeiten	
Steuerung	Volumen
Inspiratorischer Fluß (l/min)	10-120
Atemzugvolumen (ml)	50-2000
Atemminutenvolumen (l/min)	0-56
Beatmungsfrequenz (/min)	0-80
Atemzyklus	variabel
PEEP (cm H_2O) (≙ kPa)	0-30 (0-2,94)
SIMV	ja
MMV	nein
CPAP (cm H_2O) (≙ kPa)	bis 45 (bis 4,41)
Demand-flow-Sensitivität (cm H_2O) (≙ kPa)	−1 bis −20 (−0,1 bis −1,96)
Assistierte Beatmung, Trigger (cm H_2O) (≙ kPa)	−1 bis −20 (−0,1 bis −1,96)
Inspiratorische Atemhilfe (ASB, IHS, EMMV etc.) (cm H_2O) (≙ kPa)	0-50 (0-4,90)
Arbeitsdruck (mbar) (≙ kPa)	140 (14)
O_2-Konzentration	stufenlos einstellbar

Monitoring (M)/Alarmanzeigen (A)

	M	A
F_IO_2	–	–
Atemzugvolumen	–[1]	+[1]
Atemminutenvolumen	+	–[1]
Atemwegsspitzendruck	+	+
Atemmitteldruck	+	–
Plateaudruck	+	–
PEEP	+	+
Atemfrequenz	+	–[1]
Fluß (I/E)	–	–
Compliance	–	–
Resistance	–	–
Endexspiratorische CO_2-Messung	–	–
Schnittstellen	RS 232 (optional)	

Ergonomische Aspekte	Beurteilung
Bedienung[b]	sehr gut
Lesbarkeit[c]	gut
Geräuschentwicklung[d]	leise
Handlichkeit	ja
Reparaturanfälligkeit[e]	unbekannt
Schulungsmöglichkeit	ja
Wartung	alle 1000, 3000, 5000 Betriebsstunden

* Bewertungs-/Beurteilungskategorien:
[a] Gesamteindruck: sehr gut/gut/befriedigend/unzureichend
[b] Bedienung: leicht/umständlich
[c] Lesbarkeit: gut/schlecht
[d] Geräuschentwicklung: leise/mittel/laut
[e] Reparaturanfälligkeit: häufig/mittel/selten

[1] Nur über Zusatzeinrichtung.

Fabrikat/Typ	Dräger UV 1
Einführungsjahr	1978
Listenpreis	
MedGV 86	ja
Noch im Handel	nein
Gesamteindruck[a]	befriedigend
Anwendungsbereich	
Patientenalter	ab 1 Jahr
Stationsgerät	ja
Transportgerät	nein
Umschaltung auf manuelle Beatmung	ja
Langzeitbeatmung	ja
Ausstattung/Einstellmöglichkeiten	
Steuerung	Zeit
Inspiratorischer Fluß (l/min)	10-120
Atemzugvolumen (ml)	20-1600
Atemminutenvolumen (l/min)	maximal 30
Beatmungsfrequenz (/min)	7-70
Atemzyklus	variabel
PEEP (mbar) (≙ kPa)	0-20 (0-2)
SIMV	ja
MMV	nein
CPAP (mbar) (≙ kPa)	bis 20 (bis 2)
Demand-flow-Sensitivität (mbar) (≙ kPa)	bis −0,5 (bis −0,05)
Assistierte Beatmung, Trigger (mbar) (≙ kPa)	−2 bis −25 (−0,2 bis −2,5)
Inspiratorische Atemhilfe (ASB, IHS, EMMV etc.)	nein
Arbeitsdruck (mbar) (≙ kPa)	variabel bis 100 (bis 10)
O_2-Konzentration	stufenlos einstellbar

Monitoring (M)/Alarmanzeigen (A)

	M	A
F_IO_2	–[1]	–[1]
Atemzugvolumen	–[1]	–
Atemminutenvolumen	–[1]	–[1]
Atemwegsspitzendruck	+	+
Atemmitteldruck	–[1]	–
Plateaudruck	+	–
PEEP	+	–
Atemfrequenz	–[1]	–
Fluß (I/E)	–[1]	–
Compliance	–[1]	–
Resistance	–[1]	–
Endexspiratorische CO_2-Messung	–[1]	–[1]
Schnittstellen	RS 232 C	

Ergonomische Aspekte	Beurteilung
Bedienung[b]	leicht
Lesbarkeit[c]	gut
Geräuschentwicklung[d]	mittel
Handlichkeit	nein
Reparaturanfälligkeit[e]	mittel
Schulungsmöglichkeit	ja
Wartung	alle 6 Monate

* Bewertungs-/Beurteilungskategorien:
[a] Gesamteindruck: sehr gut/gut/befriedigend/unzureichend
[b] Bedienung: leicht/umständlich
[c] Lesbarkeit: gut/schlecht
[d] Geräuschentwicklung: leise/mittel/laut
[e] Reparaturanfälligkeit: häufig/mittel/selten

[1] Nur über Zusatzeinrichtung.

Fabrikat/Typ	Dräger UV 2
Einführungsjahr	1983
Listenpreis	
MedGV 86	ja
Noch im Handel	nein
Gesamteindruck[a]	befriedigend
Anwendungsbereich	
Patientenalter	ab 1 Jahr
Stationsgerät	ja
Transportgerät	nein
Umschaltung auf manuelle Beatmung	ja
Langzeitbeatmung	ja
Ausstattung/Einstellmöglichkeiten	
Steuerung	Zeit
Inspiratorischer Fluß (l/min)	10-120
Atemzugvolumen (ml)	20-1600
Atemminutenvolumen (l/min)	maximal 30
Beatmungsfrequenz (/min)	1-70
Atemzyklus	variabel
PEEP (mbar) (≙kPa)	0-20 (0-2)
SIMV	ja
MMV	nein
CPAP (mbar) (≙kPa)	bis 20 (bis 2)
Demand-flow-Sensitivität (mbar) (≙kPa)	bis −0,5 (bis −0,05)
Assistierte Beatmung, Trigger (mbar) (≙kPa)	−2 bis −25 (−0,2 bis −2,5)
Inspiratorische Atemhilfe (ASB, IHS, EMMV etc.) (mbar) (≙kPa)	0 bis 35 (0 bis 3,5)
Arbeitsdruck (mbar) (≙kPa)	variabel bis 100 (bis 10)
O_2-Konzentration	stufenlos einstellbar

Monitoring (M)/Alarmanzeigen (A)	M	A
F_IO_2	–[1]	–[1]
Atemzugvolumen	–[1]	–
Atemminutenvolumen	–[1]	–[1]
Atemwegsspitzendruck	+	+
Atemmitteldruck	–[1]	–
Plateaudruck	+	–
PEEP	+	–
Atemfrequenz	–[1]	–
Fluß (I/E)	–[1]	–
Compliance	–[1]	–
Resistance	–[1]	–
Endexspiratorische CO_2Messung	–[1]	–
Schnittstellen	RS 232 C	

Ergonomische Aspekte	Beurteilung
Bedienung[b]	leicht
Lesbarkeit[c]	gut
Geräuschentwicklung[d]	mittel
Handlichkeit	nein
Reparaturanfälligkeit[e]	mittel
Schulungsmöglichkeit	ja
Wartung	alle 6 Monate

* Bewertungs-/Beurteilungskategorien:
[a] Gesamteindruck: sehr gut/gut/befriedigend/unzureichend
[b] Bedienung: leicht/umständlich
[c] Lesbarkeit: gut/schlecht
[d] Geräuschentwicklung: leise/mittel/laut
[e] Reparaturanfälligkeit: häufig/mittel/selten

[1] Nur über Zusatzeinrichtung.

Fabrikat/Typ	Dräger EV-A
Einführungsjahr	1983
Listenpreis (Oktober 1986)	–
MedGV 86	ja
Noch im Handel	nein
Gesamteindruck[a]	gut
Anwendungsbereich	
Patientenalter oder KG	ab 15 kg
Stationsgerät	ja
Transportgerät	nein
Umschaltung auf manuelle Beatmung	ja (manuelle Beatmung jederzeit ohne Umschaltung möglich)
Langzeitbeatmung	ja
Ausstattung/Einstellmöglichkeiten	
Steuerung	Zeit
Inspiratorischer Fluß (l/min)	10–120
Atemzugvolumen (ml)	100–2000
Atemminutenvolumen (l/min)	maximal 35
Beatmungsfrequenz (/min)	0,5-5-60
Atemzyklus	variabel
PEEP (mbar) (≙ kPa)	0–35 (0–3,5)
SIMV	ja
MMV	ja
CPAP (mbar) (≙ kPa)	bis 35 (bis 3,5)
Demand-flow-Sensitivität (mbar) (≙ kPa)	bis −0,2 (bis −0,02)
Assistierte Beatmung, Trigger (mbar) (≙ kPa)	−0,5 bis −5 (−0,05 bis −0,5)
Inspiratorische Atemhilfe (ASB, IHS, EMMV etc.) (mbar) (≙ kPa)	0 bis 35 (0 bis 3,5)
Arbeitsdruck (mbar) (≙ kPa)	10–100 (1–10) variabel
O_2-Konzentration	stufenlos einstellbar

Monitoring (M)/Alarmanzeigen (A)

	M	A
F_IO_2	+	+
Atemzugvolumen	+ (E)	–
Atemminutenvolumen	+	+
Atemwegsspitzendruck	+	+
Atemmitteldruck	+	–
Plateaudruck	+	–
PEEP	+	–
Atemfrequenz	+	–
Fluß (I/E)	+	–
Compliance	+	–
Resistance	+	–
Endexspiratorische CO_2-Messung	+	–
Schnittstellen	RS 232C; DW-Bus	

Ergonomische Aspekte	Beurteilung
Bedienung[b]	leicht
Lesbarkeit[c]	gut
Geräuschentwicklung[d]	leise
Handlichkeit	nein
Reparaturanfälligkeit[e]	mittel
Schulungsmöglichkeit	ja
Wartung	alle 6 Monate

* Bewertungs-/Beurteilungskategorien:
[a] Gesamteindruck: sehr gut/gut/befriedigend/unzureichend
[b] Bedienung: leicht/umständlich
[c] Lesbarkeit: gut/schlecht
[d] Geräuschentwicklung: leise/mittel/laut
[e] Reparaturanfälligkeit: häufig/mittel/selten

Fabrikat/Typ	Dräger Evita
Einführungsjahr	1986
Listenpreis (März 1992)	ca. DM 48400
MedGV 86	ja
Noch im Handel	ja
Gesamteindruck[a]	gut
Anwendungsbereich	
Patientenalter oder kg KG	ab 15 kg KG
Stationsgerät	ja
Transportgerät	nein
Umschaltung a. man. Beatmung	ja - Verabreichung des eingestellten Zugvolumens auf Knopfdruck
Langzeitbeatmung	ja
Ausstattung/Einstellmöglichkeiten	
Steuerung	Zeit
Inspiratorischer Fluß (l/min)	6-120
Atemzugvolumen (ml)	100-2000
Atemminutenvolumen (l/min)	0,5-35
Beatmungsfrequenz (/min)	0,5-20/5-60
Atemzyklus	4:1 bis 1:5
PEEP (mbar) ($\triangleq$ kPa)	0-35 (0-3,5)
SIMV	ja
MMV	ja
CPAP (mbar) ($\triangleq$ kPa)	bis 35 (3,5)
Demand-flow-Sensitivität (mbar) ($\triangleq$ kPa)	bis 0,2 (0,02)
Assistierte Beatmung, Trigger (mbar) ($\triangleq$ kPa)	0,5-5 (0,05-0,5)
Inspiratorische Atemhilfe (ASB, IHS, EMMV etc.) (mbar) ($\triangleq$ kPa)	0-35 (0-3,5)
Arbeitsdruck (mbar) ($\triangleq$ kPa)	10-100 (1,0-10), variabel
O_2-Konzentration	stufenlos einstellbar

Monitoring (M)/Alarmanzeigen (A)

	M	A
F_IO_2	+	+
Atemzugvolumen	+ (E)	–
Atemminutenvolumen	+	+
Atemwegsspitzendruck	+	+
Atemmitteldruck	+	–
Plateaudruck	+	–
PEEP	+	–
Atemfrequenz	+	–
Fluß (I/E)	+	–
Compliance	+	–
Resistance	+	–
Endexspiratorische CO_2-Messung[1]	–	–
Schnittstellen	RS 232 C; DW-Bus	

Ergonomische Aspekte	Beurteilung
Bedienung[b]	leicht
Lesbarkeit[c]	gut
Geräuschentwicklung[d]	leise
Handlichkeit	ja
Reparaturanfälligkeit[e]	mittel
Schulungsmöglichkeit	ja
Wartung	alle 6 Monate

* Bewertungs-/Beurteilungskategorien:
[a] Gesamteindruck: sehr gut/gut/befriedigend/unzureichend
[b] Bedienung: leicht/umständlich
[c] Lesbarkeit: gut/schlecht
[d] Geräuschentwicklung: leise/mittel/laut
[e] Reparaturanfälligkeit: häufig/mittel/selten

[1] Nur über Zusatzeinrichtung.

Fabrikat/Typ	Engström Elvira
Einführungsjahr	1991
Listenpreis	ca. DM 49000 ohne CO_2
MedGV 86	ja
Noch im Handel	ja
Gesamteindruck[a]	sehr gut
Anwendungsbereich	
Patientenalter	ab 1 Jahr
Stationsgerät	ja
Transportgerät	nein
Umschaltung a. man.	nein
Langzeitbeatmung	ja
Ausstattung	Einstellmöglichkeiten
Steuerung	Volumen (Atemzugvolumen) Drucksteigerung möglich
Inspiratorischer Fluß (l/min)	20-120
Atemzugvolumen (ml)	100-2000
Atemminutenvolumen (l/min)	bis 30
Beatmungsfrequenz (/min)	0,8-60
Atemzyklus	variabel
PEEP (mbar) (≙ kPa)	0-30 (0-3)
SIMV	ja
MMV	ja
CPAP (mbar) (≙ kPa)	0-30 (0-3)
Demand-flow-Sensitivität (mbar) (≙ kPa)	− 0,5 bis − 0,7 (− 0,05 bis − 0,07) (0-500 ml/s)
Assistierte Beatmung, Trigger (mbar) (≙ kPa)	− 0,4 bis − 3,4 (− 0,04 bis − 0,34) (0,3 mbar/s)
Inspiratorische Atemhilfe (ASB, IHS, EMMV etc.) (mbar) (≙ kPa)	0-30 (0-3)
Arbeitsdruck (mbar) (≙ kPa)	120 (12; flußabhängig)
O_2-Konzentration	stufenlos einstellbar

Monitoring (M)/Alarmanzeigen (A)

	M	A
F_IO_2	+	+
Atemzugvolumen	+	+
Atemminutenvolumen	+	+
Atemwegsspitzendruck	+	+
Atemmitteldruck	+	+
Plateaudruck	+	+
PEEP	+	+
Atemfrequenz	+	+
Fluß (I/E)	+	+
Compliance	+	–
Resistance	+	–
Endexspiratorische CO_2-Messung	–[1]	–
Schnittstellen	ja	

Ergonomische Aspekte	Beurteilung
Bedienung[b]	leicht
Lesbarkeit[c]	gut
Geräuschentwicklung[d]	leise
Handlichkeit	ja
Reparaturanfälligkeit[e]	selten
Schulungsmöglichkeit	ja
Wartung	alle 6 Monate

* Bewertungs-/Beurteilungskategorien:
[a] Gesamteindruck: sehr gut/gut/befriedigend/unzureichend
[b] Bedienung: leicht/umständlich
[c] Lesbarkeit: gut/schlecht
[d] Geräuschentwicklung: leise/mittel/laut
[e] Reparaturanfälligkeit: häufig/mittel/selten

[1] Nur über Zusatzeinrichtung.

Fabrikat/Typ	Engström Erica (neues Modell IV)
Einführungsjahr	1986
Listenpreis (März 1992)	ca. DM 37 000
MedGV 86	ja
Noch im Handel	ja
Gesamteindruck[a]	gut
Anwendungsbereich	
Patientenalter	ab 1 Jahr
Stationsgerät	ja
Transportgerät	nein
Umschaltung auf manuelle Beatmung	nein
Langzeitbeatmung	ja
Ausstattung/Einstellmöglichkeiten	
Steuerung	Volumen (Atemzugvolumen)
Inspiratorischer Fluß (l/min)	20-120
Atemzugvolumen (ml)	100-2000
Atemminutenvolumen (l/min)	bis 30
Beatmungsfrequenz (/min)	0,8-60
Atemzyklus	variabel
PEEP (mbar) (≙ kPa)	0-30 (0-3)
SIMV	ja
MMV	ja
CPAP (mbar) (≙ kPa)	0-30 (0-3)
Demand-flow-Sensitivität (mbar) (≙ kPa)	−0,5 bis −0,7 (−0,05 bis −0,07)
Assistierte Beatmung, Trigger (mbar) (≙ kPa)	−0,4 bis −3,4 (−0,04 bis −0,34)
Inspiratorische Atemhilfe (ASB, IHS, EMMV etc.) (mbar) (≙ kPa)	0, −30 (0-3)
Arbeitsdruck (mbar) (≙ kPa)	120 (12; flußabhängig)
O_2-Konzentration	stufenlos einstellbar

Monitoring (M)/Alarmanzeigen (A)

	M	A
F_IO_2	+	–
Atemzugvolumen	+	–
Atemminutenvolumen	+	+
Atemwegsspitzendruck	+	–
Atemmitteldruck	+	–
Plateaudruck	–	–
PEEP	+	–
Atemfrequenz	–	–
Fluß (I/E)	–	–
Compliance	+	–
Resistance	+	–
Endexspiratorische CO_2-Messung	–[1]	–
Schnittstellen		

Ergonomische Aspekte	Beurteilung
Bedienung[b]	leicht
Lesbarkeit[c]	gut
Geräuschentwicklung[d]	mittel
Handlichkeit	ja
Reparaturanfälligkeit[e]	selten
Schulungsmöglichkeit	ja
Wartung	alle 6 Monate

* Bewertungs-/Beurteilungskategorien:
[a] Gesamteindruck: sehr gut/gut/befriedigend/unzureichend
[b] Bedienung: leicht/umständlich
[c] Lesbarkeit: gut/schlecht
[d] Geräuschentwicklung: leise/mittel/laut
[e] Reparaturanfälligkeit: häufig/mittel/selten

[1] Nur über Zusatzeinrichtung.

Fabrikat/Typ	Gallacchi-Turbo-PEEP-Weaner
Einführungsjahr	1979
Listenpreis (März 1992)	DM 5950
MedGV 86	Kl. III
Noch im Handel	ja
Gesamteindruck[a]	gut
Anwendungsbereich	
Patientenalter	ab 3 Jahre
Stationsgerät	Intensiv- und Normalstation
Transportgerät	nein
Umschaltung auf manuelle Beatmung	nein
Langzeitbeatmung	nein
Ausstattung/Einstellmöglichkeiten	
Steuerung	kont. Flow + Reservoir
Inspiratorischer Fluß (l/min)	50
Atemzugvolumen (ml)	-
Atemminutenvolumen (l/min)	-
Beatmungsfrequenz (/min)	-
Atemzyklus	frei
PEEP (mbar) (≙ kPa)	s. CPAP
SIMV	-
MMV	-
CPAP (mbar) (≙ kPa)	bis 30 (3)
Demand-flow-Sensitivität (mbar) (≙ kPa)	kont. Flow
Assistierte Beatmung, Trigger (mbar) (≙ kPa)	triggerfrei
Inspiratorische Atemhilfe (ASB, IHS, EMMV etc.) (mbar) (≙ kPa)	ja
Arbeitsdruck (mbar) (≙ kPa)	bis 30 (3)
O_2-Konzentration	Zimmerluft, O_2-Zusatz möglich

Monitoring (M)/Alarmanzeigen (A)

	M	A
F_IO_2	–	–
Atemzugvolumen	–	+[3]
Atemminutenvolumen	–	+[3]
Atemwegsspitzendruck	+[1]	+[2]
Atemmitteldruck	–	–
Plateaudruck	–	–
PEEP	+[1]	+[2]
Atemfrequenz	+	–
Fluß (I/E)	–	+[3]
Compliance	–	–
Resistance	–	–
Endexspiratorische CO_2-Messung	–	–
Schnittstellen	nein	

Ergonomische Aspekte	Beurteilung
Bedienung[b]	leicht
Lesbarkeit[c]	gut
Geräuschentwicklung[d]	mittel
Handlichkeit	nein
Reparaturanfälligkeit[e]	selten
Schulungsmöglichkeit	ja
Wartung	alle 2000 h

* Bewertungs-/Beurteilungskategorien:
[a] Gesamteindruck: sehr gut/gut/befriedigend/unzureichend
[b] Bedienung: leicht/umständlich
[c] Lesbarkeit: gut/schlecht
[d] Geräuschentwicklung: leise/mittel/laut
[e] Reparaturanfälligkeit: häufig/mittel/selten

[1] Manometer.
[2] Variabel.
[3] Niederdruck- und Atemstillstandalarm.

Fabrikat/Typ	Hamilton Amadeus
Einführungsjahr	1988
Listenpreis (März 1992)	ca. DM 31 900
MedGV 86	ja
Noch im Handel	ja
Gesamteindruck[a]	gut
Anwendungsbereich	
Patientenalter	ab 3 Jahre
Stationsgerät	ja
Transportgerät	nein
Umschaltung auf manuelle Beatmung	nein
Langzeitbeatmung	ja
Ausstattung/Einstellmöglichkeiten	
Steuerung	Volumen (Atemzugvolumen)
Inspiratorischer Fluß (l/min)	bis 180 (indirekt)
Atemzugvolumen (ml)	20-2000
Atemminutenvolumen (l/min)	bis über 35 (indirekt)
Beatmungsfrequenz (/min)	5-120
Atemzyklus	stufenlos von 1:9 bis 4:1
PEEP (mbar) (≙ kPa)	0-50 (0-5)
SIMV	ja
MMV	nein
CPAP (mbar) (≙ kPa)	0-50 (0-5)
Demand-flow-Sensitivität (mbar) (≙ kPa)	−1 bis −1,5 (−0,1 bis −0,15)
Assistierte Beatmung, Trigger (mbar) (≙ kPa)	
Inspiratorische Atemhilfe (ASB, IHS, EMMV etc.) (mbar) (≙ kPa)	0-100 (0-10)
Arbeitsdruck (mbar) (≙ kPa)	fest, 350 (35)
O_2-Konzentration	stufenlos von 21-100%

Monitoring (M)/Alarmanzeigen (A)

	M	A
F_IO_2	+	+
Atemzugvolumen	+	–
Atemminutenvolumen	+	+
Atemwegsspitzendruck	+	+
Atemmitteldruck	–	–
Plateaudruck	–	–
PEEP	+	–
Atemfrequenz	+	+
Fluß (I/E)	+	–
Compliance	+	–
Resistance	+	–
Endexspiratorische CO_2-Messung	–	–
Schnittstellen	optional	

Ergonomische Aspekte	Beurteilung
Bedienung[b]	leicht
Lesbarkeit[c]	gut
Geräuschentwicklung[d]	leise
Handlichkeit	?
Reparaturanfälligkeit[e]	selten
Schulungsmöglichkeit	ja
Wartung	nach 5000 Betriebsstunden

* Bewertungs-/Beurteilungskategorien:
[a] Gesamteindruck: sehr gut/gut/befriedigend/unzureichend
[b] Bedienung: leicht/umständlich
[c] Lesbarkeit: gut/schlecht
[d] Geräuschentwicklung: leise/mittel/laut
[e] Reparaturanfälligkeit: häufig/mittel/selten

Fabrikat/Typ	Hamilton Veolar
Einführungsjahr (März 1992)	1984
Listenpreis	DM 42100
MedGV 86	ja
Noch im Handel	ja
Gesamteindruck[a]	sehr gut
Anwendungsbereich	
Patientenalter	ab 3 Jahre
Stationsgerät	ja
Transportgerät	nein
Umschaltung auf manuelle Beatmung	nein
Langzeitbeatmung	ja
Ausstattung/Einstellmöglichkeiten	
Steuerung	Zeit, Fluß
Inspiratorischer Fluß (l/min)	2-180
Atemzugvolumen (ml)	20-2000
Atemminutenvolumen (l/min)	1-40
Beatmungsfrequenz (/min)	5-60
Atemzyklus	variabel
PEEP (mbar) (≙ kPa)	0-50 (0-5)
SIMV	ja
MMV	ja
CPAP (mbar) (≙ kPa)	bis 50 (bis 5)
Demand-flow-Sensitivität (mbar) (≙ kPa)	−1 bis −1,5 (−0,1 bis −0,15)
Assistierte Beatmung, Trigger (mbar) (≙ kPa)	−1 bis −15 (−0,1 bis −1,5)
Inspiratorische Atemhilfe (ASB, IHS, EMMV etc.) (mbar, ≙ kPa)	0-50 (0-5)
Arbeitsdruck (mbar) (≙ kPa)	fest
O_2-Konzentration	stufenlos einstellbar

Monitoring (M)/Alarmanzeigen (A)	M	A
F_IO_2	+	+
Atemzugvolumen	+ (I, E)	–
Atemminutenvolumen	+	+
Atemwegsspitzendruck	+	+
Atemmitteldruck	+	–
Plateaudruck	+	–
PEEP	+	–
Atemfrequenz	+	+
Fluß (I/E)	–	–
Compliance	+[1]	–
Resistance	+[1]	–
Endexspiratorische CO_2-Messung	–	–
Schnittstellen	optional	

Ergonomische Aspekte	Beurteilung
Bedienung[b]	umständlich
Lesbarkeit[c]	gut
Geräuschentwicklung[d]	leise
Handlichkeit	nein
Reparaturanfälligkeit[e]	selten
Schulungsmöglichkeit	ja
Wartung	1mal/Jahr (nach 5000 Betriebsstunden)

* Bewertungs-/Beurteilungskategorien:
[a] Gesamteindruck: sehr gut/gut/befriedigend/unzureichend
[b] Bedienung: leicht/umständlich
[c] Lesbarkeit: gut/schlecht
[d] Geräuschentwicklung: leise/mittel/laut
[e] Reparaturanfälligkeit: häufig/mittel/selten

[1] Trend über 15 min und 2 h.

Fabrikat/Typ	Ohmeda CPU 1
Einführungsjahr	1986
Listenpreis (März 1992)	ca. DM 59400
MedGV 86	ja
Noch im Handel	ja
Gesamteindruck[a]	befriedigend
Anwendungsbereich	
Patientenalter	ab 1 Jahr
Stationsgerät	ja
Transportgerät	nein
Umschaltung auf manuelle Beatmung	nein
Langzeitbeatmung	ja
Ausstattung/Einstellmöglichkeiten	
Steuerung	Zeit
Inspiratorischer Fluß (l/min)	3-120
Atemzugvolumen (ml)	20-6000
Atemminutenvolumen (l/min)	1-50
Beatmungsfrequenz (/min)	0,5-66
Atemzyklus	variabel
PEEP (mbar) (≙ kPa)	0-29 (2,9 kPa)
SIMV	ja
MMV	ja
CPAP (mbar) (≙ kPa)	0 bis 30 (0 bis 3)
Demand-flow-Sensitivität (mbar) (≙ kPa)	−0,8 bis −1,2 (−0,08 bis −0,12)
Assistierte Beatmung, Trigger (mbar) (≙ kPa)	0-10 (0-1)
Inspiratorische Atemhilfe (ASB, IHS, EMMV etc.)	nein
Arbeitsdruck (mbar) (≙ kPa)	fest
O_2-Konzentration	stufenlos einstellbar

Monitoring (M)/Alarmanzeigen (A)

	M	A
F_IO_2	+[1]	–
Atemzugvolumen	+	+
Atemminutenvolumen	+ (E)	+ (E)
Atemwegsspitzendruck	+[2]	+[2]
Atemmitteldruck	–	–
Plateaudruck	+[2]	–
PEEP	+	–
Atemfrequenz	+	–
Fluß (I/E)	–	–
Compliance	–	–
Resistance	–	–
Endexspiratorische CO_2-Messung	–	–
Schnittstellen	RS 2 32 C	

Ergonomische Aspekte	Beurteilung
Bedienung[b]	leicht
Lesbarkeit[c]	gut
Geräuschentwicklung[d]	leise
Handlichkeit	ja
Reparaturanfälligkeit[e]	mittel
Schulungsmöglichkeit	nein
Wartung	nach 2000 Betriebsstunden

* Bewertungs-/Beurteilungskategorien:
[a] Gesamteindruck: sehr gut/gut/befriedigend/unzureichend
[b] Bedienung: leicht/umständlich
[c] Lesbarkeit: gut/schlecht
[d] Geräuschentwicklung: leise/mittel/laut
[e] Reparaturanfälligkeit: häufig/mittel/selten

[1] Nur über Zusatzeinrichtung.
[2] Manometer.

Fabrikat/Typ	Salvia Lifetec CPAP Beta 160
Einführungsjahr	1990
Listenpreis (März 1992)	DM 9985 (ohne Zubehör)
MedGV 86	ja
Noch im Handel	ja
Gesamteindruck[a]	sehr gut
Anwendungsbereich	
Patientenalter oder kg KG	ab 10 kg KG
Stationsgerät	ja
Transportgerät	nein
Umschaltung auf manuelle Beatmung	nein
Langzeitbeatmung	–
Ausstattung/Einstellmöglichkeiten	
Steuerung	Fluß
Inspiratorischer Fluß (l/min)	30–160
Atemzugvolumen (ml)	0–3000
Atemminutenvolumen (l/min)	vom Patienten bestimmt
Beatmungsfrequenz (/min)	vom Patienten bestimmt
Atemzyklus	vom Patienten bestimmt
PEEP (mbar) (≙ kPa)	CPAP 3–25 (0,3–2,5)
SIMV	–
MMV	–
CPAP (mbar) (≙ kPa)	3–25 (0,3–2,5)
Demand-flow-Sensitivität (mbar) (≙ kPa)	–
Assistierte Beatmung, Trigger (mbar) (≙ kPa)	–
Inspiratorische Atemhilfe (ASB, IHS, EMMV etc.) (mbar) (≙ kPa)	ASB bis 22 (2,2)
Arbeitsdruck (mbar) (≙ kPa)	–
O_2-Konzentration	stufenlos einstellbar

Monitoring (M)/Alarmanzeigen (A)

	M	A
F_IO_2	+	+
Atemzugvolumen	+	–
Atemminutenvolumen	+	+
Atemwegsspitzendruck	+	+
Atemmitteldruck	–	–
Plateaudruck	–	–
PEEP	+	+
Atemfrequenz	+	+
Fluß (I/E)	–	+
Compliance	–	–
Resistance	–	–
Endexspiratorische CO_2-Messung	–	–
Schnittstellen	Option	

Ergonomische Aspekte	Beurteilung
Bedienung[b]	leicht
Lesbarkeit[c]	gut
Geräuschentwicklung[d]	leise
Handlichkeit	ja
Reparaturanfälligkeit[e]	selten
Schulungsmöglichkeit	ja
Wartung	halbjährlich oder 1500 h

* Bewertungs-/Beurteilungskategorien:
[a] Gesamteindruck: sehr gut/gut/befriedigend/unzureichend
[b] Bedienung: leicht/umständlich
[c] Lesbarkeit: gut/schlecht
[d] Geräuschentwicklung: leise/mittel/laut
[e] Reparaturanfälligkeit: häufig/mittel/selten

Fabrikat/Typ	Siemens SV 900 B
Einführungsjahr	1974/75
Listenpreis (Jahr)	
MedGV 86	ja
Noch im Handel	nein
Gesamteindruck[a]	gut
Anwendungsbereich	
Patientenalter	ab 1 Jahr
Stationsgerät	ja
Transportgerät	ja
Umschaltung auf manuelle Beatmung	ja
Langzeitbeatmung	ja
Ausstattung/Einstellmöglichkeiten	
Steuerung	Zeit
Inspiratorischer Fluß (l/min)	0-96 (spontan 0-180)
Atemzugvolumen (ml)	10-2400
Atemminutenvolumen (l/min)	maximal 30
Beatmungsfrequenz (/min)	6-60
Atemzyklus	variabel
PEEP (mbar) (≙kPa)	0-20 (0-2) oder 0-50 (0-5)
SIMV	ja
MMV	nein
CPAP (mbar) (≙kPa)	0-20 (0-2) oder 0-50 (0-5)
Demand-flow-Sensitivität (mbar) (≙kPa)	bis −1 (bis −0,1)
Assistierte Beatmung, Trigger (mbar) (≙kPa)	−1 bis −20 (−0,1 bis −2)
Inspiratorische Atemhilfe (ASB, IHS, EMMV etc.)	nein
Arbeitsdruck (mbar) (≙kPa)	0-100 (0-10)
O_2-Konzentration	stufenlos einstellbar

Monitoring (M)/Alarmanzeigen (A)

	M	A
F_IO_2	+	–
Atemzugvolumen	–	–
Atemminutenvolumen	+	+
Atemwegsspitzendruck	+	+
Atemmitteldruck	–	–
Plateaudruck	–	–
PEEP	+	–
Atemfrequenz	–	–
Fluß (I/E)	–	–
Compliance	–[1]	–
Resistance	–[1]	–
Endexspiratorische CO_2-Messung	–[1]	–
Schnittstellen	ja	

Ergonomische Aspekte	Beurteilung
Bedienung[b]	leicht
Lesbarkeit[c]	gut
Geräuschentwicklung[d]	leise
Handlichkeit	ja
Reparaturanfälligkeit[e]	selten
Schulungsmöglichkeit	ja
Wartung	alle 6 Monate (nach 1000 Betriebsstunden)

* Bewertungs-/Beurteilungskategorien:
[a] Gesamteindruck: sehr gut/gut/befriedigend/unzureichend
[b] Bedienung: leicht/umständlich
[c] Lesbarkeit: gut/schlecht
[d] Geräuschentwicklung: leise/mittel/laut
[e] Reparaturanfälligkeit: häufig/mittel/selten

[1] Nur über Zusatzeinrichtung.

Fabrikat/Typ	Siemens SV 900 C
Einführungsjahr	1981
Listenpreis (März 1992)	ca. DM 40900
MedGV 86	ja
Noch im Handel	ja
Gesamteindruck[a]	gut
Anwendungsbereich	
Patientenalter	ab 1 Jahr
Stationsgerät	ja
Transportgerät	ja
Umschaltung auf manuelle Beatmung	ja
Langzeitbeatmung	ja
Ausstattung/Einstellmöglichkeiten	
Steuerung	Zeit, Druck
Inspiratorischer Fluß (l/min)	0-96 (spontan 0-180)
Atemzugvolumen (ml)	10-2400
Atemminutenvolumen (l/min)	0-40
Beatmungsfrequenz (/min)	5-120
Atemzyklus	variabel
PEEP (mbar) (≙ kPa)	0-50 (0-5)
SIMV	ja
MMV	nein
CPAP (mbar) (≙ kPa)	bis 50 (bis 5)
Demand-flow-Sensitivität (mbar) (≙ kPa)	bis −0,5 (bis −0,05)
Assistierte Beatmung, Trigger (mbar) (≙ kPa)	0 bis −20 (0 bis −2)
Inspiratorische Atemhilfe (ASB, IHS, EMMV etc.) (mbar) (≙ kPa)	0 bis 30 (0 bis 3)
Arbeitsdruck (mbar) (≙ kPa)	variabel 0-120 (0-12)
O_2-Konzentration	stufenlos einstellbar

Monitoring (M)/Alarmanzeigen (A)	M	A
F_IO_2	+	–
Atemzugvolumen	+	–
Atemminutenvolumen	+	+
Atemwegsspitzendruck	+	+
Atemmitteldruck	+	–
Plateaudruck	+	–
PEEP	+	–
Atemfrequenz	+	–
Fluß (I/E)	–	–
Compliance	–[1]	–
Resistance	–[1]	–
Endexspiratorische CO_2-Messung	–[1]	–
Schnittstellen	ja	

Ergonomische Aspekte	Beurteilung
Bedienung[b]	leicht
Lesbarkeit[c]	gut
Geräuschentwicklung[d]	leise
Handlichkeit	ja
Reparaturanfälligkeit[e]	mittel
Schulungsmöglichkeit	ja
Wartung	alle 6 Monate

* Bewertungs-/Beurteilungskategorien:

[a] Gesamteindruck: sehr gut/gut/befriedigend/unzureichend

[b] Bedienung: leicht/umständlich

[c] Lesbarkeit: gut/schlecht

[d] Geräuschentwicklung: leise/mittel/laut

[e] Reparaturanfälligkeit: häufig/mittel/selten

[1] Nur über Zusatzeinrichtung.

Fabrikat/Typ	Siemens SV 900 D
Einführungsjahr	1984
Listenpreis (März 1992)	ca. DM 33400
MedGV 86	ja
Noch im Handel	ja
Gesamteindruck[a]	gut
Anwendungsbereich	
Patientenalter	ab 1 Jahr
Stationsgerät	ja
Transportgerät	ja
Umschaltung auf manuelle Beatmung	ja
Langzeitbeatmung	ja
Ausstattung/Einstellmöglichkeiten	
Steuerung	Zeit, Druck
Inspiratorischer Fluß (l/min)	0-96 (spontan 0-180)
Atemzugvolumen (ml)	10-2400
Atemminutenvolumen (l/min)	30
Beatmungsfrequenz (/min)	5-120
Atemzyklus	variabel
PEEP (mbar) (≙kPa)	0-50 (0-5)
SIMV	nein
MMV	nein
CPAP (mbar) (≙kPa)	bis 50 (bis 5)
Demand-flow-Sensitivität (mbar) ≙kPa)	bis −0,5 (bis −0,05)
Assistierte Beatmung, Trigger (mbar) (≙kPa)	0 bis −20 (0 bis −2)
Inspiratorische Atemhilfe (ASB, IHS, EMMV etc.) (mbar) (≙kPa)	0-30 (0-3)
Arbeitsdruck (mbar) (≙kPa)	variabel 0-120 (0-12)
O_2-Konzentration	stufenlos einstellbar

Monitoring (M)/Alarmanzeigen (A)

	M	A
F_IO_2	+	+
Atemzugvolumen	+	+
Atemminutenvolumen	+	+
Atemwegsspitzendruck	+	+
Atemmitteldruck	+	–
Plateaudruck	+	–
PEEP	+	–
Atemfrequenz	+	–
Fluß (I/E)	–	–
Compliance	–[1]	–
Resistance	–[1]	–
Endexspiratorische CO_2-Messung	–[1]	–
Schnittstellen	ja	

Ergonomische Aspekte	Beurteilung
Bedienung[b]	leicht
Lesbarkeit[c]	gut
Geräuschentwicklung[d]	leise
Handlichkeit	ja
Reparaturanfälligkeit[e]	selten
Schulungsmöglichkeit	ja
Wartung	alle 6 Monate

* Bewertungs-/Beurteilungskategorien:
[a] Gesamteindruck: sehr gut/gut/befriedigend/unzureichend
[b] Bedienung: leicht/umständlich
[c] Lesbarkeit: gut/schlecht
[d] Geräuschentwicklung: leise/mittel/laut
[e] Reparaturanfälligkeit: häufig/mittel/selten

[1] Nur über Zusatzeinrichtung.

Fabrikat/Typ	Siemens SV 300
Einführungsjahr	1991
Listenpreis (März 1992)	–
MedGV 86	ja
Noch im Handel	ja
Gesamteindruck[a]	sehr gut
Anwendungsbereich	
Patientenalter	unbegrenzt
Stationsgerät	ja
Transportgerät	bedingt ja
Umschaltung a. man. Beatmung	nein
Langzeitbeatmung	ja
Ausstattung/Einstellmöglichkeiten	
Steuerung	Volumen, Zeit, Druck
Inspiratorischer Fluß (l/min)	mehr als 3
Atemzugvolumen (ml)	0-4000
Atemminutenvolumen (l/min)	0,05-60
Beatmungsfrequenz (/min)	5-150
Atemzyklus	stufenlos von 1:9 bis 4:1 (% des Zyklus)
PEEP (mbar) (≙ kPa)	0-50 (0-5)
SIMV	ja
MMV	–
CPAP (mbar) (≙ kPa)	0-50 (0-5)
Demand-flow-Sensitivität (mbar) (≙ kPa)	
Assistierte Beatmung, Trigger (mbar) (≙ kPa)	Off, –1 bis –20 (–0,1 bis –2) und Flowtrigger
Inspiratorische Atemhilfe (ASB, IHS, EMMV etc.) (mbar) (≙ kPa)	0-100 (0-10)
Arbeitsdruck (mbar) (≙ kPa)	
O_2-Konzentration	stufenlos von 21% bis 100%

Monitoring (M)/Alarmanzeigen (A)

	M	A
F_IO_2	+	+
Atemzugvolumen	+	+
Atemminutenvolumen	+	+
Atemwegsspitzendruck	+	+
Atemmitteldruck	+	+
Plateaudruck	+	+
PEEP	+	+
Atemfrequenz	+	+
Fluß (I/E)	+	+
Compliance	+	+
Resistance	+	+
Endexspiratorische CO_2-Messung	–	–
Schnittstellen	optional	

Ergonomische Aspekte	Beurteilung
Bedienung[b]	leicht
Lesbarkeit[c]	gut
Geräuschentwicklung[d]	leise
Handlichkeit	?
Reparaturanfälligkeit[e]	selten
Schulungsmöglichkeit	ja
Wartung	nach 2500 Betriebsstunden

* Bewertungs-/Beurteilungskategorien:
[a] Gesamteindruck: sehr gut/gut/befriedigend/unzureichend
[b] Bedienung: leicht/umständlich
[c] Lesbarkeit: gut/schlecht
[d] Geräuschentwicklung: leise/mittel/laut
[e] Reparaturanfälligkeit: häufig/mittel/selten

2. Transportrespiratoren

Fabrikat/Typ	Ambumatic
Einführungsjahr	1990 (1992)
Listenpreis (März 1992)	DM 3500
MedGV 86	ja
Noch im Handel	ja
Gesamteindruck[a]	gut
Anwendungsbereich	
Patientenalter	ab 5 Jahre
Stationsgerät	nein
Transportgerät	ja
Umschaltung a. man. Beatmung	nein (man. Inspirationsauslösung)
Langzeitbeatmung	nein
Ausstattung/Einstellmöglichkeiten	
Steuerung	Zeit
Inspiratorischer Fluß (l/min)	–
Atemzugvolumen (ml)	200–1200
Atemminutenvolumen (l/min)	4–14
Beatmungsfrequenz (/min)	12 oder 20 (kombiniert mit AMV)
Atemzyklus	fest, 1:1,7
PEEP (mbar) (≙ kPa)	nein [ext. PEEP-Ventil 0–20 (0–2)]
SIMV	nein
MMV	nein
CPAP (mbar) (≙ kPa)	nein
Demand-flow-Sensitivität (mbar) (≙ kPa)	nein
Assistierte Beatmung, Trigger (mbar) (≙ kPa)	nein
Inspiratorische Atemhilfe (ASB, IHS, EMMV etc.)	nein
Arbeitsdruck (mbar) (≙ kPa)	fest, ca. 53 (5,3)
O_2-Konzentration	2 Stufen, 60% und 100%

Monitoring (M)/Alarmanzeigen (A)	M	A
F_IO_2	–	–
Atemzugvolumen	–	–
Atemminutenvolumen	–	–
Atemwegsspitzendruck	+	– (Manometer)
Atemmitteldruck	–	–
Plateaudruck	–	–
PEEP	–	–
Atemfrequenz	–	–
Fluß (I/E)	–	–
Compliance	–	–
Resistance	–	–
Endexspiratorische CO_2-Messung	–	–
Gasausfall	–	–
Schnittstellen	nein	

Ergonomische Aspekte	Beurteilung
Bedienung[b]	leicht
Lesbarkeit[c]	gut
Geräuschentwicklung[d]	mittel
Handlichkeit	ja
Reparaturanfälligkeit[e]	selten
Schulungsmöglichkeit	nein
Wartung	- (Funktionskontrolle alle 6 Monate)

* Bewertungs-/Beurteilungskategorien:

[a] Gesamteindruck: sehr gut/gut/befriedigend/unzureichend

[b] Bedienung: leicht/umständlich

[c] Lesbarkeit: gut/schlecht

[d] Geräuschentwicklung: leise/mittel/laut

[e] Reparaturanfälligkeit: häufig/mittel/selten

Fabrikat/Typ	Oxylog
Einführungsjahr	1978
Listenpreis (März 1992)	ca. DM 4500
MedGV 86	ja
Noch im Handel	ja
Gesamteindruck[a]	befriedigend (Volumendosierung ungenau)
Anwendungsbereich	
Patientenalter	ab 5 Jahre (Hyperventilation mögl.)
Stationsgerät	nein
Transportgerät	ja
Umschaltung a. man. Beatmung	nein
Langzeitbeatmung	nein
Ausstattung/Einstellmöglichkeiten	
Steuerung	Zeit
Inspiratorischer Fluß (l/min)	–
Atemzugvolumen (ml)	–
Atemminutenvolumen (l/min)	3–20
Beatmungsfrequenz (/min)	10–35
Atemzyklus	fest
PEEP (mbar) (≙ kPa)	nein [ext. PEEP-Ventil 0–20 (0–2)]
SIMV	nein
MMV	nein
CPAP (mbar) (≙ kPa)	nein
Demand-flow-Sensitivität (mbar) (≙ kPa)	nein
Assistierte Beatmung, Trigger (mbar) (≙ kPa)	nein
Inspiratorische Atemhilfe (ASB, IHS, EMMV etc.) (mbar) (≙ kPa)	nein
Arbeitsdruck (mbar) (≙ kPa)	fest, 45–75 (4,5–7,5), meist 55 (5,5)
O_2-Konzentration	2 Stufen, 60% und 100%

Monitoring (M)/Alarmanzeigen (A)

	M	A
F_IO_2	–	–
Atemzugvolumen	–	–
Atemminutenvolumen	–	–
Atemwegsspitzendruck	+	– (Manometer)
Atemmitteldruck	–	–
Plateaudruck	–	–
PEEP	–	–
Atemfrequenz	–	–
Fluß (I/E)	–	–
Compliance	–	–
Resistance	–	–
Endexspiratorische CO_2-Messung	–	–
Gasausfall	–	–
Schnittstellen	nein	

Ergonomische Aspekte	Beurteilung
Bedienung[b]	leicht
Lesbarkeit[c]	gut
Geräuschentwicklung[d]	mittel
Handlichkeit	ja
Reparaturanfälligkeit[e]	selten
Schulungsmöglichkeit	ja
Wartung	alle 6 Monate

* Bewertungs-/Beurteilungskategorien:

[a] Gesamteindruck: sehr gut/gut/befriedigend/unzureichend

[b] Bedienung: leicht/umständlich

[c] Lesbarkeit: gut/schlecht

[d] Geräuschentwicklung: leise/mittel/laut

[e] Reparaturanfälligkeit: häufig/mittel/selten

Fabrikat/Typ	Medumat Variabel
Einführungsjahr	1985
Listenpreis (März 1992)	ab ca. DM 3790
MedGV 86	ja
Noch im Handel	ja
Gesamteindruck[a]	befriedigend (ungenaue Volumendosierung bei hohem Beatmungsdruck und hohem Volumen)
Anwendungsbereich	
Patientenalter	ab 5 Jahre
Stationsgerät	nein
Transportgerät	ja
Umschaltung a. man. Beatmung	nein
Langzeitbeatmung	nein
Ausstattung/Einstellmöglichkeiten	
Steuerung	Zeit
Inspiratorischer Fluß (l/min)	-
Atemzugvolumen (ml)	-
Atemminutenvolumen (l/min)	3-20
Beatmungsfrequenz (/min)	8-40
Atemzyklus	fest
PEEP (mbar) (≙ kPa)	nein [ext. PEEP-Ventil 0-20 (0-2)]
SIMV und MMV	nein
CPAP (mbar) (≙ kPa)	nein
Demand-flow-Sensitivität (mbar) (≙ kPa)	nein
Assistierte Beatmung, Trigger (mbar) (≙ kPa)	nein
Inspiratorische Atemhilfe (ASB, IHS, EMMV etc.)	nein
Arbeitsdruck (mbar) (≙ kPa)	20-60 (2-6)
O_2-Konzentration	2 Stufen, 60% und 100%

Monitoring (M)/Alarmanzeigen (A)	M	A
F_IO_2	–	–
Atemzugvolumen	–	–
Atemminutenvolumen	–	–
Atemwegsspitzendruck	+	– (Manometer)
Atemmitteldruck	–	–
Plateaudruck	–	–
PEEP	–	–
Atemfrequenz	–	–
Fluß (I/E)	–	–
Compliance	–	–
Resistance	–	–
Endexspiratorische CO_2-Messung	–	–
Gasausfall	–	–
Schnittstellen	nein	

Ergonomische Aspekte	Beurteilung
Bedienung[b]	leicht
Lesbarkeit[c]	gut
Geräuschentwicklung[d]	mittel
Handlichkeit	ja
Reparaturanfälligkeit[e]	selten
Schulungsmöglichkeit	ja
Wartung	alle 5 Jahre, Funktionskontrolle alle 6 Monate

* Bewertungs-/Beurteilungskategorien:
[a] Gesamteindruck: sehr gut/gut/befriedigend/unzureichend
[b] Bedienung: leicht/umständlich
[c] Lesbarkeit: gut/schlecht
[d] Geräuschentwicklung: leise/mittel/laut
[e] Reparaturanfälligkeit: häufig/mittel/selten

Fabrikat/Typ	Medumat Electronic
Einführungsjahr	1988
Listenpreis (März 1992)	ab ca. DM 7080
MedGV 86	ja
Noch im Handel	ja
Gesamteindruck[a]	gut
Anwendungsbereich	
Patientenalter	ab 2 Jahre
Stationsgerät	nein
Transportgerät	ja
Umschaltung auf manuelle Beatmung	nein (assistierte Beatmung)
Langzeitbeatmung	bedingt
Ausstattung/Einstellmöglichkeiten	
Steuerung	Zeit, elektronisch
Inspiratorischer Fluß (l/min)	–
Atemzugvolumen (ml)	–
Atemminutenvolumen (l/min)	1–20 (1–2)
Beatmungsfrequenz (/min)	5–40
Atemzyklus	1:1 bis 1:3
PEEP (mbar) (≙ kPa)	nein [ext. PEEP-Ventil 0–20 (0–2)]
SIMV	nein
MMV	nein
CPAP (mbar) (≙ kPa)	nein
Demand-flow-Sensitivität (mbar) (≙ kPa)	nein
Assistierte Beatmung, Trigger (mbar) (≙ kPa)	ja, 5–20 (0,5–2)
Inspiratorische Atemhilfe (ASB, IHS, EMMV etc.) (mbar) (≙ kPa)	nein
Arbeitsdruck (mbar) (≙ kPa)	20–60 (2–6)
O_2-Konzentration	2 Stufen, 60% und 100%

Monitoring (M)/Alarmanzeigen (A)	M	A
F_IO_2	–	–
Atemzugvolumen	–	–
Atemminutenvolumen	–	+
Atemwegsspitzendruck	+	– (Manometer)
Atemmitteldruck	–	–
Plateaudruck	–	–
PEEP	–	–
Atemfrequenz	–	–
Fluß (I/E)	–	–
Compliance	–	–
Resistance	–	–
Endexspiratorische CO_2-Messung	–	–
Gasausfall	–	+
Schnittstellen	nein	

Ergonomische Aspekte	Beurteilung
Bedienung[b]	leicht
Lesbarkeit[c]	gut
Geräuschentwicklung[d]	mittel
Handlichkeit	ja
Reparaturanfälligkeit[e]	selten
Schulungsmöglichkeit	ja
Wartung	alle 2 Jahre, Funktionskontrolle alle 6 Monate

* Bewertungs-/Beurteilungskategorien:
[a] Gesamteindruck: sehr gut/gut/befriedigend/unzureichend
[b] Bedienung: leicht/umständlich
[c] Lesbarkeit: gut/schlecht
[d] Geräuschentwicklung: leise/mittel/laut
[e] Reparaturanfälligkeit: häufig/mittel/selten

Fabrikat/Typ	Penlon Nuffield Anaesthesia Ventilator Series 200
Einführungsjahr	1976/77
Listenpreis	ca. DM 6100
MedGV 86	Altgerät
Noch im Handel	ja
Gesamteindruck[a]	befriedigend
Anwendungsbereich	
Patientenalter	ab 3 Jahre
Stationsgerät	nein
Transportgerät	ja
Umschaltung auf manuelle Beatmung	nein
Langzeitbeatmung	nein
Ausstattung/Einstellmöglichkeiten	
Steuerung	Zeit
Inspiratorischer Fluß (l/min)	15-60
Atemzugvolumen (ml)	50-2000
Atemminutenvolumen (l/min)	1-30
Beatmungsfrequenz (/min)	10-85
Atemzyklus	variabel
PEEP (mbar) (≙ kPa)	–
SIMV	nein
MMV	nein
CPAP (mbar) (≙ kPa)	nein
Demand-flow-Sensitivität (mbar) (≙ kPa)	nein
Assistierte Beatmung, Trigger (mbar) (≙ kPa)	nein
Inspiratorische Atemhilfe (ASB, IHS, EMMV etc.)	nein
Arbeitsdruck (mbar) (≙ kPa)	
O_2-Konzentration	Festeinstellung

Monitoring (M)/Alarmanzeigen (A)

	M	A
F_IO_2	–	–
Atemzugvolumen	–	–
Atemminutenvolumen	–	–
Atemwegsspitzendruck	+[1]	–
Atemmitteldruck	–	–
Plateaudruck	–	–
PEEP	–	–
Atemfrequenz	–	–
Fluß (I/E)	–	–
Compliance	–	–
Resistance	–	–
Endexspiratorische CO_2-Messung	–	–
Schnittstellen	nein	

Ergonomische Aspekte	Beurteilung
Bedienung[b]	leicht
Lesbarkeit[c]	gut
Geräuschentwicklung[d]	mittel
Handlichkeit	ja
Reparaturanfälligkeit[e]	selten
Schulungsmöglichkeit	ja
Wartung	1mal/Jahr

* Bewertungs-/Beurteilungskategorien:

[a] Gesamteindruck: sehr gut/gut/befriedigend/unzureichend
[b] Bedienung: leicht/umständlich
[c] Lesbarkeit: gut/schlecht
[d] Geräuschentwicklung: leise/mittel/laut
[e] Reparaturanfälligkeit: häufig/mittel/selten

[1] Manometer.

Sachverzeichnis